我们身边的
生物安全
——新冠肺炎疫情下的关注

国　泰　郭舒杨　于晴川　等　编著

中国计划出版社

·北京·

图书在版编目（CIP）数据

我们身边的生物安全：新冠肺炎疫情下的关注 / 国泰等编著. -- 北京：中国计划出版社，2021.7
ISBN 978-7-5182-1206-4

Ⅰ. ①我… Ⅱ. ①国… Ⅲ. ①新型冠状病毒肺炎－疫情管理－中国 Ⅳ. ①R512.93

中国版本图书馆CIP数据核字(2021)第072909号

我们身边的生物安全
——新冠肺炎疫情下的关注

WOMEN SHENBIAN DE SHENGWU ANQUAN
——XINGUAN FEIYAN YIQINGXIA DE GUANZHU

国　泰　郭舒杨　于晴川　等　编著

策划编辑：赵超霖	责任编辑：赵超霖
装帧设计：锋尚设计	责任校对：王　巍
责任印制：李　晨	

中国计划出版社出版
网址：www.jhpress.com
地址：北京市西城区木樨地北里甲 11 号国宏大厦 C 座 3 层
邮政编码：100038　电话：(010) 63906433（发行部）
新华书店经销
北京虎彩文化传播有限公司印刷

787mm×1092mm　1/16　21.25 印张　362 千字
2021 年 7 月第 1 版　2021 年 7 月第 1 次印刷

ISBN 978-7-5182-1206-4
定价：98.00 元

版权所有　侵权必究
侵权举报电话：(010) 63906404
如有印装质量问题，请寄本社出版部调换

编写人员名单

主　　编　国　泰
副 主 编　郭舒杨　于晴川
编写人员（按姓氏笔画排序）
　　　　丛　华　宋金柱　张海栋　国馨荷

序言

2020年初，新冠肺炎疫情肆虐，大地一片阴霾。党中央统筹全局、果断决策，习近平总书记亲自指挥亲自部署，要求把人民群众生命安全和身体健康放在首位。

全党全军全国各族人民上下同心、全力以赴，采取最严格、最全面、最彻底的防控举措，全国疫情防控阻击战取得重大战略成果。这些成就的取得，彰显了中国共产党领导和我国社会主义制度的显著政治优势，体现了改革开放以来我国日益增强的综合国力，展现了全党全军全国各族人民同舟共济、众志成城的强大力量。

不能忽视的是，本次疫情暴露出我国在公共卫生建设领域还存在很多短板和不足。新冠肺炎疫情是新中国成立以来在我国发生的传播速度最快、感染范围最广、防控难度最大的一次重大突发公共卫生事件。从当年的"非典"到今天的"新冠肺炎"都明确地告诉我们，必须高度重视突发公共卫生事件对人民生命健康带来的严重威胁，对社会经济发展带来的巨大损失，以及对国家安全带来的重大影响；必须把公共卫生安全突出、明确地纳入国家安全观，让全国上下、各行各业和全体人民牢固树立公共卫生安全的理念。

互联网、物联网、AI和生命科学的众多成就使人类取得了巨大进步，但各种疾病和时而暴发的疫情也使人类面临新的威胁。埃博拉、西尼罗等病毒感染从未停歇，"非典"、禽流感也曾暴发，如今全世界又遭遇新冠肺炎疫情的冲击。与发展先进的电子技术、军事技术和发达的金融系统相比，防范生物危害似乎是无声无息的，但事实证明所有的繁荣都可被突如其来的疫情按下暂停键。

世界各国对生物安全高度重视，欧美等发达国家均在近十年内将生物安全纳入国家安全体系，并制定了相关的法律法规和指南规范。我国于2019年10月21日首次将《中华人民共和国生物安全法》（以下简称《生物安全法》）草案提请全国人大常委会进行审议。2020年2月14日，习近平总书记在中央全面深化改革委员会第十二次会议上发表重要讲话时指出，要从保护人民健康、保障国家安全、维护国家长治久安的高度,把生物安全纳入国家安全体系,系统规划国家生物安全风险防控和治理体系建设,全面提高国家生物安全治理能力。同年3月16日,习近平总书记在《求是》杂志发表重要文章《为打赢疫情防控阻击战提供强大科技支撑》,指出要完善平战结合的疫病防控和公共卫生科研攻关体系。6月2日,习近平总书记在主持召开专家学者座谈会时指出,要抓紧完善重大疫情防控救治体系和公共卫生体系,加强城乡社区等基层防控能力建设,广泛开展爱国卫生运动,更好保障人民生命安全和身体健康。

2020年10月17日,《生物安全法》由第十三届全国人民代表大会常务委员会第二十二次会议审议通过,并已于2021年4月15日生效实施。该法案是生物安全领域的基础性、综合性、系统性、统领性法律,其颁布和实施有利于保障人民生命安全和身体健康、有利于维护国家安全、有利于提升国家生物安全治理能力、有利于完善生物安全法律体系。

生物安全要关注的问题是研究生物因素带来的危害及其发生原因、危害程度、防护措施和控制手段。规范化的生物安全管理措施与方案能够对生物危害防控起到十分积极的作用。生物安全或许被大众认为是专业机构和人员的主要职责,普通人虽然没有能力承担预防和控制生物危害的责任,但置身于现代社会,任何个体都可能成为新疫情的发源地和传播者。"这是一场抗疫人民战争",是对生物安全工作的启示。让普通人对生物危害多一点知识,多一点准备,更增添一份责任,就可能减少持续恶性演变的疫情对人类和社会的致命伤害。

本书所涉及的内容主要参照《生物安全法》的范围,包括防控重大新发突发传染病、动植物疫情;研究、开发、应用生物技术;保障实验室生物安全;保障我国生物资源和人类遗传资源的安全;防范外来物种入侵与保护生物多样性;应对微生物耐药;防范生物恐怖袭击;防御生物武器威胁,并结合生物安全领域的专业知识,全面展示了生物安全法律法规、生物安全评估与防护、农业病虫害、食品安全、新发传染病、人用疫苗、医院感染与家庭感染控制、生物安全经济学等方面的内容。本书不仅面向普通读者传达生物安全的基本要素并起到一定程度的科普作用,同时也针对有专业需求的读者提供一些专业的见解。

本书作者团队皆为我国生物科学领域产学研各方面权威专家,每位作者都深度参与了本次新冠肺炎疫情防控工作,其中既有WHO病毒工作组专家,也有国家药品审评、检定部门的审评、检定专家,有来自一线三甲医院院感科的医生,具有丰富的传染病预防经验,还有荣获"抗疫最美家庭"荣誉称号以及"双一流"大学新冠肺炎应急项目负责人、教授和从事医疗投资的私募基金公司高层管理人员。国泰为本书编写组组长,负责编写第九章"生物风险评估与生物安全设施"及全书稿件统筹。郭舒杨负责编写第一章"生物安全的内容和意义"、第六章"终结传染病的有力武器——疫苗"、第八章"感染性物质的处理和运输",以及全书前五章的修改。于晴川负责编写第十章"生物安全的法律法规和相关培训"。宋金柱负责编写第三章"引起重大疫情的病原微生物"、第七章"生物入侵与农业生物安全"。丛华负责编写第四章"日常生活中的生物安全"。张海栋负责编写第五章"医院感染预防与控制"。国馨荷负责编写第二章"大疫之后的经济社会"。

本书的出版得到了中国计划出版社的大力支持,由于水平所限,书中内容难免有不足之处,我们期待社会各界予以批评指正。希望此书可以成为社会各界参与生物安全防控、防御生物危害的知识盾牌。

全体作者
2020年11月

目录

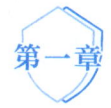

第一章 生物安全的内容和意义
一、多次上演的"寂静的春天" / 2
二、主要国家和国际组织对生物安全概念的界定 / 4
三、我国历史上的疫情与生物安全发展 / 7
四、重大生物安全事件解析 / 10

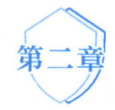

第二章 大疫之后的经济社会
一、传染病可极大增加个人、家庭和社会的经济负担 / 18
二、历史上数次大流行病的启示 / 20
三、从传染性疾病的流行规律浅析新冠肺炎疫情
　　对我国经济社会的影响 / 34
参考文献 / 43

第三章 引起重大疫情的病原微生物
一、病原微生物的分类 / 46
二、引起重大疫情的病原微生物 / 47
参考文献 / 58

第四章 日常生活中的生物安全
一、食品安全 / 64
二、居住环境中生物安全问题浅析 / 79
三、穿出健康来 / 86
四、饲养宠物的生物安全问题 / 90
五、出行中应注意的生物安全 / 104

六、与垃圾分类相关的生物安全 / 113
参考文献 / 117

第五章 医院感染预防与控制

一、医院感染防控的前世今生："母亲的救星"
　　与"提灯女神" / 120
二、与患者息息相关的医院感染 / 122
三、医院感染防控"武林秘笈" / 132
四、医院感染防控的"导弹"与"核武器"：清洁、
　　消毒与灭菌 / 151
五、"超级细菌"的防控 / 166
六、医务人员的职业安全 / 170
七、近年来发生的医院感染事件与反思 / 173
八、方舱医院的院感防控 / 180
九、家庭感染预防与控制 / 182
参考文献 / 190

第六章 终结传染病的有力武器——疫苗

一、疫苗的起源和发展 / 196
二、疫苗的作用原理 / 200
三、免疫接种 / 202
四、疫苗的生产 / 207
五、疫苗临床试验 / 213
六、各类疫苗的简介 / 215
参考文献 / 234

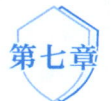

第七章　生物入侵与农业生物安全

一、农业生产中生物安全问题 / 237

二、外来有害生物带来的生物安全问题及危害 / 237

三、外来有害生物的风险评估 / 242

四、我国外来有害生物现状及主要类群 / 246

五、外来入侵物种的预防控制及策略 / 251

参考文献 / 254

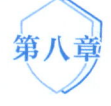

第八章　感染性物质的处理和运输

一、生物危害分类 / 256

二、生物危害的处理方法 / 259

三、疫苗和生物制品中对微生物的处理 / 266

四、感染性物质的转运 / 269

参考文献 / 280

第九章　生物风险评估与生物安全设施

一、生物风险评估的基本考虑 / 284

二、生物风险评估过程 / 287

三、生物安全设施 / 291

参考文献 / 298

第十章　生物安全的法律法规和相关培训

一、生物安全相关的法律法规 / 302

二、保障生物安全的检测技术和人员培训 / 319

参考文献 / 326

第一章

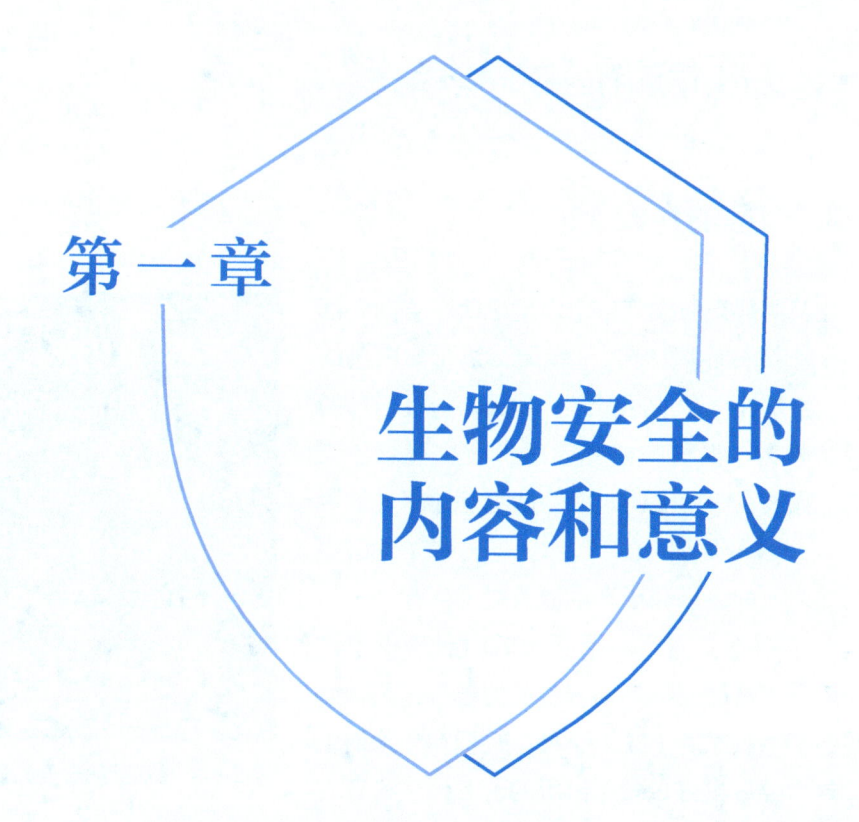

生物安全的内容和意义

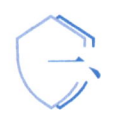

一、多次上演的"寂静的春天"

(一)《寂静的春天》

让我们把视角放到半个多世纪前,美国中部的一个小镇,环境优美,"春天,繁花如白色的云朵,点缀在绿色的原野上;秋天,透过松林的屏风,橡树、枫树和白桦闪射出火焰般彩色光辉","狐狸在小山上叫着,小鹿静静地穿过笼罩着秋天晨雾的原野","无数小鸟飞来,在出露于雪层之上的浆果和干草的穗头之上啄食……"但是,不知不觉间,一个巨大的阴影笼罩了这个小镇,无情的死神挥动着长长的镰刀,用神秘莫测的疾病收割着小镇上小鸟、鸡群和牛羊的生命。这个故事出自1962年出版的著名环保科普著

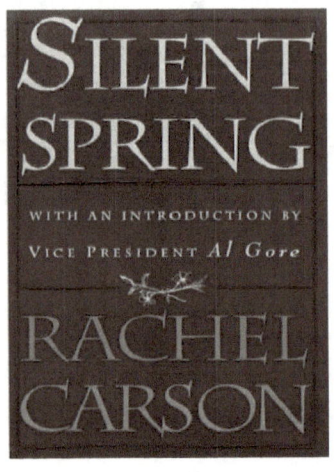

图1-1 《寂静的春天》封面

作《寂静的春天》(见图1-1)。在这本书中,作者蕾切尔·卡逊推测,是一种人为的化学杀虫剂——DDT的肆意使用,造成了生态环境的破坏,包括鸟类在内的野生动物群体患病、死亡。由于野鸟被毒害而数量骤减,本应是鸟语花香的春天,变成了一个"寂静的春天"。

《寂静的春天》的写作背景是20世纪50年代,美国的一些企业以牺牲自然环境为代价无节制地追逐经济利益,导致野生动物数量减少,森林砍伐严重;加之美国农业部为了增加木材和粮食出口,使得农药DDT的使用量激增。该书的作者蕾切尔·卡逊意识到大规模使用DDT的严重性,身患绝症的她只身经过4年顽强刻苦的调查研究完成了该书并于1962年出版。书中对DDT的大量使用提出了质疑,因此遭到了来自企业、政府官僚和科研机构的强大压力和斥责。

《寂静的春天》正式出版后,先期销量便达4 000册,截至1962年12月卖出了10万册。该书的出版引起人类对人与自然关系的广泛思考。截至1962年底，共有40多个提案在美国各州通过立法以限制杀虫剂的使用；获得过诺贝尔奖的DDT和其他几种剧毒杀虫剂也被厂商从生产使用名单中剔除。可以说，这部书的出版发行在一定程度上促进了人对自然环境和野生动物的保护，也促进了人对环境保护、和谐发展的思考。

（二）寂静的春天并未消失

"寂静的春天"不止出现在蕾切尔·卡逊的书中，也不仅仅出现在国外。2002年底，严重急性呼吸道综合征（SARS）在我国的广东省出现，2003年2月中旬达到高峰，3月开始向广东以外的地区扩散，蔓延到中国香港、加拿大多伦多、越南河内、中国北京等地，世界卫生组织发布了全球性警告。我国政府为了抵抗SARS的威胁，积极救治患者、控制感染源，保护人们免受感染，做了很多有效的工作。得益于政府及时有效的防疫措施和民众的积极响应，到2003年6月，疫情基本得到控制。SARS疫情持续的时间占据了整个2003年的春天。在2003年春天的疫情暴发期，城市街头空空荡荡，人迹罕见，而这一次"寂静的春天"也同样与生物安全有紧密的关系，因为疫情的起因——冠状病毒，被高度怀疑是野生动物传染到人，之后造成了人与人之间的传播。

时隔17年，2019年底，一种新型冠状病毒再次出现，并在全球范围内散播。新冠肺炎的确诊人数在中国的传统节日春节期间不断攀升，本应在春节长假后复工的人们，不得不遵守防疫指示，原地隔离待命，以切断传染病的传播途径。武汉市作为疫情前期的集中暴发地，虽得到全国各地的物资和人员驰援，但一度仍因确诊人数过多，医疗系统近于瘫痪。武汉市在疫情之初即执行"封城"策略。随后建立方舱医院，在政府的统一指挥和全民隔离的配合下，极为有效地遏制了新冠肺炎疫情的蔓延。根据卫健委官网数据，截至2020年11月15日，中国现有确诊病例592例，累计确诊病例92 428例，累计死亡4 749人。从2020年3月开始，新冠肺炎疫情在世界范围内暴发。根据世界卫生组织（WHO）官网数据，截至2020年11月15日，全球累计确诊54 234 783人，累计死亡1 313 482人。由于全球疫情持续恶化，我国境内也不断出现输入和散发病例。

为防止人口流动造成的疾病大规模散播，我国政府制定政策，统一宣传并加强督导，居民风险意识进一步提高，意识到人与人聚集具有较高的风险，也能够自觉配合。因此，中国各大城市在2020年再次见证了一个"寂静的春天"。此次疫情的起源尚无定论，但有研究指出，穿山甲应被视为新型冠状病毒的可能宿主。2020年3月26日，香港大学管轶和广西医科大学胡艳玲作为共同通讯作者在《自然》(Nature)杂志在线发表题为Identifying SARS-CoV-2 related coronaviruses in Malayan pangolins（马来亚穿山甲中SARS-CoV-2相关冠状病毒的鉴定）的研究论文，该研究对广西和广东反走私行动中查获的多个穿山甲样本进行检测，并在穿山甲样本中发现了冠状病毒，该病毒属于此次新冠病毒的两个亚型，其中一个受体结合域与新冠病毒密切相关。2020年5月7日，华南农业大学肖立华、沈永义及广州动物园陈武作为共同通讯作者在《自然》(Nature)杂志发表题为Isolation of SARS-CoV-2-related coronavirus from Malayan pangolins（马来亚穿山甲中SARS-CoV-2相关冠状病毒的分离）的研究论文，团队从马来亚穿山甲中分离出的一种冠状病毒在E、M、N和S基因中分别与新冠病毒（SARS-CoV-2）具有100%、98.6%、97.8%和90.7%的同源性。尤其是穿山甲分离出的冠状病毒的S蛋白内的受体结合结构域实际上与SARS-CoV-2的受体结合结构域相同，只具有一个非关键氨基酸差异。这些研究强调禁止交易穿山甲等野生动物非法贸易的重要性，因其携带的病毒对人类造成巨大的潜在威胁，保护野生动物也就是保护人类自己。

"一年之计在于春"。经历了寒冷冬天的人们，期望在春天欣赏嫩绿的草地、成簇的桃花梨花和金黄的油菜花。大地上处处显现出欣欣向荣的景象，宛如一幅水彩画。人们成群结队地放风筝、踏青、登山、钓鱼、野餐，欣赏春天的"生"之魅力。但在传染病暴发和流行的春天，"约朋会友""成群结队"的场景却变成了奢望。根据传染病防控的三大手段，即控制传染源、切断传播途径和保护易感人群，人员的聚集不利于传染病的防控。居民在疫情的防控中居家隔离，尽可能减少外出的时间和频率，于是原本应该熙熙攘攘的春天街道变得冷冷清清，寂静的春天再现，究其根源，则与生物安全密切相关。

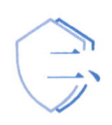

二、主要国家和国际组织对生物安全概念的界定

随着人类社会的发展和科学技术的进步，生物安全的重要性逐渐被人们所

认识，世界各主要国家均将生物安全纳入了国家安全体系。

世界各国对于生物安全（biosafety）的定义基本相同，但所涵盖的范围可能有差别。有的国家使用biosafety，有的国家使用biosecurity，这两个英文单词翻译成中文都有"生物安全"的意思，但biosafety的目的在于当进行生物学研究时，采取适当的防护设施、设备、防护原则及技术以减少或消除有潜在危险性的因子暴露及意外释放，从而保证人类和环境的安全；而biosecurity更准确的意思应为"生物安保"，其目的在于防止病原体或毒素及其相关信息被生物恐怖主义或极端分子窃取、滥用；控制在各个级别的生物安全区域人员进出的权限，以及确保生物样本保存、转运的可靠性。对此，下面笔者对部分国家和国际组织对于生物安全的定义进行梳理。

（一）中国

2020年10月17日第十三届全国人民代表大会常务委员会第二十二次会议通过了《中华人民共和国生物安全法》。该法律自2021年4月15日起施行。法案中对生物安全进行了定义，依据《中华人民共和国生物安全法》，生物安全是指"国家有效防范和应对危险生物因子及相关因素威胁，生物技术能够稳定健康发展，人民生命健康和生态系统相对处于没有危险和不受威胁的状态，生物领域具备维护国家安全和持续发展的能力"。

（二）美国

美国卫生及公共服务部（United States Department of Health and Human Services，HHS）对生物安全（biosafety）有清晰的定义：生物安全作为一个框架，其目的是保护工作人员、社区和环境免受意外暴露或意外释放传染性物质和毒素的伤害，为达到这一目的，而描述了特定实践、培训、安全设备和经过特殊设计的建筑物的用法。生物安全计划实施行动用来识别生物危害，评估生物危害对人类、农业（如牲畜和农作物）、野生生物和环境造成的健康相关风险的水平，并确定降低与健康相关风险的方法及减少有关生物危害。生物安全性可用于许多实验室环境。同时在定义中，列举了生物安全的涵盖范围，包括人和兽医临床及诊断实验室、生物研究和生产实验室、环境研究和分析实验室、学术和教学实验室。从HHS的定义中不难看出，美国对biosafety的界定虽然重点强调实验室的相关内容，但其所涵盖的范围仍超出了实验室生物安全的界定。

（三）英国

英国在其2018年6月发布的《英国生物安全战略》（UK Biological Security Strategy）中，对生物安全（biosecurity）有如下的描述：在此策略中，我们使用该术语（biosecurity）来保护英国和英国利益免受生物风险（尤其是重大疾病暴发）的威胁。这些风险可能是自然产生的，或是极端情况下从实验室发生有害生物材料的泄漏事件，或蓄意的生物攻击；而这些风险可能会影响人类、动物或植物。

（四）世界卫生组织（WHO）

WHO于2004年更新了第三版的《实验室生物安全手册》，主要侧重于实验室生物安全方面的评估与防护。WHO还成立了生物安全咨询小组（Biosafety Advisory Group，BAG），专门针对实验室以及生物安全事件进行分析评估，以应对生物安全风险以及突发生物安全事件。

（五）欧盟

欧盟官方网站中对biosafety的表述则强调了农业和食品安全，具体包括食品安全、农业病虫害、疯牛病等方面。另一个具有广泛国际影响力的组织欧洲生物安全协会（European Biosafety Association，EBSA），则将目前所有涉及生物的安全性问题都纳入该组织的工作框架之中，是目前为止涵盖面最广的专门的生物安全问题组织。

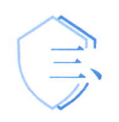

三、我国历史上的疫情与生物安全发展

生物安全的概念随着近些年一系列公共安全事件的发生而愈发被人们关注，但生物安全涉及的内容并不是一个新鲜的概念，如农作物的病虫害防治、对传染病的控制等问题在数千年前就已经存在和发生。接下来笔者对我国不同历史阶段涉及生物安全的情况进行简要盘点。

（一）古代

中国历史上遭受了很多次的传染病威胁。早在商代，文献就记录了有关"瘟疫"的暴发。根据邓拓的《中国救荒史》中对传染病的不完全统计，周代1次，秦汉13次，魏晋17次，南北朝17次，隋唐17次，两宋32次，元代20次，明代64次，清代74次。每次传染病的发生都会造成巨大数量的人口死亡，比如《金史·哀宗纪》记载，金朝开兴元年，也就是1232年，汴京大疫，50日间，"诸门出死者九十余万人，贫不能葬者不在是数"。

由于对自然现象和传染病的流行缺乏了解，古人常将这些疾病归因于鬼魂和神灵等超自然现象，但在与传染病的斗争中也在预防和治疗方面积累了丰富的经验。

主要在战国到秦朝之间所形成的《黄帝内经》中，就有了"不治已病治未病"以及"预防胜于治疗"的理念，也是我国最早的流行病学理论，强调一方面应加强人体抵抗外源性致病因素的入侵，另一方面则应切断人体与病原体的接触方式。

在秦汉时期，政府还建立了包括预防、诊断和隔离在内的综合应对系统，人们也开始重视对感染源的控制。《汉书·平帝纪》有载，"民疾疫者，舍空邸第，为置医药"。面对疫情暴发，官方会专门腾出空余的房舍来隔离患者，同时向灾民免费发药，提供医疗、救治服务。这是目前所知历史上有关隔离、观察和救治患者的最早记录。

在唐代，主要用于收治被感染病人的寺庙医院达到了前所未有的规模。同时，唐代政府也逐渐意识到处理尸体对于切断疾病的流行至关重要。

到宋代，人们发明了世界上最早的天花病毒疫苗的免疫接种方法，并在整个明清时期得到普及。南宋时官方陆续在各地建立"安济坊",疫情发生时视病情轻重进行隔离以防传染,而且医者还需要做病情记录。

总体而言,虽然古代的先民在传染病防治上采取了很多措施,但并没有建立起基于现代微生物学的传染病研究的生物安全预防体系,对相关疾病也缺乏全面的科学认识。

(二)近代

从文艺复兴时期开始,现代医学和流行病学在欧洲都有了长足的发展。威廉·哈维关于血液循环的理论、路易斯·巴斯德关于病理学的理论、科赫法则的提出以及其他医学上重要的发现不断出现,使得西医经历了从经验到实验的转变。

随着国家间交流渠道的增加,西医以及西医的理念逐渐被引入中国。在19世纪初期,一位名叫皮尔森(Alexander Pearson)的英国医生将牛痘疫苗接种技术带到了中国广东;1834年,美国医学传教士彼得·帕克(Peter Parker)在广州成立了眼科局。从此以后,现代医学和流行病学的概念在中国得到了应用,并促进了生物安全系统的建立以及对传染病预防和控制技术的探索。

同时,中国的检疫体系逐渐形成。1863年,清政府海关总税务司罗伯特·赫德(Robert Hart)[①]成立了海关诊所,负责港口的检疫和其他医疗工作。该诊所也是近现代中国最早建立的检疫机构。1873年7月,为了防止东南亚霍乱和其他传染病的流行,上海海关颁布了中国近代第一部地方港口检疫法,根据西方国家的经验制定了检疫措施,并对检疫区的船舶检疫作了详细规定。此后,中国逐步实施了卫生检疫制度,在清朝末期的新政中对防疫启动正式立法程序,使得政府在防疫方面的职能逐渐明确。

(三)现代

随着1912年中华民国的建立,中国近现代公共卫生制度逐步开始建立和执行。民国政府充分利用西方科学技术,采取积极的预防和控制措施面对传染病

[①] 编者注:罗伯特·赫德为清政府雇佣的英国人,担任海关总税务司,是晚清管理海关税务的最高行政官员。

的频繁袭击，制定了详细的防疫法律法规，建立了专门的卫生防疫机构，并采用了现代化的防疫手段。1916年3月，北洋政府制定正式并颁布了《传染病预防条例》，标志着公共卫生防疫合法化迈出的第一步。1919年，为了在中国预防和控制传染病的流行，中央防疫处成立，旨在研究传染病并生产疫苗等各种生物制品；此后成立的西北防疫处、大连生物制品研究所等也承担了与中央防疫处类似的工作，而这些研究所成为新中国六大生物制品研究所的前身，也是中国生物制品的摇篮。

在20世纪初，疫苗接种被认为是预防流行性传染病的主要方法。南京国民政府成立后，于1928年8月颁布了《疫苗接种条例》。在该法律中收录了9种不同的传染病（如伤寒），并规定了应对和预防措施。1934年，北平、南京、上海和汉口有超过100万人接种了四种传染病疫苗。在卫生检疫领域，国民政府于1930年开始逐步进行港口检验检疫。1934年，上海港已经隔离了1 943艘船舶和30多万名入境旅客和船员。根据规定，如果在港口发现任何传染病患者，当局应将其送往隔离医院或传染病医院。

（四）新中国成立后

新中国成立以来，党和政府一直非常重视预防和控制传染病。20世纪50年代即开始实施计划免疫，并大力促进针对霍乱、伤寒、流行性脑膜炎和其他疾病的疫苗接种。我国于1979年在WHO签订消灭天花的协定，1994年宣布进入无脊髓灰质炎状态，并于同年宣布大规模消灭丝虫病，2000年宣布消灭丝虫病。目前，我国有可预防疫苗的传染病发病率已降至历史低位。在2002年乙型肝炎疫苗被纳入国家免疫计划后，学龄儿童免费获得了5种不同的疫苗，以预防7种不同的传染病。21世纪初，白喉、疟疾和脊髓灰质炎已基本得到控制。党的十八大以来，我国在公共卫生领域进一步取得成就。2015年5月，我国沙眼防治达到世界卫生组织的标准并通过连续监测评估，我国提前一年宣布消灭致盲性沙眼。

此外，中国已经建立了覆盖城乡的三级医疗预防保健网络和防疫体系。该防疫体系得到检疫站、地方病预防机构、职业病预防机构以及边防卫生检疫等部门的支持。国家对传染病的基础研究不断加强，研究能力不断提高，传染病的预防控制体系也日趋完善。

四、重大生物安全事件解析

人类历史上曾多次发生重大传染病、动植物疫情。随着生物技术研究、开发、应用的迅速发展，生物技术谬用也给人类带来新的健康威胁。下面对一些重大传染病、农业病虫危害、生物技术谬用等引发的事件进行介绍，供读者参考。

（一）欧洲黑死病

黑死病（Black Death）是人类历史上极严重的瘟疫之一。起源于亚洲中南部喜马拉雅山区（一说起源于黑海的卡法港），约在14世纪40年代扩散到整个欧洲。这场瘟疫在全世界造成了大约7 500万人死亡，根据估计，瘟疫暴发期间的中世纪欧洲约有占人口总数至少三分之一的人死于黑死病。这种疾病多次侵袭欧洲，较晚的几次大流行包括1629—1631年的意大利瘟疫、1665—1666年的伦敦大瘟疫、1679年的维也纳大瘟疫、1720—1722年的马赛大瘟疫，以及1771年的莫斯科瘟疫。

历史上对于黑死病的特征记录中，有一些关于淋巴腺肿大的描述，与19世纪发生于亚洲的腺鼠疫相似，这使得科学家与历史学家推测自14世纪开始的黑死病与鼠疫一样，皆是由一种称为鼠疫杆菌（Yersinia Pestis）的细菌所造成，因此，目前解释黑死病成因的主要理论是鼠疫论。鼠疫杆菌是1894年由巴斯德研究所（Pasteur Institute）的法国医生和细菌学家亚历山大·耶尔辛在香港鼠疫大流行时发现的，是当时传染至印度的瘟疫病因。腺鼠疫（Bubonic Plague）与败血性鼠疫（Septicaemic Plague）会经由与跳蚤的直接接触而传染，其中最主要的一类跳蚤，是鼠类身上的东方鼠蚤（Oriental Rat Flea）。

（二）1918年H1N1流感大流行

1918年大流感（1918 Flu Pandemic），是发生于1918年1月至1920年12月的全球性甲型H1N1流感疫情，此次疫情造成全世界约5亿人感染，至少5 000万人死亡，传播范围远达太平洋群岛及北极地区。全球平均致死率为2.5%~5%

（当时世界人口17亿人），和一般流感的0.1%致死率比较起来极为致命，为人类历史上最致命的公共卫生事件之一。

H1N1流感大流行可以分为三波，第一波发生于1918年春季，基本上只是普通的流行性感冒；第二波发生于1918年秋季，是死亡率最高的一波；第三波发生于1919年冬季至1920年春季，死亡率介于第一波和第二波之间。第一波有记录的流感发生于1918年3月位于美国堪萨斯州的芬斯顿军营（Camp Funston, Kansas），但当时的症状只是头痛、高烧、肌肉酸痛和食欲不振。当时正处于第一次世界大战，法国、西班牙、英国也相继大量发生流感，但致命性尚不高。

中国从南到北多个地区也都暴发了疫情。1918年5月，温州有万余人感染流感。6月，广东的学校、邮政局雇员中首先出现了流感病人，紧接着，精神病院、神学院等地也陆续发生流感。7月，云南个旧突然暴发疫情，而且十分严重，绝大多数居民都患了病，其他地方的疫情也相继暴发。北京疫情"传染甚速"，上海死亡400多人。疫情严重时，浙江绍兴死亡人数高达10%。皖系军阀辖下的热河省警察局在1918年10月15日至1922年11月12日的统计数据显示，流感发病6 203人，死亡151人，病死率为2.4%。根据当时的研究，1918年大流感农村发病率高于城市，有的村庄半数以上人口患病，约十分之一死亡。当时的北洋政府尚未建立统一的卫生防疫体系，西方的防疫技术虽然在上海等通商口岸有所应用，但远没有普及，中医药成为许多基层政府抵御流感的基本手段，在抵御流感中发挥了重要作用。

（三）霍乱大流行

霍乱（Cholera）是由霍乱弧菌的某些致病株感染小肠而导致的急性腹泻疾病。症状可能相当轻微，也可能相当严重。典型症状为连续数日严重水泻，合并有呕吐、肌肉抽搐的现象。霍乱所导致的严重腹泻可能造成脱水及电解质失衡，甚而导致眼窝凹陷、皮肤湿冷且缺乏弹性，以及手脚出现皱纹等。

霍乱每年造成全球300万~500万人感染，仅在2010年内就造成10万~13万人死亡。19世纪以前霍乱的发生局限于印度次大陆及周边地区，19世纪以后由于国际贸易与交通的发展传播到印度以外的地区，过去200年以来共发生过7次全球性大暴发。首次暴发（1817—1824年）被控制在印度次大陆，在孟加拉国大规模暴发。到1820年，传播遍及印度。在被消灭前，它甚至传播到了中国和里海地区。第二次暴发（1829—1837年）在1832年蔓延至欧洲，同年又蔓延至美国和加拿大，在1834年又发展到北美的太平洋海岸。第三次暴发（1846—1860年）主要影响了俄国，造成了超过百万人的死亡。第四次暴发（1863—1875年）传播到了大部分欧洲及非洲区域。第五次暴发（1881—1896年），霍乱污染德国汉堡自来水，导致8 000多人死亡。第六次暴发（1899—1923年）由于公共卫生的进步，只对欧洲造成很小的影响，但俄国（苏俄）被再次严重影响。第七次暴发（1961—1975年）被称作埃尔托生物型（EI Tor strain）霍乱，1961年发生在印度尼西亚，1963年传染到孟加拉国，1964年传染到印度，并于1966年传播到苏联。

霍乱可经由被污染的水源传播，随着世界各国改善公共卫生与污水处理能力后，霍乱发生大流行的风险已经逐渐降低，但在局部地区仍发生霍乱暴发的案例，如2008年的津巴布韦、2010年的海地和2017年的也门。

（四）天花大流行

天花是一种由天花病毒引起的人类传染病。患者一般在染病后的12天内出现包括发烧、肌肉疼痛、头痛等近似普通感冒的症状。几天后，其口咽部分的黏膜会长出红点，身体多处地方也会长出皮疹（以脸部居多）。天花主要通过空气传播，患者的呼吸道与皮肤疱疹分泌物均载有病毒。

古印度及古埃及或为天花的起源地。公元前1500年的一份印度医学文献记载了一种疑似天花的疾病，古埃及法老拉美西斯五世（死于公元前1145年）的木乃伊上也有天花的痕迹。天花造成的感染人数与死亡人数目前已经无法考证，在被消灭之前，它已困扰人类至少三千年，仅在20世纪就夺去了3亿人的生命。最后一例已知天花流行病例据报道为1977年发生在索马里，这一病例得到迅速控制。随着天花疫苗的应用，天花病毒逐渐得到控制，WHO于1979年12月9日宣布已无自然界中存在的天花病毒。

（五）非典型肺炎事件（SARS）

严重急性呼吸道综合征（Severe Acute Respiratory Syndrome，SARS）是非典型肺炎的一种。2002年11月该病在中国广东顺德首次被发现，并扩散至东南亚乃至全球，称为"SARS事件"。截至2003年8月16日，中国内地累计报告非典型肺炎临床诊断病例5 327例，治愈出院4 959例，死亡349例（另有19例死于其他疾病，未列入"非典"病例死亡人数中）。在世界范围内共计造成了8 422例感染，919例死亡（截至2003年8月16日）。

WHO在2004年2月发布的《世卫组织SARS风险评估和防范框架》（*WHO SARS Risk Assessment and Preparedness Framework*）中明确提出该病毒是由动物传染给人的，如在果子狸、雪貂和狗等动物身上都可以存活。2013年中国科研人员在云南的中华菊头蝠身上发现了与SARS-CoV基因组高度一致的基因序列，提示蝙蝠可能是SARS-CoV的天然宿主。

SARS的突然暴发给人们敲响了警钟，在医学发达、众多传染病被控制的今天，人类仍然面临未知和新发传染病的威胁，仍然不能掉以轻心。

（六）实验室泄漏

实验室泄漏的事件时有发生，主要由于实验人员操作不当而引起感染或泄漏。实验室感染事件的发生有可能成为传染源，造成危害公众健康的严重后果，因此必须引起重视。

1. H2N2流感病毒样本风波

2005年4月13日，世界卫生组织向全世界18个国家的数千个实验室发出了立即销毁H2N2流感病毒样品的警报，据世界卫生组织称这些实验室误收到美国"梅里迪安生物科技有限公司"分发的H2N2流感病毒样品。为防止暴发大规模的流感，有关国家的实验室接报后立即投入到销毁H2N2流感病毒的行动中。截至2005年4月18日，世界卫生组织宣布全球H2N2样本基本销毁。

2. 1967德国马尔堡病毒实验室感染事件

1967年8月，德国马尔堡市一个实验室里的工作人员突然发生高热、腹泻、呕吐、大出血、休克和循环系统衰竭。这种症状同样出现在法兰克福和贝尔格莱德有关实验室的工作人员身上。而这三个实验室都曾经将来自乌干达的猴子用于脊髓灰质炎疫苗等研究。该事件中一共有37人，包括实验室工人、医务人员和他们的亲属都感染上了这种莫名的疾病，其中有1/4的人死去。3个月后德国专家才找到罪魁祸首：一种危险的新病毒，形状如蛇形棒状，是猴类传染给人类的，该病毒被命名为马尔堡病毒。此后经过研究证明，马尔堡病毒与埃博拉病毒同属于丝状病毒科，就其致死率而言，马尔堡病毒似乎更胜一筹。

3．两起SARS实验室泄漏事件

（1）新加坡的实验室感染事件。

2003年9月，一名新加坡国立大学研究生在环境卫生研究院实验室中感染SARS病毒。该研究生是因发热到新加坡中央医院就诊时被确认为SARS感染者的，此前已经与多人有过接触。

（2）中国台湾地区的实验室感染事件。

2003年12月，一名中国台湾的SARS研究人员在实验室感染SARS病毒。中国台湾这名感染SARS的詹姓研究人员工作的台湾"国防预防医学研究所"属台湾军方研究单位，位于台北县三峡，设立在山洞中，以两层阻绝设施与外界隔离，实验室等级列为P4。该人员实验室操作和清除废弃物时出现疏忽，且没有主动报告，后来还去新加坡开会，出现发烧症状也没有第一时间申报，一连串的错误造成对民众心理的冲击，甚至影响到经济活动。

4．天花病毒泄漏

1978年英国的伯明翰大学发生一起天花病毒实验室泄漏事件。伯明翰大学医学院的贝德森（Henry Bedson）教授向WHO申请把伯明翰的医学实验室作为天花研究实验室，1978年8月终于得到WHO的批准，允许其在伯明翰大学保留并研究天花病毒直到年底，贝德森的实验室因此成为极少数拥有天花病毒样本的实验室。

但正当WHO准备宣布消灭天花病毒时，1978年8月16日，英国伯明翰大学医学院的一个医学摄影师Janet Parker出现疑似天花的症状，其77岁的父亲死于心脏骤停（后被认为是天花感染所致）；9月11日，Janet Parker也死于天花，而该天花实验室负责人贝德森因此而选择自杀。经查，此次泄漏是由于操作人员违反实验室安全规定，且实验设施老化而导致的。

（七）基因编辑婴儿事件

原中国南方科技大学生物系副教授贺建奎及其团队于2018年通过基因编辑技术，将一对双胞胎婴儿胚胎细胞的CCR5基因进行改造，使得婴儿获得对艾滋病的免疫力。该行为在科学伦理道德方面引起了极大的争议，国内有众多学者联名反对其开展的相关研究。2018年12月6日，国务院总理李克强主持国家科技领导小组会议时特别提到"要严肃查处违背科研道德和伦理的不端行为"。2019年1月21日，广东省调查组公布事件初步调查结果，将此次事件定性为"贺建奎为追逐个人名利，自筹资金，蓄意逃避监管，私自组织有关人员，实施国家明令禁止的以生殖为目的的人类胚胎基因编辑活动"。广东省调查组同时表示，"对贺建奎及涉事人员和机构将依法依规严肃处理，涉嫌犯罪的将移交公安机关处理"。2019年6月10日，国务院总理李克强签署国务院令，公布《中华人民共和国人类遗传资源管理条例》。2019年12月30日，基因编辑婴儿事件在深圳市南山区人民法院一审公开宣判。贺建奎以非法行医罪为由被判有期徒刑三年，并处罚金人民币300万元。

随着生物信息学、基因组学等生物技术的进步，实验人员可更加容易地开展病原体的合成或以基因编辑改变人体正常的基因组，因此生物技术谬用不可避免地带来众多生物安全隐患。

（八）新冠肺炎（COVID-19）疫情

2020年初，新冠肺炎（COVID-19）疫情席卷各国，世界上几乎没有一个国家可以幸免于难。COVID-19是由新型冠状病毒SARS-CoV-2引起的传染性疾病，虽然致病力不及同样是冠状病毒引起的SARS和MERS，但该病毒传播方式和传播途径极其广泛，并且具有极强的传播能力。WHO于2020年3月12日宣布COVID-19具备全球大流行特征，标志着该疾病进入全球大流行阶段。截至2020年11月15日，全球累计确诊人数超过5 400万，因COVID-19死亡人数超过130万。更令人担忧的是，尽管各个国家都在为控制疫情作出努力，但由于科技、政治、文化等因素的叠加使得疫情仍继续呈扩散趋势，确诊人数和死亡人数并未得到有效控制，而此次疫情的暴发终将改变世界，对人类的未来产生巨大影响。

第二章

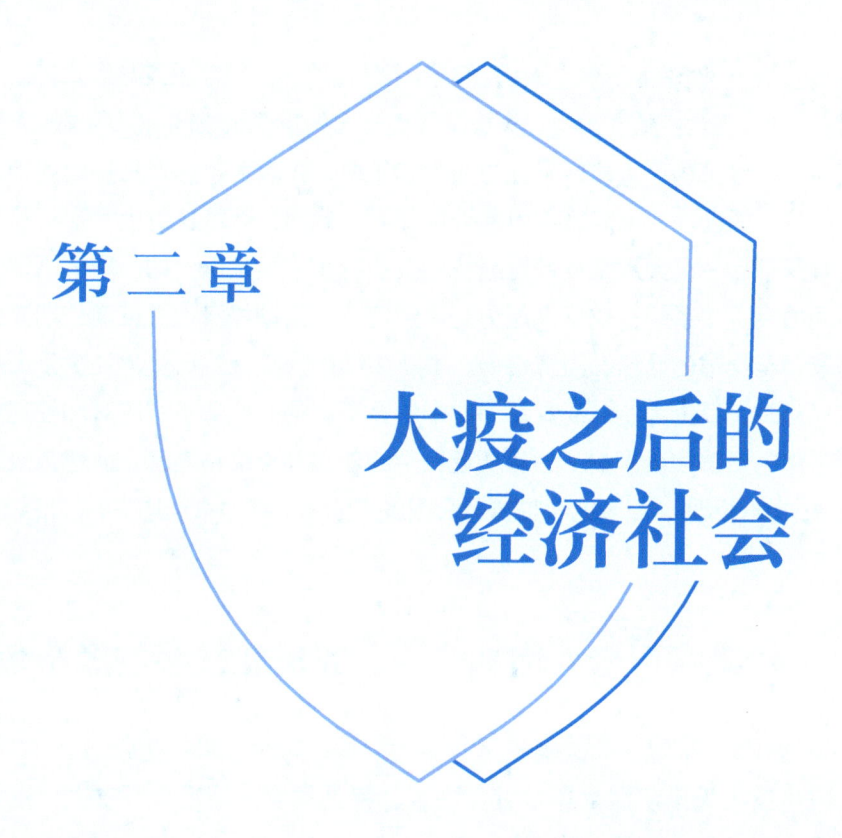

大疫之后的经济社会

随着社会与医学的发展，人们对于健康日益关注，医疗手段与形式持续提升优化，卫生相关支出也逐渐成为国民支出的重要组成部分。我国政府深知疾病对国民经济的巨大影响，在过去的20年内，我国卫生总费用持续增加，对于流行病、慢性病、重病管控力度持续加大。然而，即使在卫生水平不断提高的大背景下，一次大规模疫情对经济社会的影响依然是巨大的。疫情不仅会在短时间内对卫生系统造成巨大压力，使经济生产活动停滞，更可能长期改变一个国家乃至全球的政治、经济格局。本章将回顾人类近代历史上几次重大疫情的发展经过，以史为鉴，复盘每一次疫情在不同的时代背景、应对和处理方式下所带来的经济社会影响。并从新近发生的新冠肺炎疫情展开，简述传染病传染速率的影响因素，以及此次疫情对我国各产业和劳动力市场造成的经济影响。

一、传染病可极大增加个人、家庭和社会的经济负担

卫生投入无论从体量还是意义来说，都是国家一项重要开支。以国际上卫生支出GDP占比最高的国家之一美国为例：1960年，美国卫生总支出占GDP的5.0%，2018年达到3.6万亿美金，占全年GDP比例的17.7%，人均11 172美元，其中联邦和州政府支出占比44.8%。我国的总卫生费用GDP占比与美国还有较大差距，但总投入自"非典"以来也有显著提升：根据国家统计局数据显示，2003年，我国卫生总投入金额为6 584.1亿元，约占2003年GDP的4.8%；其中政府预算卫生支出为1 116.9亿元，社会卫生支出为1 788.5亿元，共占比44.1%，其余为个人现金卫生支出占比55.9%；2018年，我国卫生总投入金额为59 121.9亿元，约占2018年GDP的6.4%；其中政府预算卫生支出为16 399.13亿元，社会卫生支出为25 810.78亿元，共占比71.4%，个人现金卫生支出占比28.6%（中国2000—2018年卫生总费用见图2-1）。人均卫生费用在过去近20年也相应持续增加，从500多元持续上升到4 000多元。不难看出，医疗卫生费用

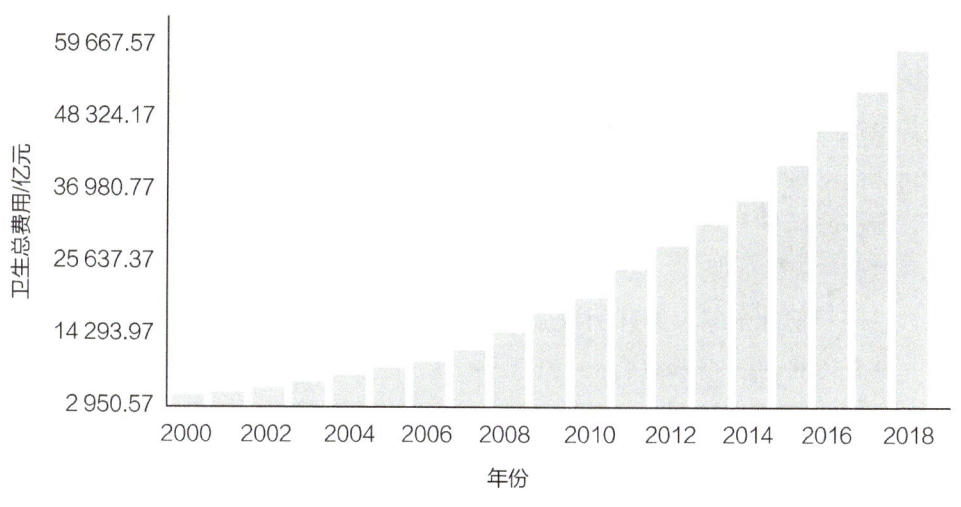

图2-1 中国2000—2018年卫生总费用

既是我们国家提升国民健康水平、保障人民福祉的重要组成部分，同时也成为政府、社会乃至人民生活支出的一项巨大负担。

巨大卫生费用投入的背后除了以上提到的民生问题，其实也有着经济社会影响的考量。疾病带来的负担，对小至家庭、企业，大至政府、国家来说都可能是十分巨大的，很多时候远远超过疾病所产生的直接临床医疗费用。首先，最直观的是疾病带来的直接经济负担：包括个人、家庭和社会用于疾病的预防、诊治及康复过程中直接消耗的各种费用。其次，疾病还会带来对社会的间接经济负担：患者发病、伤残和过早死亡会不可避免地给患者本人和社会带来非常大的经济损失。从微观经济学的角度来看，劳动力患病可间接造成家庭收入降低、任职或关联企业利润损失；从宏观经济学的角度来说，居民疾病的经济负担，对于当前和未来经济增长动力都将具有深远影响。例如慢性病的年轻化将影响同等人口结构情况下的劳动力水平、家庭疾病负担增加会影响国内总消费的增长水平等。此外，疾病还会带来许多无形经济负担，疾病给患者及家人造成的精神痛苦及生活质量的下降，也会带来更多复杂的社会问题和悲剧，如疾病死亡造成的失独家庭养老问题、因病致贫返贫问题，等等。因此，政府十分关心疾病谱的变化、发展预防医学、调整卫生费用投入，以便有的放矢地降低疾病带来的国民经济负担。

然而，有一类疾病却难以被提前预知预测，因此很难进行计划性预防、治疗，那就是短时间暴发的传染病。传染病每年造成世界约千万人死亡，是威胁我们人类的生命、健康，阻碍人类社会进步和经济发展的重要危害因素之一。传染病根据其传染速率、传染范围可以分为流行病和大流行病。大流行病因为其传染性高、治疗途径少或未知、难预测的特点，可以对卫生系统和经济社会运行造成迅猛冲击，且影响还可能长期持续，包括但不限于快速感染带来的对医疗服务系统的冲击、隔离引发的社会经济活动减缓或停滞、商业活动被打断导致整体经济低迷等。2015年中东呼吸综合征在韩国引发疫情，使韩国成为除沙特阿拉伯外全球感染病例数最多的国家。疫情自2015年5月开始在韩国肆虐，共有186例中东呼吸综合征（MERS-CoV）确诊，其中38例感染者死亡，1.7万人隔离，引发当地恐慌。多国发出针对韩国旅游的警告，导致韩国酒店、餐饮、交通业损失巨大。疫情的快速暴发迅速将整个国家的社会及经济生活带入瘫痪状态。据专业人士估算，此次疫情对韩国造成相关经济损失高达82亿美元，平均每例确诊案例带来4 400万美元的经济损失，远远超过感染者患病造成的直接临床治疗费用。2020年新冠肺炎疫情暴发，疫情的发生直接导致国民消费行为锐减，旅游、餐饮、交通运输、电影娱乐、教育行业等服务业都受到巨大冲击，上游产业生产活动停摆，国际进出口贸易活动降低，这些因素带来的经济损失远超过流行病直接导致的卫生支出。我国2020年一季度GDP同比下降6.8%，初步核算，一季度国内生产总值206 504亿元，按可比价格计算，同比下降6.8%，较2019年四季度减少12.8个百分点。分产业看，第一产业增加值10 186亿元，下降3.2%，较2019年四季度减少6.6个百分点；第二产业增加值73 638亿元，下降9.6%，较2019年四季度减少15.4个百分点；第三产业增加值122 680亿元，下降5.2%，较2019年四季度减少11.8个百分点。得益于迅速反应与严格的防控措施，我国第二季度GDP同比增长转负为正，较上年同比增长3.2%。我国成为全球主要国家中，唯一在二季度实现GDP正增长的国家。

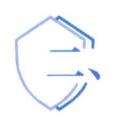

二、历史上数次大流行病的启示

人类历史上数次疫情经历让我们看到传染病对国家经济活动的巨大影响和打击。纵观人类和流行性传染疾病的数次抗争经验不难发现，即使是繁荣盛世也无法承受一次严重瘟疫给人类带来的巨大生存和社会危机。疫情的发生不仅会造成短期的巨大经济负担，更会在长期内对社会经济乃至政治格局产生深远影响。为了更深一层地理解传染病疫情对人类社会文明与经济活动之间的影响，本节将会就自中世纪以来几次重大疫情危机进行回顾和总结。

（一）中世纪欧洲的黑死病大流行

1. 疫情的起因与发展

14世纪中期，欧洲和亚洲经历了毁灭性的全球性瘟疫浩劫——黑死病。黑死病也就是我们熟知的鼠疫，这种疾病的传染速度快，破坏力巨大，短时间内肆虐欧洲，导致至少三分之一的欧洲人口死亡，并对欧洲各国的政治格局、经济生活都造成了相当深远的影响。

这场瘟疫最初起源于中亚的大草原，一说为1347年蒙古军远征欧洲，在攻打黑海港口城市卡法时将瘟疫传入，之后再经亚欧商人传到欧洲，并在欧洲迅速蔓延。

在欧洲，疾病首先袭击了意大利南部。1347年10月，12艘来自黑海的船只停泊在意大利西西里岛东北部的墨西拿港口。码头上的人们震惊地发现，船上的大多数水手已经死亡，幸存者也大多病重，身上布满黑斑，皮肤渗出鲜血和脓液。觉察到异样，政府匆忙下令驱逐这些不祥的船只，然而为时已晚。

黑死病袭击墨西拿后又迅速传到了法国的马赛港、北非的突尼斯港，然后到达罗马和佛罗伦萨（当时的贸易中心），不到一年，黑死病席卷了巴黎、波尔多、里昂和伦敦。在接下来的五年中，黑死病在欧洲杀死超过2 000万人，几乎占当时欧洲大陆人口的三分之一。整个欧洲都笼罩在恐怖中。根据意大利作家乔万尼·薄伽丘（Giovanni Boccaccio）在《十日谈》中记载，无论男女，患病后腹股沟、腋下会长出鸡蛋、苹果大小的肿块，血液和脓液从肿块中渗出，病人发烧、发冷、呕吐、腹泻，感到疼痛后快速死亡。从现代医学的角度，这是由于病菌会袭击淋巴系统致使淋巴结肿胀，若不加以治疗，感染会扩散到血液或肺部。此病的传染率极高，以至于接触过病人或病人的衣物都有可能感染。此外，患者感染瘟疫后病发也非常快，未经治疗的鼠疫患者死亡率可达50%～100%；一般来说从感染到发病不超过10天，一个健康成年人患病后最快可能在一天内死亡。

人口密集的城市受到疫情影响最为严重，据记载，佛罗伦萨有约五分之四的人口死亡。根据薄伽丘的描写，在黑死病的笼罩下，佛罗伦萨如同地狱一般。有的人在街上走路时突然倒地，每天大批尸体被运送出城，店铺纷纷关门，住宅门窗紧闭，有些人死在家里，尸体腐烂发臭也无人知晓。

2．疫情期间的应对措施与社会影响

现在我们知道，鼠疫病菌——耶尔森菌的芽孢杆菌可以通过空气造成人传人（肺鼠疫），或通过被感染的跳蚤和老鼠叮咬传播（腺鼠疫）。老鼠、跳蚤在中世纪的欧洲司空见惯，尤其是船上，这也是为何黑死病在多个欧洲港口城市接连发生的原因。但当时的医学发展和对疾病的认知远不如今日，人们并不知道黑死病的传染源是受感染的跳蚤和老鼠，也不知道怎样的接触会导致感染患病。黑死病通过贸易往来感染了多个重要港口城市，而这些城市频繁的人员流动进一步造成大城市疫情的迅速暴发。由于当时许多城市居民认为大城市不安全，纷纷逃往乡下，这种恐慌造成的人口流动帮助疫情进一步扩散，同时加速了疾病从城市到乡村的传播，许多村庄迅速被逃亡的感染者感染。此后，疾病在欧洲迅速蔓延，进一步延伸到北非、西亚。黑死病在14世纪中期导致了全球约7 500万人死亡。

中世纪医学认知与治疗手段有限，医师依靠诸如放血、切开肿块引流的方式作为主要的治疗手段。由于术中缺乏基本防护，接触患者和患者的脓液直接导致医生大量死亡（多数死于死亡率更高的败血型鼠疫）。有的人会转而使用熏草药、在玫瑰水或醋中沐浴这样的土方来预防和治疗，此外还有人认为人们应尽可能避免洗澡，以免毛孔孔隙舒张增加感染疾病的风险。有些人则选择通过宗教的力量来舒缓和慰藉对疾病的恐惧——当时英国的主教们提倡人们在每周三和周五集体赤脚游行（然而大规模聚众活动实际上会加剧疾病的传播），禁食祈祷。

值得庆幸的是，当时有部分城市开始采用隔离政策作为防疫手段。威尼斯在很早就开始建立了隔离的机制。由于威尼斯是港口城市，每天有大量的贸易船只往来，人员流动繁杂，十分不利于疾病的防控，因此当时的威尼斯实施了隔离政策，凡是外界往来的船只、人员，均需在指定区域隔离一段时间后才可在当地开展贸易。人类历史上第一家隔离医院——拉撒路医院也在周边建立。在这次疫情中，米兰的死亡率远低于其他地区，也是得益于更为严格的隔离措施，即使有些措施甚至是过激且反人道的，例如，将感染者和他们的家人、邻居强制隔离，用木板和砖封闭他们的门窗等。米兰当局曾要求将受到感染的病患驱逐至偏远郊区，许多病患就这样在远离家人的孤独中死亡。和威尼斯一样，米兰也迅速关闭城门，严格管控贸易与交通运输。

3. 疫情的尾声与其社会经济影响

那么这场可怕的疫情是如何结束的呢？更多的学者认为黑死病是自行"消失"的。由于该病短时间内传染了大量可能感染疾病的人口，幸存者很可能自身就不太容易感染该疾病或具有抗体，因此病毒的传染速率不断减弱。另外，绝大部分死者的尸体被焚烧以及隔离手段的逐渐采用，都进一步减慢了细菌传染的脚步。最终，这场瘟疫在消灭了欧洲三分之一的人口后逐渐销声匿迹。

这场恐怖的瘟疫对当时欧洲各国的政治、经济乃至文化都造成了十分深远的影响。

首先是对当时欧洲已经较为发达和频繁的贸易活动造成了巨大的打击。要知道，在黑死病发生之前，欧洲各国依赖进出口贸易获得了优质的商品，同时通过发挥比较优势促进了国内的经济发展，提升了各国财政收入水平。黑死病蔓延开来后，人们了解到人口流动是黑死病快速传播的原因之一，许多城市采取了封城、暂停贸易和人口往来、隔离外来商船和货物等措施，直接导致了国际贸易的停滞、商人破产、手工业发展被打击，就连国内的经济活动也几近停滞。由于贸易发达的大城市人口更为密集，受到传染病影响也更大，死亡率飙升，导致城里的商铺纷纷关门，经济活动基本停止。直到黑死病逐渐消退，进出口与本土贸易才开始恢复。

其次，这场黑死病推动了中世纪欧洲农业生产形态的市场化改革。中世纪欧洲农业早期以庄园经济为主，庄园主掌握领地，劳动者包括奴隶、佃农，经济地位低下，收入微薄。然而在黑死病的肆虐下，许多的底层劳动者不幸染病死亡，大量田地无人耕作，土地和农奴比例失衡，这直接造成了劳动力价值的提高。农民开始向庄园主提出更高的薪资诉求，用更低的租金租用土地耕种。16世纪以后，农民的收入水平有了较大提高，同时推动了欧洲农业的市场经济发展。然而，并不是每个国家都可以和平度过农业经济转型的阶段。在黑死病暴发后，英国劳动力因为疾病和死亡迅速减少，农民要求更高的工资，生产者难以维持以往的经营利润，于是英国颁发了约束自由劳动力的《劳工法令》等一系列政策来保护雇主的利益，同时王室也扩大了其统治范围，将私人协商的劳动契约变成公共政策问题，造成了更深的内部矛盾，间接引发了英国历史上最大规模的民众暴动——1381年英国农民大起义。这次起义没有成功，却是欧洲中世纪后期大量民间运动浪潮中的重要转折事件，也是英国农奴制走向终结的重要标志。

黑死病的暴发也引发了此后欧洲社会文化的巨大变化，动摇了人们对宗教的信仰，促使了文艺复兴运动的产生。因为不懂得疾病的传播和发生机制，当时的人们将瘟疫的发生归因于上帝对人类罪责的惩罚，于是有教徒游行于各个城市之间，在公共场合互相鞭打，作为一种赎罪仪式。还有些教徒认为只有通过"清洗"异教徒才能够平息上天的怒火，出现了异教徒间敌对、屠杀等残酷的事件，加剧了不同族群与信仰之间的对立与仇恨，打破了长久以来建立起来的公序良俗与社会信任。在对疾病和死亡的恐慌之下，有些人也逐渐对信仰产生怀疑，他们看到人们在寻求宗教力量应对疾病做出了种种努力后，却并没有得到信仰的庇护，于是意识到宗教力量在瘟疫暴发时的无力。同时，教士往往需要为患者祈祷、主持感染者丧事等礼仪活动，造成了大量教士的死亡，更加撼动了当时欧洲宗教统治的信仰根基。另外，人们因为感觉到生命的无常，于是开始倡导及时行乐，一部分人通过继承因病死亡的亲人遗产迅速获得大量财富，又因恐惧疾病和死亡开始超前消费，这大幅促进了奢侈品行业和艺术品产业的发展，商人也在新一波贸易复苏中迅速积累资本。总的来说，享乐主义兴起，加之人们对宗教产生怀疑，很大程度上促进了文艺复兴运动的发生。

此外，鼠疫长期肆虐给了当时人们研究疾病与治疗手段极大的动力，促进了医学的发展以及卫生政策的建立。而劳动力价格提升使得新兴资产阶级意识到发展技术、提高生产效率的重要性，加大了对技术的研发投入，推动了科学技术的发展。因此，这场可怕的瘟疫也成了欧洲中世纪末期经济与社会变化发展的主要动力，为社会发展、转型提供了一个重要契机。

总的来说，黑死病的影响之巨大，使其成为欧洲经济的分水岭。14世纪正值中世纪欧洲经济不断攀升后的顶峰：城市化飞速发展，长途商贸繁荣，商业和制造业快速发展。遭受黑死病的打击之后，也就是中世纪后期（14—16世纪），欧洲经历了经济停滞和萧条，也破坏了旧有的欧洲经济生态，促进了新市场经济的建立。如此巨大的社会经济转折绝不仅是因为一场疫情，而是长期的社会经济发展、宗教、政权和阶层的矛盾不断积累所产生。但这场瘟疫无疑加速了这些问题的积累，并且使这些矛盾爆发得更为激烈，也因此极大地推动了宗教、文化、医学等领域的巨大变革。

4. 鼠疫传染病的现状

中世纪黑死病的逐渐消亡，并不代表人类从鼠疫的危机中永远免疫了。因为鼠疫具有自然疫源性，可以在动物体内繁殖、循环，进而感染人类，因此很难在自然界完全消灭。我国也暴发过数次鼠疫，对经济、政治、文化都产生了深远的影响。明朝崇祯六年（1633年）山西暴发鼠疫，肆虐十余年造成大量人口死亡，加速了明王朝的灭亡并一定程度上改变了此后中国的政治格局。19世纪中期，鼠疫从云南开始暴发，传入西北、广西、广东、香港，于清末宣统二年（1910年）横扫东北平原，到民国年间仍时有暴发。新中国成立后，国家发动全民灭鼠，并进行消毒和交通封锁，很快控制了疫情。现在，鼠疫在全球部分地区仍时有发生，威胁着人类的生命安全并对当地的经济社会活动造成影响。根据世界卫生组织的资料，从1989—2003年间WHO成员国的报告统计来看，有25个国家报告了38 310例鼠疫感染，2 845例死亡。但是随着人们对疾病认识的提升、医疗手段的进步（如抗生素的发现）、普及居民卫生习惯（如饮用清洁水、发明肥皂等）、了解应对传染病的重要手段——隔离，可以大幅降低鼠疫等传染病大规模暴发的概率。

（二）1918年H1N1流感大流行

1. 疫情的起因与发展

1918年H1N1大流感也许是我们所了解的史上最致命的一次流感了。此次流感传染的威力巨大，在全球范围内感染了约5亿人（约等于当时三分之一的世界人口），并至少造成了5 000万患者死亡。以当时的医学发展程度，此次的流感病毒是缺乏有效手段来预防或者治愈的。虽然当时的人们已经了解了一些有效的社会隔离手段，如戴口罩、关闭公共场所如学校、企业、娱乐场所等，但这依然无法避免大量人口死亡和随之而来因疾病恐惧造成的民间经济活动萎靡、萧条。

1918年H1N1大流感也被称为"西班牙流感"，但西班牙并非病毒源头所在地。事实上关于病毒的源头并没有确切的结论，虽然有研究指向法国、中国、英国或美国，但科学家仍然不能确定西班牙流感的准确起源。最早记录的病例之一是在美国的军营中。该军营有54 000名士兵，高人员密度导致流感快速扩散。一个月内有1 100名士兵住院治疗，其中38人因肺炎死亡。时值一战期间，美国派遣到欧洲军队总人数达数百万人，导致流感迅速在欧洲各国扩散。参战国家为了保持军人士气高涨，新闻媒体对此次疫情遮遮掩掩，而身为中立国的西班牙在1918年5月首次报道了此次疫情，成为当时唯一报道流感的新闻来源，加之西班牙当时感染人数颇多，达到800万人，就连西班牙国王阿方索十三世也未能幸免，患上严重流感，因此许多人误以为这次流感起源于西班牙。事实上当时西班牙国内普遍将这次流感称为"法国流感"，因为他们觉得病毒是从法国传播过来的。

1918年4—5月，流感迅速在英国、法国、西班牙和意大利传播开来，军队中尤为严重，据记载，法国、德国都有至少50%的士兵被病毒感染。所幸当时感染的患者症状大多比较温和，基本为发烧、乏力等类似普通流感的症状，一般持续三天左右，死亡率与一般的季节性流感基本相同。也正因如此，此次疫情并没有被充分重视，而是被当作了普通季节性流感来对待和治疗。

到了这一年夏天，人们终于看到新闻报道中的新发病例数开始变少，加之一般经验上冬季流感会在夏季消失的规律，人们开始乐观起来，期待着盛夏到来时病毒彻底消失。然而，这些好转的表象只是下一场噩梦来临的前奏。此次流感病毒开始出现变异，并且传播得更加迅猛，感染了变异病毒的患者最快在出现症状后的24h内死亡。1918年8月下旬，随着载有感染了新型流感的士兵的军舰从英国普利茅斯（Plymouth）驶向法国的布雷斯特、美国的波士顿和西非的弗里敦等城市，"西班牙流感"的第二波全球大流行开始了。患者的皮肤呈现蓝青色，并且肺部充斥着液体，通常他们会在出现症状的几小时到几天之内窒息身亡。

2. 疫情期间的应对措施与效果

首先，战争期间的物质条件和医疗条件有限，客观局势导致政府的宏观调控能力远不如和平时期。在战争期间隔离几乎是不现实的：士兵们整日整夜待在一起，极容易引发大规模传染，而军队出征又会将病毒迅速带到其他国家；国家不愿出台隔离政策，因为需要工厂加班加点地制造战备物资和武器；为了确保士兵不因瘟疫影响士气，也不太可能披露疫情的真实情况；一战爆发后，许多地区出现集会、游行为军队和国库募捐，人员流动增加了交叉感染；大量医护人员随着军队出征，造成本国医疗资源的严重短缺（以费城的宾夕法尼亚医院为例，有四分之三的内科和外科医生因为战争被派往海外），更难以招架传染病的迅速蔓延。种种因素都造成了第二波大流行的快速扩散，感染和死亡人数飞速上升。

其次，当时的医学研究和硬件水平根本不具备应对病毒的能力。一般流感病毒直径在100nm左右，而当时最先进的光学显微镜也观察不到这么小的微粒，必须使用电子显微镜，而电子显微镜直到20世纪30年代才被发明出来。此外，当时的人们对此次流感造成青壮年快速死亡的原因——细胞因子风暴的原理一无所知，即使是顶级的医生、科学家都坚信流感是细菌所造成的，企业花费数百万美元投资大量的研发团队来研发"流感嗜血杆菌"的治疗方法，但在错误的研究方向上，再多投资也无法研究出有效的治疗手段。直到1997年，美国科学家杰弗里·陶贝格尔从1918年死亡战士病理标本的肺部发现了这种流感病毒，他和同事通过当时先进的遗传学技术，基本确定西班牙流感病毒为H1N1型流感病毒，并发表在《科学》杂志上。

人们由于缺乏对疾病原理的理解和有效的治疗手段而开始"病急乱投医"。疫情期间，许多医生给病人使用阿司匹林这类通常用于减轻流感症状的药物，当时的美国医学专家建议流感患者每天服用30克阿司匹林，远超过一般限定的安全剂量。巧合的是，曾为拜耳公司带来巨额利润的阿司匹林，其专利刚好于1917年到期，也就是说在疫情期间其他公司也可以用低廉的成本来做阿司匹林的仿制药获取利益，这进一步造成了阿司匹林的处方滥用。阿司匹林中毒的症状包括过度换气、肺水肿或肺液积聚，和当时一部分患者的症状十分相似，因此现在也有人认为第二波流感暴发期间相当一部分死亡病例实际是由阿司匹林使用过量中毒而导致的。

3. 疫情的尾声与其社会经济影响

致命的第二波流感疫情的传播于1918年底逐渐削弱，却又在1919年初出现了第三波暴发。此次疫情首先在澳大利亚蔓延，之后波及欧洲和美国，直到1919年夏天才告一段落。第三波流感的死亡率与第二波变异株类似，但得益于一战的结束，这一波流感传播速度相对第二波较低，却依然造成全球数百万人死亡。

由于这次疫情发生在一战期间，对一战战局影响巨大，乃至一定程度上影响了战后的世界政治格局。从1918年春季开始，德国军队同时面对对手和疫情，死伤惨重，战争进入胶着状态，变成旷日持久的消耗战，对于资源有限的德国十分不利，而英国、法国、美国的总攻又给了德军致命打击。最后，在1918年11月11日，德国宣布投降，第一次世界大战结束。1919年1月，巴黎和会召开，美国希望在此次谈判中起到主导作用，总统威尔逊更希望借此机会提高美国的世界地位，并提出了十四点和平原则（Fourteen Points）。然而威尔逊不幸也感染了流感，此后，他似乎变得缺乏判断力，影响了巴黎合会的谈判预期进程，进而导致最终达成的协议严重剥削德国利益，许多历史学家认为这一定程度上催化了20年后德国更强的反击。如果没有这一次疫情，也许第二次世界大战会延迟爆发甚至不会爆发。

此外，这次疫情导致美国和欧洲国家丧失了大量的劳动力。根据美国CDC估计，西班牙流感的致死率可能在2.5%，是普通流感致死率的25倍。通常来说，幼儿和老年人患流感后死亡率高，健康成年人对流感的免疫力和恢复能力强，死亡率低。但此次流感的可怕之处在于它对20～40岁的青壮年具有相当高的杀伤力，按年龄统计的死亡率呈现W形曲线。加上在一战的背景下医疗资源严重不足，政府无法进行有力的防治和隔离，普通民众无法得到有效的预防和救治，加剧了病情恶化。而在军队中，人员密集、频繁流动、舟车劳顿也加剧了军营中因流感造成的青壮年死亡。据统计，仅1918年一年间美国的平均预期寿命下降了12岁，从51岁下降到39岁。青壮年大量死亡导致此后劳动力在很长一段时间内都处于匮乏状态。

由于当时缺乏经济数据，此次大流感对于各国经济的打击很难进行经济学量化分析和研究，有学者推测此次流感使43个被感染国家GDP下降6%。但是我们可以以疫情当年美国的商业活动和市场指数来体会大流感对经济的影响。首先，通过当年的一些新闻报道我们可以感受到商业活动和基础设施受到迅速而巨大的冲击：部分商人在新闻采访中称他们的生意锐减40%～70%，许多私人企业的业务在疫情的影响下处于停滞状态；大量工人生病无法上岗，工厂难以运营，损失惨重；铁路系统的工作人员因病无法到岗导致停运；战时医护人员大量出征，留守医生加班加点也无法救治源源不断的病人。然而，这次疫情对于股市的影响却比较短暂，以美国为例，当时刚刚经历了1917年股市暴跌，道琼斯工业平均指数下降了21.7%，而该指数在1918年恢复了10.9%，1919年提高了30.5%。这是因为虽然普通民众的生活生产都遭到了疫情的巨大冲击，和战争相关的工业生产却得以在几个月后迅速恢复。当时美国政府给工厂、煤矿、造船厂施加了颇大的生产压力，用于满足战争物资的需求。据统计，战争期间美国的政府支出占GDP的38%。即使有许多工人生病，企业主也会迫使健康的工人工作更长时间来满足大量的政府订单，工业的高产出使得美国在此次流感中经济遭受到的打击较小。

此外，疫情对人们的人生观和财富观念也产生了巨大影响。残酷的战争结束后，大量人口失踪、死亡，人们普遍意志消沉。而瘟疫造成的死亡比战争还要多，即使是从流感中幸存的病患，有些也开始出现心脏病和脑膜炎等后遗症。亲人离世的痛苦被广泛地记录在当时的文学作品中。经历了战争的无情，疾病和死亡的暴虐，人们的信仰陷入了虚无。与此同时在20世纪20年代，美国成为世界第一大经济体，制造业、基建、地产业蓬勃发展，银行与金融业也空前发达，经历过此前的困难时期，企业、投资人更加投机和短视，极力追求财富，终于在1929年的10月24日股市崩盘，华尔街的黑色星期四降临了。此后，世界范围内的经济大萧条持续了十年。员工工资锐减，失业率飙高，数千家银行倒闭，农产品价格下跌，许多农民失去了他们的家园和土地。

当然，这次疫情对医学发展也有着积极的促进作用，各国政府更加关注医学研究和流行病学研究，人们研发疫苗预防流感，研发抗病毒药物治疗流感病症、研发抗生素治疗继发细菌感染（如肺炎），并且开始有意识地加强国际间的卫生交流。人们已明白抗争流行病需要各国协同合作，否则流行病的暴发只会一波未平，一波又起，造成严重伤亡。第一次世界大战结束后，1920年在瑞士日内瓦成立了以维护世界和平为主要任务的跨政府组织国际联盟（League of Nations），同时设立了国际联盟卫生组织（Health Organization of the League of Nations）。二战后，联合国合并了各类卫生组织，1948年4月7日，世界卫生组织宣告成立，总部设在瑞士日内瓦。1952年，世界卫生组织开始运行全球流感疫情监控反馈系统（Global Influenza Surveillance and Response System，GISRS），检测和追踪流感疫情，对新型流感病毒或呼吸道病原体的出现进行警告。

（三）2003年非典型性肺炎

1. 疫情的起因与发展

2003年，"非典"（非典型性肺炎，泛指所有由某种未知的病原体引起的肺炎）疫情席卷了我国，感染人群发高烧，有时有发冷和头痛、身体疼痛等其他症状，2~7天后可能会出现干咳，并伴有或进展为血氧水平低（缺氧）的状况；在10%~20%的病例中，患者需要使用呼吸机；大多数患者发生肺炎。

"非典"在2002年11月首次出现在中国南方。2月，疫情在广东省暴发，由于不了解病情，民间对于这一不明疾病出现恐慌。随后疫情的威力影响到全国，并于2003年3月被公认为全球性威胁。

2. 治疗手段与应对措施

2002年11月首例病例出现后，由于该病不属于《中华人民共和国传染病防治法》规定的35种传染病，因此没有在最佳时间内上报。2003年2月到3月间，越来越多的省（区、市）乃至海外都陆续出现类似病例，并被相关媒体报道，这次疫情发展为一场全球性的流行病。3月15日，世界卫生组织将此次疫情引发的病症命名为"严重急性呼吸系统综合征"（Severe Acute Respiratory Syndrome Coronavirus，SARS）。一个月后，世界卫生组织正式宣布此次疫情的致病原为一种新型冠状病毒（SARS-CoV）。

疫情在暴发初期尚未引起重视，许多大型集会、旅游均未得到有效禁止。2月时值春节假期，随着春节期间流动的人潮，病毒向全国各地传播、蔓延。3月，北京报道了第一例输入性SARS病例。4月，科研机构完成对冠状病毒的全基因组序列测定，同时专门收治"非典"患者的小汤山医院开始夜以继日地建设，最终于4月底完工。此后，多项隔离政策发布，包括暂停"五一"劳动节假期、对北京多所高校停课并实施封闭式管理、北京市的中小学全面停课等。

3. 尾声与社会经济影响

随着隔离防治工作的进行，我国"非典"疫情得到了有效控制。2003年5月29日，北京新增病例首现零记录。随后，世界卫生组织先后将新加坡、中国香港、中国大陆、中国台湾等地区从疫区中除名。此后，在各国已经相继宣告在一定时间内无新病例出现的情况下，世界卫生组织宣布：SARS全球疫情已经结束。

SARS疫情过后，我国对疾病防控体系的健全得到进一步关注，公共卫生领域的投资、建设也得到了大力加强，在疾病研究方面则增加了全国P3实验室①的数量。而疫情结束后一年发生的实验室病毒泄漏事件，又为我国在生物安全体系的标准和监管方面敲响了警钟。2003年下半年，新加坡和中国台湾出现的实验室病毒泄漏事故引起了我国卫生部门的警惕，紧急通知各地加强病毒实验室生物安全管理，同时科技部和原卫生部对全国P3实验室进行了安全督查。

然而，这并不代表疫情对我们生活影响的终止。首先，SARS治疗手段带来的副作用将长久伴随很多患者。使用糖皮质激素进行冲击治疗是对付SARS病毒的主要手段。糖皮质激素是一种免疫抑制剂，可以抑制异常的免疫病理反应，缓解炎症反应，从而减轻肺的渗出、损伤，防止或减轻后期的肺纤维化。但此种疗法也有很大的副作用，因为人体的免疫应答本身是用来对抗病毒的，当糖皮质激素将免疫应答控制住之后，病毒的复制又会反弹，因此治疗过程中存在着不确定性和反复性，对患者身体伤害较大。此外，外源使用激素会对人的身体机能产生长期的副作用，部分患者（当中有很多还是当年参加疫情救治不幸感染的医护人员）出现股骨头坏死，至今仍为后遗症所拖累，每隔7~8年即需要更换人工关节，造成严重的经济负担。许多幸存者和逝者家属在疫情之后长久承受着极大的精神压力，心理问题一直伴随着这些受"非典"直接或间接创伤的人。

其次，SARS对许多国家和经济体影响巨大，这种影响不仅体现在患者患病所导致的直接医疗费用，还包括了对人的行为的影响，这种影响可能更深远。据估算，SARS疫情对全世界经济造成的损失接近400亿美元。在"非典"发生前，我国的经济形势处于快速发展阶段，2002年各季度GDP增长率高达7%~10%，2003年第一季度我国GDP增长了9.9%，工业增加值同比增加6.3个百分点。对外招商引资初见成效，进出口贸易比例提升。而"非典"的到来却对飞速发展的势头造成巨大冲击，这种打击是多个维度的。

第一，旅行管制导致商业活动停止。2003年4月6日，WHO将北京列为疫区；4月15日，加拿大多伦多、越南河内、新加坡、中国台湾，以及疫情始发中国广东及香港等地，均被列为疫区。通常来说，其他国家对来自疫区的人员应采取必要的控制措施，在疫区举办的国际会议、体育赛事和演出活动等也将

---

① P3实验室指生物安全防护三级（BSL-3）实验室。

被取消、推迟。世界卫生组织发布疫区旅行警告，多国提示其公民应取消或延迟到中国大陆及香港的活动和旅行计划。我国进出口贸易和国际投资在短期内陷入停滞状态。

第二，抑制了我国国内的消费需求。对疫情的恐慌和控制造成了社会隔离，一方面人们倾向于待在家里、避免不必要的出门消费，依赖面对面接触的服务业和零售业最先受到打击；随着节假日取消、停课、旅行限制等政策出台，旅游、交通运输、餐饮、酒店业务量进一步锐减，收入和现金流都面临极大挑战；另一方面，对疾病的恐惧加大了人们的不安全感，人们不确定疫情什么时候会结束，不知道疫情对经济的影响最终会有多恶劣，产生了更高的储蓄需求以备不时之需，进一步削弱了居民消费总量。

第三，由于对疫情的恐惧，部分国家担心我国出口产品存在检疫消毒问题，减少了对我国商品的进口。我国的外贸业务受到较大影响。部分业务依赖外贸的民企经历了订单被取消、新业务被搁置的情况，面临巨大的运营压力。

第四，就业率降低。疫情对劳动密集型行业的第三产业冲击最大，因此失业问题更严重。农民工、下岗工人更难就业，"非典"期间有800万农民工返乡，全国1 500万下岗失业人员就业更为困难。大学毕业生因企业开工和招聘延期面临毕业即失业的问题。

幸运的是，由于中国当时正处于经济上升期，疫情又属于短期外部冲击，虽然造成了大量商业活动的暂时搁置，长期的经济上行趋势还是一定程度上弥补了部分行业的不景气。2003年，即使服务业和外贸大受打击，制造业和农业这两大支柱产业（分别占我国GDP总量的52%和14%）受影响较小，因此2003年中国经济上升的基本面没有改变，仍然保持了10%的高增长。然而，此次疫情对于正处于经济恢复阶段的中国香港打击相当严重。自1997年亚洲金融危机爆发以来，香港经济一直面临不利的外部环境，金融市场流动性尚未从危机中恢复，地产供给升高的同时也面临需求的断崖式下跌——实际借债成本因通货紧缩而升高，家庭无力偿还房地产泡沫破灭后的高额贷款，整体消费紧缩，失业率飙高（2002年底超过7%）。2002年底，香港经济终于有一些起色，实际GDP在2002年三季度和四季度出现了3%~5%的增长，却在此时遭遇"非典"暴发，内需再度下滑。此外，香港外来人口流动较多的地区疫情蔓延更快、感染人数更多。香港每年接待外地访客人次超过本地居民的两倍，疫情期间的旅游限制直接影响了本地经济，WHO颁布了旅游警告，严重打击了香港的旅游业和经济活动，2003年4月访问香港的人数相较三月锐减63%。因此在疫情和疫情造成的经济活动下滑的双重压力下，香港面临的问题远远棘手于人口流动较少、人口密度较小的城市。据统计，SARS使香港2003年GDP下滑约2.6%。

最后，和其他历史疫情一样，"非典"也为我们的经济带来了新的刺激和增长动力。虽然旅游、餐饮、交通行业遭到巨大打击，但传媒、电信、网络、电商、医疗等行业出现了新的机遇。电商交易量明显加大，仅仅"五一"假期期间，卓越网的销售量即比平时增长了25%。"非典"期间，许多学校和培训机构利用互联网和通信软件开展远程教育，许多公司第一次尝试让员工居家办公，充分利用通信软件的作用。人们改变了获取新闻的习惯，新浪、搜狐等网站浏览量上升。电脑、手机的销量也有大幅增长。药品、医疗器械、消毒洗涤用品热销。而在此次疫情中暴露的我国医疗资源有限、保健事业落后的问题，也为后期我国医疗卫生体制改革埋下伏笔。

2002年11月—2003年7月，我国感染SARS情况见表2-1。

表2-1　2002年11月1日至2003年7月31日，我国感染SARS情况

地区	女性	男性	总病例	年龄中位数	病死人数	病死率	第一例疑似病例	最后一例疑似病例
中国大陆	2 674	2 607	5 327	无信息	349	7	11/16/2002	6/3/2003
中国香港	977	778	1 755	40（0～100）	299	17	2/15/2003	5/31/2003
中国澳门	0	1	1	28	0	0	5/5/2003	5/5/2003
中国台湾	218	128	346	42（0～93）	37	11	2/25/2003	6/15/2003
病例总数			7 429		685	9.4		

注：本表根据WHO2004年4月公布数据整理。由于时间节点及统计口径不同可能与其他渠道数据有所差异。

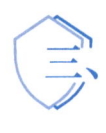

三、从传染性疾病的流行规律浅析新冠肺炎疫情对我国经济社会的影响

疫情给人类社会造成的经济损失是巨大的，了解决定流行病传播暴发速率的关键因素和常用的对策、手段极为重要。我们以最近一次暴发的新冠肺炎为例进行分析。

（一）降低传染速率对传染病防治具有重要意义

流行性疾病的传播过程主要由一个称为基本传染数（或基本再生数，Basic Reproductive Rate）的变量决定。在流行病学上，基本传染数是指在没有外力介入，同时人群中所有人都没有免疫力的情况下，每个病例所能传染的新病例的平均数。基本传染数通常被写成为R_0。R_0的数字越大，代表病毒携带者可以传染的人数越多，相对来说想要控制传染就越难（见表2-2）。

表2-2 不同R_0值所代表的不同传播态势

分类	解释
$R_0<1$	新病例数量递减，传染病将会逐渐消失，传播曲线呈现出逐步下降的趋势
$R_0=1$	一位病毒携带者传染一个新增病例，同时间患病人数基本趋于稳定，这样的传染病会变成地方性流行病
$R_0>1$	传染病会以指数速率传播。假设$R_0=2$，则携带者可以传染两人，新增传染的两人可以传染四个人，以此类推。新感染的人数迅速攀升至高峰，成为流行病（epidemic）。 一般来说，同样的传染速率并不会永远持续，因为可能被感染的人口会慢慢减少：部分人口可能死于该传染病，部分人口则可能病愈后产生免疫力

目前新冠肺炎的基本传染数尚没有定论，根据2020年4月发布在《新发传染病杂志》（Emerging Infectious Diseases Journal）的一篇研究显示，新冠肺炎（COVDI-19）R_0的中位数在5.7，而疫情刚刚发生时学者估算R_0在2.2~2.7，前者是后者的两倍还要高，这也解释了为何此次疫情传播如此之快。可以说，对R_0的低估使许多国家对这次疫情的蔓延措手不及。

实际情况中，面对流行病我们不会任其自然发展，而是会采取不同的措施应对，我们一般会使用实际传染数R来表示实际情况中每个病例可以传染的新病例数。随着传染病在世界范围内的传播，无论是一个城市、国家还是全球，公共卫生政策的目标都是降低实际传染数R。当无外力干涉疾病传播时，基本传染数高的传染病可以快速感染大量人口，如图2-2左侧曲线；如果我们采取隔离或免疫措施，那么实际传染数将如图2-2右侧曲线，传播速率变得平缓。同样的时间内，疾病的传播速率降低有助于降低总感染人数。退一步讲，假设疾病传播的时间不定，总感染人数不变，通过放缓整个传染周期依然有利于防止因疫情传播过快而使患者大量涌向医疗卫生机构的情况。这样一是可以避免医疗服务资源紧张、医疗系统瘫痪，无法及时和充分处理病患，或者医疗资源短缺、医护人员相继感染的情况；二是当整个对抗疫情的战线被拉长，实际上也为医学研究工作者争取了更多时间来研究疾病特性与应对方案，为医疗系统争取更多的时间来改善治疗手段，也可以为开发新药和疫苗提供足够的研究周期。

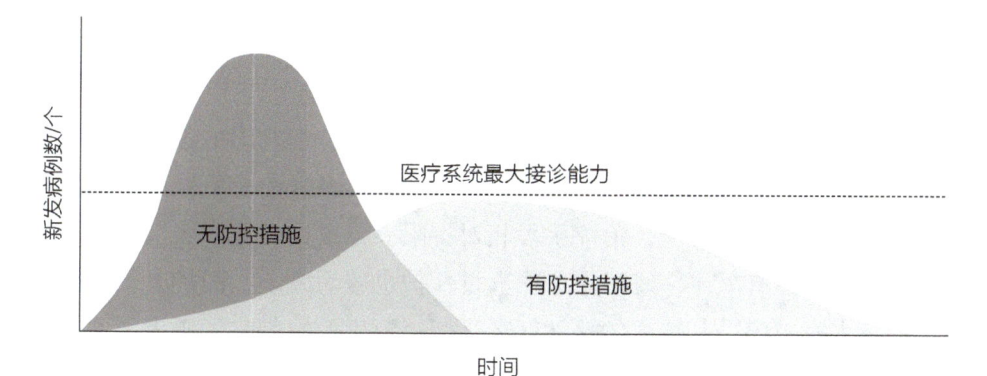

图2-2 疫情传播曲线

资料来源：美国CDC。

（二）对致死率的正确认知有助于我们正视传染病的威力

新冠病毒的患病率和致死率与患者自身的年龄、健康状况紧密相关。目前，新冠病毒的实际致死率尚未可知，因为此类研究需要在已知死亡率的人群中进行测试，并针对相关病原体测试大量随机样本。不过我们可以通过了解病毒的致死率、报道死亡数字可能存在的统计性偏差，来更好地理解传染病的真实杀伤力，减少不必要的恐慌。通常，报道的死亡率会有一定偏差：一部分偏差来源于从感染到死亡之间的时间差，这意味着有部分会在未来几周内死亡的感染病患无法进入统计，相对于总感染人数的基数，这会造成死亡率偏低的误差。另一部分偏差则来源于疫情暴发早期，通常从疫情初次发生到第一例确诊、公众对疫情有所了解时，很多早期感染者已经病重，而此时由于信息的延迟，感染人数的确诊也会延迟，那么由于危重病人死亡率偏高，确认病例数远少于实际新发病例数，则会造成统计死亡率偏高的误差。

截至2020年2月11日，医学人员对40 000多名中国患者的病毒检测结果进行了分析，发现当时约有80%的患者症状较轻，有14%的患者症状严重到需要医院护理和吸氧的程度，而5%的患者危急，需要重症监护，通常包括呼吸机械辅助。根据该数据，武汉所在的湖北省的死亡率为2.9%，湖北以外地区为0.4%。对死亡率统计偏差的认知可以让我们推算出地区间死亡率的巨大差异来自疫情发现时间延迟、病患确诊时重症较多造成死亡率偏高，以及整体患病人数造成医疗系统局部瘫痪无法充分治疗造成治愈率偏低；同时，由于湖北为首发地，其他省市已有预警，确诊的轻度患者比例会更高，因此死亡率会相对较低。

我们必须清楚一点：死亡率并非病毒的固有属性，实际死亡率取决于感染人自身情况和其受到的治疗情况。贫穷国家面对传染病会有更高风险，因为其公共卫生系统比较薄弱，治疗手段相对有限，导致更多重症病人和更高死亡率。由于资源有限，一线医疗工作人员保护也较为匮乏，医护人员更容易在照料病人时被感染，这样的恶性循环又会给卫生系统带来更大压力。这也是为什么我们常说在面对传染病的流行问题时，从业人员应将力量集中在更多地探讨如何提高卫生系统抵御能力。这在本书的后续章节也会有专门的讨论。

（三）新冠肺炎疫情对社会经济的影响

我们花了很大的篇幅来讨论流行疾病的传染率、死亡率的一般知识，这是因为每一种传染病都有其传染和致病特性，这直接决定了传染病的暴发情况和对人类生活和经济活动的影响。首先，感染和死亡率越高，劳动力市场受到的冲击越大。感染和直接死亡会造成劳动力减少，而劳动力的减少对于经济活动的直接影响可能是极为巨大的，不仅会造成经济发展迟滞，劳动力市场失衡和供需格局的改变可能会造成更深的对立和矛盾（比如黑死病暴发后发生在英国的农民起义）。其次，死亡率带来的恐慌效果将会给服务业带来巨大打击。服务业通常意味着面对面接触，感染率高，由于消费者对传染病的恐惧，他们将会极力避免消费服务，这也是我国2003年经历"非典"疫情后，第三产业恢复迟于一二产业的原因。

近年来，我国经济增长进入下行区间，同时面临体制性因素、结构性因素和周期性因素的影响。2019年我国GDP增速降低到近30年来的低点6.1%，经济的内生增长动力同经济高速增长的2003年不可同日而语，此次疫情的打击无疑会进一步影响我国的经济发展。其次，我国的经济结构相比2003年也有颇多变化，服务业占全国生产总值的比重日益增加，第三产业贡献率从2003年的39%上升到2019年的59%，并且目前我国的宏观经济主要依靠消费需求带动，可以预测2020年在新冠肺炎疫情催化下，经济活动所受影响较"非典"时期将更大。此外，新冠病毒传染率远高于SARS，首发病例出现后迅速在我国许多城市蔓延，感染病例快速攀升，为了控制疫情，隔离和旅行限制的力度更大，对旅游、交通运输、酒店行业影响巨大。因此，国家在疫情发生后，十分严格管控疾病、执行隔离政策的同时，也在根据各省市疫情新发病例数调整应急响应级别，企业可以据此通过错峰出行、弹性办公、轮班制等方式开展有序复工复产，降低疫情再次暴发风险。

为了降低疾病对我国社会经济的影响，从政策制定和执行方面我国在控制感染率和死亡率方面采取了多项举措。我们前面已经讨论过，更好的医疗服务覆盖、公共卫生干预措施可以降低总感染人数，拉平传播曲线。在新冠病毒疫情暴发时，我国对于疾病控制做出的巨大努力显著降低了有效传染率R。通过对传染人数分析，我们可以看到在湖北以外，抢先实行旅行限制和大型聚会禁令的城市疾病传染曲线较为平坦。在所有调控手段中，关闭公共交通是最有效的控制疾病传播的方式，直接大幅度降低了病毒的流动和传播。要知道在当前交通运输空前发达的时代，疾病可以以十分可怕的速度传播到世界任意一个角落。同时，在严格进行人员流动管控期间，政府有机会对医疗卫生机构进行补充装备、防具和积极研究治疗方法及检测手段，为最终战胜疫情争取了时间。我国五阶段严控措施见表2-3。

表2-3 2019年12月至今，我国抗击新冠肺炎疫情的五阶段严控措施

阶段	防控目的	防控措施
第一阶段： （2019年12月27日—1月19日）	迅速应对突发疫情，全面展开疫情防控	启动响应并和多部门联防联控，向医疗机构发布救治工作紧急通知，提示公众做好防护。 卫健委派出工作组、专家组赶赴武汉，成立疫情应对处置领导小组。 疾控中心成功分离新型冠状病毒毒株，联合各部门专业机构研发检测试剂盒，武汉市组织对收治病例进行排查。 定期向世界卫生组织及时主动通报疫情信息，向世界卫生组织提交新型冠状病毒基因组序列信息，全球共享
第二阶段： （2020年1月20日—2月20日）	初步遏制疫情蔓延势头，降低流行强度缓疫削峰	全国集中资源和力量驰援湖北省和武汉市，各地启动重大突发公共卫生事件应急响应。 1月20日将新冠肺炎纳入乙类传染病和国境卫生检疫传染病，实行体温监测和健康上报制度，采取依法监测与交通场站检疫。 1月23日武汉实行严格限制交通的措施，交通运输部发出紧急通知，全国暂停进入武汉市道路水路客运班线发班。 1月24日开始，从各地和军队调集346支国家医疗队、4.26万名医务人员和965名公共卫生人员驰援湖北省和武汉市；2月3日，中央指导组从全国调集22支国家紧急医学救援队，在武汉市建设方舱医院。 强调集中患者、集中专家、集中资源、集中救治"四集中"原则，落实早发现、早报告、早隔离、早治疗"四早"措施，按照应收尽收、应治尽治、应检尽检、应隔尽隔"四应"要求，持续开展拉网排查、集中收治、清底排查。 延长春节假期、交通管制、控制运输等措施，各地大专院校、中小学、幼儿园推迟开学，减少人员流动，取消人群聚集性活动。 动态发布疫情和防控信息，加强公众风险沟通和健康宣教

续表

阶段	防控目的	防控措施
第三阶段： （2020年2月21日—3月17日）	控制疾病流行，遏制疫情上升势头，统筹疫情防控与经济社会发展	3月中旬每日新增病例控制在个位数以内，疫情防控取得阶段性重要成效。 各地因地制宜，陆续调低省级重大突发公共卫生事件响应级别，逐步取消通行限制。 全面加强出入境卫生检疫工作，对出入境人员严格健康核验、体温监测、医学巡查、流行病学调查、医学排查、采样监测，防止疫情跨境传播。 完善开学前准备工作，分类分批有序复工复产，全面恢复社会正常运行；强化"六稳"举措，加大政策调节力度。 使用人工智能、大数据等手段对密切接触人员重点排查，全面开展检测、药物、疫苗、疾病谱、溯源等应急科研攻关
第四阶段： （2020年3月18日—4月28日）	全国疫情防控阻击战取得重大战略成果	3月25日起，湖北省有序解除离鄂通道管控措施，撤除除武汉市以外地区所有通道（市际、省界通道）检疫站点。湖北省除武汉市以外地区逐步恢复正常生产生活秩序，离鄂人员凭湖北健康码"绿码"安全有序流动。 4月1日，中国海关在所有航空、水运、陆路口岸对全部入境人员实施核酸检测，加强重点地区、重点场所内防反弹工作。 4月26日，武汉市所有新冠肺炎住院病例清零，4月27日，中央指导组离鄂返京
第五阶段： （2020年4月29日至今）	疫情防控进入常态化	境外输入病例基本得到控制，疫情积极向好态势持续巩固，全国疫情防控进入常态化。 加大力度推进复工复产复学，坚定实施扩大内需战略，维护经济发展和社会稳定大局，确保完成决战决胜脱贫攻坚目标任务，全面建成小康社会

注：根据国务院新闻办公室2020年6月发布《抗击新冠肺炎疫情的中国行动》白皮书整理。

秉承"人民至上、生命至上"的抗疫理念，严格的隔离政策与防控措施、健康码的快速施行、卫生资源的调控与支持，使得中国较世界其他国家更早遏制了疫情蔓延、实现稳步复工复产。而对于在疫情中受到打击最大的中小企业，政府给予政策纾困，加大财税支持力度，降低小规模纳税人增值税征收率、推动减免企业房租；信贷方面，增加对小微企业的优惠贷款，对于受到疫情影响流动性出现困难的企业提供信贷支持。因此，中国更快地走出了疫情带来的经济困局。

得益于与全球疫情周期的不同步，中国复工复产早于世界产业链的重启，年初疫情暴发时对于中国生产供应链将被迫外迁的担忧并没有发生，中国不仅体现了在生产供应链上的优势，得以为世界各国提供物资和生活供给，还成为国际产业链上重要的价值环节，带动其他国家的经济增长恢复。2020年第二季度，中国GDP同比增速由负转正，达到3.2%，经济活动逐步正常化，工业生产加快、高技术制造业和装备制造业生产稳定增长。2020年第三季度，中国GDP同比增长4.9%，初步核算，前三季度国内生产总值达722 786亿元，按可比价格计算，同比增长0.7%。服务业实现稳定复苏，根据文化和旅游部信息，2020年国庆黄金周全国共接待游客6.37亿人次，同比恢复79%。消费零售业得到稳步增长。2020年12月国家统计局公布数据表明，中国失业率为5.2%，达到疫情前水平。根据经济合作与发展组织（OECD）发布最新报告，中国将很有可能成为2020年G20经济体中唯一实现经济正增长的国家。

同时，得益于我国新经济的发展与技术的变革，我国在这次应对疫情中也更为从容。电商和移动通信的普及，使得人们在隔离期间足不出户也可以满足几乎所有日常需求，减少了隔离对消费动力的抑制；互联网医疗、在线问诊的迅速发展为疏解医疗机构压力和避免交叉感染作出巨大贡献。而疫情的暴发反过来给线上经济带来更多发展契机：电商迎来更多新用户，远程办公、企业管理软件与远程会议被更多企业用户采用，许多在线教育机构业务量受益于网课市场刚需而迅速增长。当人们适应了这些新的形式，即使在疫情之后这些服务提供商仍然可以获得众多留存客户，使得我国向产业升级和多元化发展更进一步。

但从国际情况来看，很少有国家能够像中国一样实行严格的控制。部分亚洲国家例如韩国，由于政府经历了MERS的经验教训，迅速下令停止公共集会，关闭学校、机场和军事基地。日本倡导公司错峰上班和远程工作，减少交通导致的人群密集感染。但我们也看到在国际上很多国家的管制政策出台较慢，或者居民依从率低，这和政策方式、文化等因素相关，政策制定者也要注意公共沟通，因为缺乏沟通的强制政策可能会造成人群恐慌，甚至民间敌对情绪。因此，疫情期间，合理的公共沟通和适时的政策尤为重要。

（四）公共卫生革命

在这次新冠肺炎疫情的抗击行动中，可以明显看到此次我国公共卫生系统面对突发事件时的反应与措施相比SARS时期更为快速、完备，也亲身体会到疫情对于一个国家经济社会活动、居民的生活状态有多么巨大的影响。比较目前世界各国的抗疫情况，我国是做得最好的国家之一。从发现疫情、确定疾病源到预警到全面贯彻公共卫生与生物安全措施政策需要一个过程。为了加快前期的过程，更好地发现、预警疫情，公共卫生机构第一时间介入，可以避免疫情初期的大量感染、扩散。这需要整个卫生体系的健全与卫生工作者和管理体系的努力。著名的公共卫生专家Lester Breslow在美国医学会杂志（JAMA）刊文提出了第三次公共卫生革命的概念：

1. 第一次卫生革命以防治传染病、寄生虫病和地方病为主要目标，采取抗生素、免疫接种、消毒、杀虫、灭鼠等社会卫生措施，使传染病发病率和死亡率大幅度下降。

2. 第二次卫生革命以慢性非传染性疾病为主攻目标，通过发展早期诊断技术、提高治疗效果、加强疾病和健康危险因素监测、改变不良的行为生活方式、合理营养和体育锻炼等措施，努力降低慢性非传染性疾病的发病率和死亡率。

3. 第三次卫生革命以提高生命质量，促进全人类健康长寿和实现人人健康为奋斗目标，通过进一步树立健康新观念和大卫生观念、加强健康促进和健康教育、坚持可持续发展策略、保护环境、发展自我保健、家庭保健及社区保健等综合性措施，有可能实现上述目标。

从历史的角度看，第一次卫生革命的基本目标是加强卫生工作，降低急、慢性传染病，随后的第二次卫生革命是通过加强慢性病治疗措施提高平均寿命，最终通过进一步加强卫生健康资源的提供与应用，提高人类生命质量。应对突发公共卫生事件如疫情的暴发，正是卫生革命的重要基础。而第三次卫生革命中，人类已意识到传染病的复杂性，在第一次卫生革命中人们关注的卫应急措施的基础之上，只有健全公共卫生体系才是应对各类疾病、延长人类寿命并提高生命质量的重中之重。正如前文所述的多次历史疫情事件，无论是鼠疫、甲流，当生态环境变得利于这些病菌或病毒生存，或者某一个长期平衡被打破（如捕猎野生动物、环境变化等）时，人类在灾难突如其来时往往是十分脆弱的。疫情不仅直接威胁着人类的生命安全，其对经济、社会的影响更深深地被放大和传导到每一个人的生活中，甚至可以改变许多人在相当长一段时间的生存状态。比起消灭这些传染病，更现实也更有前瞻意义的工作则是全人类整体的医学研究发展和医疗卫生体系建设，生物安全措施为人类和潜在生物危害之间形成的隔离与缓冲，更重要的是人类对于生物危害与卫生风险的认知提升与实践。

在这方面，我国在"非典"之后做了许多积极的尝试，公共卫生体系建设明显提速，并加大了对公共卫生体系建设的财政投入。在应对新冠肺炎疫情的过程中，无论是医疗卫生体系的响应速度还是政策力度相比2003年都显著提升。与此同时，我们也应该看到我国基层卫生医疗机构在疾病防控中尚有不足，机构间应急处置能力和协调性不足，对公共卫生事件的响应和决策体系还需进一步提升。

从公共卫生投入的角度来看，不仅要通过加大公共卫生投入提升国民整体健康水平、增加疾病管控和治疗能力，更要注重提升卫生投入的有效性来减低卫生费用增加所带来的国民经济负担。通过研究卫生投入的合理分配与效益，在制定卫生政策、规划卫生投入时有关部门也可以有的放矢，依据国情进行有效应对，通过资源配置将有限的卫生资源分配到最需要的"刀口"上。总而言之，对国民健康状况的深入研究，有计划地投入卫生系统建设、提高居民疾病认识水平和鼓励相关产业发展是提升卫生投入有效性的重中之重。

我们应该了解人类与疾病如何共处，更为广义地说，是与人类所处环境中的其他生物共处。人类社会今日的文明并非一蹴而就。此次疫情终会过去，但新的致命传染病还会再次出现。我们应当了解、铭记历史上每一次传染病危机，并承认它们曾经带来的灾难在未来也许会重演。一次次灾难并没有将人类打倒，灾难也给了人类进一步了解世界的机会。人类整体的健康水平并不仅仅取决于政策的制定与公共投入，还取决于我们每一个人的卫生与安全意识，只有从每一次危机中学习、进步，我们才能够更好地面对未来的挑战。

参考文献

[1] Aaron C Catlin, Cathy A Cowan. 美国1960—2013年卫生支出报告[EB/OL]. （2015-11-19）[2020-10-30]. https://www.cms.gov/Research-Statistics-Data-and-Systems/Statistics-Trends-and-Reports/NationalHealthExpendData/Downloads/HistoricalNHEPaper.pdf.

[2] 美国医疗保险和医疗补助服务中心. 美国卫生支出最新统计 [EB/OL]. （2020-3-24）[2020-10-30]. https://www.cms.gov/Research-Statistics-Data-and-Systems/Statistics-Trends-and-Reports/NationalHealthExpendData/NHE-Fact-Sheet.

[3] 李腾. 1347，死神降临：黑死病时代的欧洲 [EB/OL]. （2020-02-15）[2020-10-30]. https://www.thepaper.cn/newsDetail_forward_5944233.

[4] 世界卫生组织. 鼠疫—马达加斯加 [EB/OL]. （2017-11-27）[2020-10-30]. https://www.who.int/csr/don/27-november-2017-plague-madagascar/en/.

[5] 世界卫生组织. 1989—2003年人类鼠疫病例 [EB/OL]. （2004）[2020-10-30]. https://www.who.int/csr/disease/plague/impact/en/.

[6] 美国疾控中心. 1918年大流感记录 [EB/OL]. （2018-3-21）[2020-10-30]. https://www.cdc.gov/flu/pandemic-resources/1918-commemoration/1918-pandemic-history.htm.

[7] 何静文，廖明. 广东六市病情得到控制 全省学校将如期开学 [EB/OL]. （2003-02-12）[2020-10-30]. http://news.sohu.com/59/14/news206301459.shtml.

[8] Alan Siu, Y C Richard Wong. SARS对香港的经济影响 [R]. Asian Economic Papers Vol 3, 2004.

[9] Jong-Wha Lee, Warwick J, McKibbin. SARS全球经济影响估计[EB/OL]. （2004）[2020-10-30]. https://www.ncbi.nlm.nih.gov/books/NBK92473/.

[10] 何文龙，吴剑锋. 新型冠状病毒疫情下的企业生存与发展之道 [R]. 北京：对外经济贸易大学，2020.

[11] 国家统计局. 2020年一季度GDP同比下降6.8% [EB/OL]. （2020-04-17）[2020-10-30]. http://www.xinhuanet.com/fortune/2020-04-17/c_1125868971.htm.

[12] 国家统计局. 三季度GDP同比增长4.9% [EB/OL]. （2020-10-19）[2020-12-15]. http://www.xinhuanet.com/fortune/2020-10/19/c_1126628577.htm.

第三章

引起重大疫情的病原微生物

微生物引起的生物安全问题至关重要，有些疾病是由微生物的侵染造成的，如流感等传染病。除了人类，其他生物如动物和植物也同样会因微生物侵染而患病。

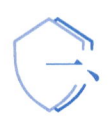

一、病原微生物的分类

我国根据能侵染并引起生物伤害的微生物即病原微生物的传染性以及感染后对个体或者群体的危害程度，将其分为四类。其中，第一类、第二类统称为高致病性病原微生物。

第一类：引起人畜严重疾病的微生物和在我国尚未发现或者已经宣布灭绝的微生物。

第二类：感染后在人或动物中引起传播能力较强并能在人畜之间传播的严重疾病的微生物。

第三类：可以引起人类或动物的疾病，但是一般情况下，对人、动物或环境构不成严重的危害，传播能力低。由实验室感染后较少引起严重的疾病，而且通过一些防护手段可以控制的微生物。

第四类：在正常情况下不会引起人畜疾病的微生物。

西方发达国家根据生物因子对个体和群体的危害程度，制定了四个等级的危害程度分级，并在世界通用。

Ⅰ级：低个体、低群体危害。包括细菌、真菌、病毒和寄生虫等生物因子，种类较多，但不会危害人畜健康。

Ⅱ级：中个体、有限群体危害。引起人或动物发病，但不会引起致命后果的病原体。实验操作正确、防护措施到位，则不会导致严重疾病，且治愈率高，传播能力弱。

Ⅲ级：高个体、低群体危害。引起人或动物发生致命性疾病，可以用抗生素抗寄生虫药治疗的病原体，可造成严重经济损失，但通常传播能力较弱。

Ⅳ级：高个体危害，高群体危害。人畜接触后会感染极其危险的疾病，治愈率低，传播能力极强。

可以发现，我国的分类逻辑与国际通用的分类逻辑是正好相反的，即我国的第一类危害程度对应国际的Ⅳ级。

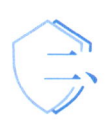

二、引起重大疫情的病原微生物

在人类的发展史上，很多病原微生物引起了重大疫情，给人类健康和人们的生产生活带来了极大的威胁和危害，下面介绍可引起重大疫情的病原微生物。

（一）冠状病毒

冠状病毒是具囊膜（Envelope）的单股正链RNA病毒，在自然界中存在广泛，它属于套式病毒目（Nidovirales）冠状病毒科（Coronaviridae）冠状病毒属（Coronavirus），仅侵染脊椎动物，如人、哺乳动物和禽类等，与许多疾病有关。

1. 2019新型冠状病毒（COVID-19）

2019年末至今，由该病毒引起的新冠肺炎已经席卷全球，但流行病学调查仍未找到该病的首发地，同时世界各国正在世界卫生组织的协调下防控此病毒的扩散和蔓延。2019新型冠状病毒（2019-nCoV，引发新型冠状病毒肺炎COVID-19）是目前已知第7种可以感染人类的冠状病毒。2020年2月，《自然》（Nature）杂志发表论文介绍了上海公共卫生临床中心和复旦大学张永振等人的最新研究成果，论文对2019-nCoV的基因组序列进行了详细分析。2020年4月8日，剑桥大学在期刊PNAS发表关于新冠病毒的文章《SARS-CoV-2基因组的系统进化网络分析》（Phylogenetic network analysis of SARS-CoV-2 genomes）。公布了来自德国和英国的研究团队汇总世界各地160个新冠病毒（SARS-CoV-2）基因组的系统进化分析成果。研究人员发现了3个主要SARS-CoV-2变体，并根据氨基酸变化不同将其命名为A、B和C型，其中A型为原始病毒类型，三类变体在全球的分布范围不同，差异极大。

呼吸道症状、发热、咳嗽等，是人感染冠状病毒后的常见症状，感染可导致肺炎、急性呼吸综合征、肾衰竭，甚至导致重症患者死亡。目前尚未发现针对该病毒的特效药，只能根据临床情况进行有效的辅助护理。

2. SARS冠状病毒（SARS-CoV）

SARS冠状病毒（Severe Acute Espiratory Syndrome Coronavirus，SARS-CoV）可造成重症急性呼吸综合征（Severe Acute Respiratory Syndrome）的急性呼吸道疾病。2002年末在我国广东地区发现一例确诊病人，此后该病扩散至全国和几十个国家、地区。15年后，中国武汉病毒所研究报告揭示，SARS冠状病毒起源于中华蝙蝠的冠状病毒重组，也说明蝙蝠就是该病毒的自然宿主。

人类感染SARS病毒潜伏期约为两天至两周不等，起病急、高热为首发症状，大多体温在38.5℃以上，少数怕冷，伴有头痛、肌肉酸痛、疲劳，有明显的呼吸道症状包括少痰或干咳，也可伴有血丝痰，重症病例发生呼吸衰竭、急性呼吸窘迫综合征（ARDS）、休克和多脏器功能衰竭甚至死亡，也有SARS病例并发脑炎的症状和体征。

3. MERS冠状病毒（MERS-CoV）

MERS冠状病毒（Middle East Respiratory Syndrome Coronavirus，MERS-CoV），中文全称为中东呼吸综合征冠状病毒，感染后可引发严重的呼吸道疾病，即中东呼吸综合征（Middle East Respiratory Syndrome，MERS），该病最早于2012年中在沙特发现，早期因与SARS临床症状相似而得名"类SARS病毒"，据世界卫生组织数据，大多数MERS病毒感染病例发生在沙特，欧洲也已确诊了数例

MERS病毒感染病例，但全部病例都与中东地区有关系。截至2015年6月初，MERS病毒在全球的累积感染人数已经达到1 157名，死亡人数达434名，感染后的致死率高达40%。至今，还没有针对MERS病毒的疫苗或者特效药物。最新的科学研究显示：骆驼可能是MERS病毒最主要来源，若人类不慎与染病骆驼直接接触，就可能被MERS病毒感染。

（二）艾滋病病毒

艾滋病病毒（Human Immunodeficiency Virus，HIV），感染后引发艾滋病，又称获得性免疫缺陷综合征（Acquired Immunodeficiency Syndrome，AIDS）。最早于1981年在美国发现，但却遭到里根保守政府的忽视。在美国CDC以及相关的医生与学者的持续努力下，依据流行病学数据报告了AIDS有一定的传染性。联合国艾滋病规划署在南非发布的2019年全球艾滋病报告显示，全球死于艾滋病的人数多达77万。

1．艾滋病病毒（HIV）的分型与来源

慢病毒感染通常表现为慢性病程，临床潜伏期长，累及中枢神经系统，HIV是可以感染人类免疫系统细胞的逆转录慢病毒（Lentivirus）。自2015年起，HIV已知M、N、O、P共4种病毒株，有报道证实M和N型来自喀麦隆黑猩猩，传播最广，而O和P型则相对罕见，其源头系喀麦隆西南部的大猩猩，迄今为止全球只有2例P型病例，O型有10万人，主要报道在中西非地区。

2．艾滋病病毒（HIV）的结构

HIV病毒毒粒直径约100nm，大致呈球形。病毒外膜是来自宿主细胞的类脂包膜，嵌有病毒位于膜表面的蛋白gp120与跨膜蛋白gp41，二者通过非共价作用结合。HIV目前分为两类：HIV-1型（HIV-1）和HIV-2型（HIV-2）。世界范围内AIDS的主要病原是HIV-1，而HIV-2只局限于非洲西部和中部的一些地区。

3．艾滋病的危害

艾滋病是一种危害极大的传染病。HIV能攻击人体免疫系统，把人体免疫

系统中最重要的CD4T淋巴细胞作为主要攻击目标,大量破坏该细胞,使人体丧失免疫功能。因此,人体易于感染各种疾病,并可发生恶性肿瘤,病死率较高。HIV在人体内的潜伏期平均为8~9年,其间患者可以没有任何症状地生活和工作多年。截至目前,人类在治疗艾滋病方面已取得惊人的成就。曾经致命的疾病如今已经被驯服,变成了慢性症状,下一步的目标就是寻找治愈的方法。

4. 艾滋病的传播方式及预防

艾滋病的传播途径包括性传播、静脉注射传播、血液和血制品传播及母婴传播4种传播方式。知悉了AIDS的传播方式之后,即能很大程度上对AIDS进行有效的防控,远离不洁性交、静脉注射或输血一定要去正规医院、远离毒品等,母婴传播的阻断则需要进行婚前检查及孕前检查等。

(三)埃博拉病毒

埃博拉病毒(Ebola Virus,EBOV)系单股反义病毒目(Mononegarirales)丝状病毒科(Filoviridae)埃博拉病毒属(Ebolavirus)。EBOV感染会引发埃博拉病毒病(Ebola Virus Disease,EVD),也称为埃博拉出血热,是导致人类和非人类灵长类动物发生急性感染的烈性传染病。感染者症状包括恶心、呕吐、腹泻、肤色改变、全身酸痛、体内出血、体外出血、发烧等。该病具有致死率高(可高达90%)、治愈率低的特点。致死原因主要为中风、心肌梗死、低血容量休克或多发性器官衰竭,且尚无美国食品和药物管理局(FDA)认可的特效治疗药物和预防的疫苗。

1. 埃博拉病毒(EBOV)的种类

EBOV目前确定的共有5个种,分别为扎伊尔种(Zaire Ebolavirus,EBOV)、苏丹种(Sudan Ebolavirus,SUDV)、塔依森林种(Tai Forest Ebolavirus,TAFV)、本迪布焦种(Bundibugyo Ebolavirus,BDBV)和莱斯顿种(Reston Ebolavirus,RESTV)。前三种亚型病毒感染均可导致人发病。非洲地区所报道的EVD大多数为BDBV、EBOV和SUDV亚型,而RESTV和TAFV仅在亚洲地区,如中国和菲律宾发现。引起2014年西非埃博拉疫情的病原体EBOV的感染性和致死率高达90%。

2. 埃博拉病毒（EBOV）的传播方式

EBOV系自然疫源性病原体，感染者或感染动物可作为EVD的传染源。有报道指出，EBOV的自然宿主为狐蝠科的果蝠（Fruit Bat），尤其是锤头果蝠、富氏前肩头果蝠和小领果蝠。

EBOV最主要的传播途径是接触传播，接触感染者或感染动物的血液、体液、分泌物、排泄物及其污染物都可能使接触者受到病毒感染。

3. 埃博拉病毒（EBOV）的预防措施

消毒是从根源上阻止EBOV传播的方法之一。常规的化学法即可杀死EBOV，乙醚、去氧胆酸钠、β-丙内酯、福尔马林、次氯酸钠等消毒剂均可将其杀死。物理法也可以有效杀灭EBOV，EBOV在常温下比较稳定，60℃以上的高温可以将它杀死。此外，^{60}Co照射、γ射线照射也可以灭活病毒。EBOV可在感染者血液样本和病死动物尸体中存活数周，应及时处理感染者或动物的分泌物和尸体，以防止病毒继续传播。

医护人员接触EVD患者时，要采取标准防护措施。而在实验室对EBOV进行相关实验时应该在BSL-4级实验室中操作，实验人员必须做好严格的个人防护。

（四）乙肝病毒

乙肝病毒（Hepatitis B Virus，HBV）属嗜肝DNA病毒科（Hepadnaviridae）的成员，全球慢性感染HBV的人数约2.5亿人。本病潜伏期为6周~6个月，一般为3个月。从肝炎病毒入侵到临床出现最初症状以前，这段时期称为潜伏期。潜伏期随病原体的种类、数量、毒力、人体免疫状态而长短不一。

慢性乙型病毒性肝炎（简称慢性乙肝）患者是指慢性乙肝病毒检测为阳性，病程超过半年或发病日期不明确而临床有慢性肝炎表现者。临床表现为乏力、畏食、恶心、腹胀、肝区疼痛等症状。肝大，质地为中等硬度，有轻压痛。病情重者可伴有慢性肝病面容、蜘蛛痣、肝掌、脾大，肝功能可异常或持续异常。根据临床表现分为轻度、中度和重度。而慢性乙肝病毒携带者是指乙肝病毒检测为阳性，无慢性肝炎症状，1年内连续随访3次以上血清ALT和AST均无异常，肝组织学检查正常者。乙肝病毒主要传播途径为血液传播、母婴传播等。乙肝疫苗是阻断乙肝垂直传播的措施，由于经济条件限制以及缺乏预防意识，乙肝疫苗的接种工作开展不够理想，使得对乙肝的预防难以贯彻，慢性病例越来越多。

该病的主要预防措施是对急性乙肝患者应进行隔离治疗，慢性乙肝患者和乙肝病毒携带者不得献血，现症感染者不能从事饮食业、幼托机构等工作。养成良好的个人卫生习惯，接触病人后要用肥皂和流动水洗手，严格执行消毒制度，提倡使用一次性注射用具，对血制品应做HBsAg检测，防止医源性传播。此外，接种乙肝疫苗是预防HBV感染最有效的方法。

（五）丙肝病毒

丙肝病毒（Hepatitis C Virus，HCV），主要是非A型、非B型肝炎的病原体。丙肝与乙肝一样都属于传染性肝炎，主要通过血液、性生活、母婴垂直传播。非常遗憾的是医学界尚未研制出有效预防丙肝的疫苗。因为丙肝病毒是RNA病毒，极易变异，研制疫苗的难度很大，除了人和黑猩猩外，其他动物都不会患上丙肝，因此疫苗研制难以找到动物模型，所以唯一有效的处理方式是高危人群及早做丙肝抗体检测，及早发现疾病并积极治疗。

丙肝发生急性感染后，25%左右的患者症状可以自行消除，70%~80%的患者发展为慢性感染，其中20%~30%的患者在20年后可进展为肝硬化。一旦发生肝硬化，诸如黄疸、腹水、静脉曲张和肝性脑病等并发症也会出现，这些症状标志着肝病由代偿向失代偿转变，且生存率急剧下降。每年有1%~4%的肝硬化患者发生肝癌，最终导致死亡。

据估计到2030年，一整套预防、筛查和治疗干预措施能够在全球范围内避免1 510万人新的丙型肝炎感染，以及150万人的肝硬化和肝癌死亡。与2015年相比，到2030年丙肝发病率将降低80%，死亡人数减少60%。近年来，死亡人数逐渐上升。目前全球有7 100万人感染慢性丙型肝炎病毒，10%~20%的患者会发生肝脏并发症，其中包括肝硬化和癌症。

（六）天花病毒

天花（Smallpox）是人类曾经面临的主要威胁之一，其起源问题一直是学术界关注的焦点。天花是由天花病毒（Variola Virus，VARV）引起的，VARV属于正痘病毒属（Orthopoxvirus Genus），具有高传染性和高致命性。这种病毒的一个特征是它对人类间传播的严格专一性，这种病毒病原体在人类中传播了几个世纪，并导致了多次大规模的流行病。幸运的是，由于接种疫苗，这种特殊的病毒在20世纪末完全被消灭了，所以近年来几乎没有对于VARV分子生物学的相关研究。

与人致病的VARV最接近的是正痘病毒，包括两种牛痘（VACV和CPXV）和猴痘（MPXV）病毒。实验室毒株的引入使得在自然界中检测野生VACV造成极大困难，有学者认为VACV可能起源于马痘病毒（HPXV）。

（七）登革热病毒

登革热（Dengue Fever，DF）是热带国家的一种高度地方性传染病，造成的全球经济负担被严重低估。DF是登革病毒经伊蚊传播引起的急性虫媒传染病，登革病毒感染后可导致隐性感染、登革热、登革出血热。登革出血热于我国较为少见。DF可由4种血清型的登革热病毒（Dengue Fever Virus，DENV）中的任何一种引起，并通过雌性伊蚊在人体内传播。DF症状包括轻度发热到严重的登革出血热和登革休克综合征。全球化发展、航空旅行的增加和城镇化的持续推进导致了感染率的增加，并帮助DF扩大了其地理和人口分布。

目前对登革热尚无确切有效的病原治疗，主要采取支持及对症治疗措施。典型的登革热临床表现为起病急骤、高热、头痛、肌肉、骨关节剧烈酸痛，部分患者出现皮疹、出血倾向、淋巴结肿大、白细胞计数减少、血小板减少等。DF疫苗的研发一直是一项具有挑战性的任务，截至目前进度较小，因为存在4种抗原截然不同的DENV血清型，每一种都能引发针对其余3种血清型的交叉反应和疾病增强抗体反应，情况非常复杂且工作量庞大。

登革热的防治措施主要是对感染源和传播途径的管控，防蚊、灭蚊是预防该病的根本措施。应改善卫生环境，消灭伊蚊滋生地，清理积水，喷洒杀蚊剂消灭成蚊。2019年3月，英国巴斯大学发布消息说，该校研究人员正开发一种小型设备用于更早检测出登革病毒感染，以便能更高效治疗患者，避免病情恶化。该团队认为，更好地了解这类细胞被感染后的表现能够找到更精确的方式来检测登革病毒。

（八）鼠疫耶尔森氏菌

鼠疫（Plague）是一种由跳蚤传播给各种野生啮齿动物的病媒传播疾病，这些在世界各地广泛分布的啮齿动物是该病原菌的自然宿主。鼠疫是由革兰氏阴性细菌鼠疫耶尔森氏菌（*Yersinia pestis*，YP）感染造成的烈性传染疾病，1894年在香港暴发鼠疫期间由巴斯德研究所的细菌专家亚历山大·耶尔森发现。鼠疫通过最初从中亚传播到非洲以及欧洲的几次大流行影响了人类的历史，在过去的150年里鼠疫已经蔓延到每一个大陆。在21世纪，鼠疫出现在亚洲、非洲和美洲，最近在乌干达、中国、刚果民主共和国和马达加斯加都有暴发疫情，这提醒了人们鼠疫仍然是一个主要的公共卫生问题。

YP在基因组水平上与肠道病原体非常相似，然而一系列的基因获得和基因丢失导致了疾病明显不同的机制以及生态位偏好（niche preference）和存活方式的不同。YP显示出一组相当独特的毒力因子，使其在哺乳动物宿主中成功感染并破坏免疫反应，导致宿主在缺乏适当治疗的情况下迅速死亡。不同的鼠疫潜伏期不同，腺鼠疫为2~8天，肺鼠疫为数小时至2~3天。鼠疫为自然疫源性传染病，主要在啮齿类动物间流行。患者会呈现高热、淋巴结肿大疼痛、咳嗽、咳痰、呼吸困难、出血，以及其他严重毒血症状。该病传染性强，病死率高。

YP的感染既可通过跳蚤进行传播，又可通过污染的飞沫进行传播。感染初期宿主并没有任何免疫反应和临床症状，而当出现急性炎症和致命的脓毒症及体内超量细菌时，鼠疫就已经无法控制了，这是一个相当残酷的过程。这一"滞后期"被称为"炎症前期阶段"，有利于YP向淋巴方向迁移至淋巴结（腺鼠疫）或肺（肺鼠疫）。

鼠疫杆菌和青霉素的发现让鼠疫的防治步入了更加科学高效的"抗生素时代"，其防范和治疗方法也越来越科学、有效。经过20世纪的多次科学实验和临床应用，目前临床上已经确定磺胺类药物、链霉素和庆大霉素等是治疗鼠疫效果最好的几类药物。人类经过近千年的不懈努力，终于将鼠疫控制住了。

（九）布鲁氏杆菌

布鲁氏杆菌（Brucella）是造成布鲁氏杆菌病（以下简称布病）的病原，

它是一种绝对嗜氧的革兰氏阴性的不运动细菌，无荚膜（光滑型有微荚），触酶、氧化酶阳性，可还原硝酸盐，细胞内寄生，可以在牛、羊等牲畜体内存活。在我国，该疾病的主要传染源为家畜，其中以羊型布鲁氏杆菌对人体的传播性最强，致病率最高，危害最为严重。布病主要损害生殖系统和关节，会造成生殖系统无法发挥其繁殖作用，对畜牧业的发展以及人类健康危害较大。自20世纪60年代初以来，已经有7个新菌株确定为布鲁氏菌属（*Brucella*）。

虽然关于布鲁氏菌的科学实践知识已经显著增加，但在许多国家，布鲁氏菌仍然是一种持续或重新出现的人畜共患病，造成重大经济损失。目前在非洲、亚洲、拉丁美洲和中东地区发现的人类患病率最高。布鲁氏菌病的症状包括发烧、盗汗、厌食、多发性关节炎、脑膜炎和肺炎。心内膜炎主要与梅氏布鲁氏菌的感染有关，可造成人类的死亡。局限性疾病最常见的表现是骨关节（即周围性关节炎、骶髂关节炎、脊柱炎）。潜伏期可能很长（长达6个月），在没有治疗的情况下，症状可持续数年。感染通常是通过使用来自布鲁氏杆菌感染动物的未经巴氏灭菌的乳制品发生的，但也可能是通过直接接触与流产有关的受感染动物或组织或液体发生感染。人体感染发生在黏膜表面，通过气溶胶进入呼吸系统，通过口腔溃疡或突破表皮渗透。患者多表现为高热、大汗、乏力、关节痛、肝脾等淋巴结肿大等症状。在兽医行业中，无意接触活疫苗株（最常见的是通过针管），同样是人类感染布病的一个常见来源。

全世界报告的布病患者超过50万例，多项研究表明，解决动物宿主中的布鲁氏菌病是控制人类布鲁氏菌病最经济有效的措施。因此，大多数控制策略包括通过接种疫苗和使用检测及清除策略来控制家畜布鲁氏菌病。牲畜被接种疫苗已被证明能有效地减少人类患病量，尤其是在发展中国家。

（十）肠出血性大肠杆菌O157:H7

肠出血性大肠杆菌O157:H7（*Escherichia coli* O157:H7）是一种革兰氏阴性的杆状兼性厌氧细菌，它是主要的食源性病原体，可在全世界范围内引起严重疾病。正常的大肠杆菌作为一种正常菌群无害地在人和动物的胃肠道中生长。然而，有一些菌株已经进化成致病性大肠杆菌，通过质粒、转座子或致病性岛获得毒力因子，因此可以根据血清群、致病机制、临床症状或毒力因子对大肠杆菌进行分类。其中O157:H7被定义为致病性大肠杆菌，产生志贺毒素（Shiga

Toxin，STXs），导致出血性结肠炎（HC）和危及生命的溶血性尿毒综合征（HUS），引起人的出血性腹泻和肠炎。

O157:H7是在美国、日本和英国从患者粪便中分离出的最常见的大肠杆菌血清型。O157:H7于1982年首次被确认为一种人类病原体，与美国俄勒冈州和密歇根州的血性腹泻暴发有关，也与1983年散发的溶血性尿毒综合征有关。据美国疾病控制和预防中心估计，美国每年由大肠杆菌O157:H7造成的感染导致近73 000人患病。

大肠杆菌O157:H7主要通过牛、猪、羊的粪便和肉类等食品传播，从已有的流行病学调查资料来看，我国也存在散发病例，但还没有暴发流行的报道。食源性大肠杆菌O157:H7会感染牛肉、生奶、鸡肉及其制品，蔬菜、水果及制品等均可被污染，其中牛肉是最主要的传播载体。因此，食用干净卫生的食物是预防该病的主要防治措施。

（十一）淋病奈瑟菌

淋病奈瑟菌（Neisseria）会通过性传播引起淋病，全球每年约有8 690万人发病。该菌为革兰氏阴性菌，形状呈肾形或豆形，人工培养后可成卵圆形或球形，无鞭毛，无芽孢，新分离菌株有荚膜。在淋病患者的脑脊液中，该菌大多位于中性粒细胞内。

男性淋病可表现为尿道炎，在生殖器官以外的部位（咽、直肠、结膜等）很少见。淋病的确诊需要借助显微镜检查革兰氏染色的样品，细菌培养或经过核酸扩增测试。由于市面上还没有淋病奈瑟菌的疫苗，因此淋病的预防依赖于安全性行为，淋病常常被误以为是艾滋病而被误诊未能得到及时的治疗。

淋病奈瑟菌是一种挑剔的微生物，对多种环境因素都很敏感（如溶氧量、温度、干湿度等），因此，这种细菌在人类宿主之外的环境中不能长时间存活，并且在实验室环境下很难培养。淋病奈瑟菌有较为完整的生物合成功能，有研究者推断其原因可能是宿主可以提供多种氨基酸和其他重要的营养物质，从宿主体内获得含铁的宿主蛋白质，如乳铁蛋白和血红蛋白，进而将这些铁元素转运至细菌细胞质。人类的泌尿道和生殖道能够为淋病奈瑟菌提供生长周期中需氧的、微需氧的和厌氧的宿主环境。

（十二）梅毒螺旋体

梅毒螺旋体（Syphilis）是一种透明，不易着色的病原体，又称苍白螺旋体，它是造成梅毒的"罪魁祸首"，可通过性接触或垂直传播导致梅毒。梅毒螺旋体因其侵袭性和免疫逃避性而闻名，它的临床表现是由于螺旋体复制引起的局部炎症反应，与一些其他炎症疾病类似。螺旋体的潜伏期很长，病人在潜伏期没有任何体征或症状，但仍有传染性。尽管有简单的诊断测试和有效的单剂量长效青霉素治疗方法，但梅毒正在重新成为一个全球公共卫生问题，特别是在高收入和中等收入国家的同性性行为者中。在发展中国家，梅毒每年还导致数十万死产和新生儿死亡。虽然一些低收入国家已经实现了世界卫生组织关于消除先天性梅毒的目标，但由于感染艾滋病毒的同性恋者免疫力低下，他们感染梅毒的概率大幅增加，患者数量涨势仍非常严峻。梅毒螺旋体是一种顽固的病原体，抗击梅毒需要大力宣传和社区参与，以确保将梅毒列为全球卫生议程的高度优先事项。需要更多地投资艾滋病毒研究和梅毒在同性性行为中相互作用的相关研究，并不断改进诊断检验、治愈方法，加强公共卫生措施，加大对疫苗投资的力度。

（十三）非洲猪瘟病毒

非洲猪瘟（African Swine Fever，ASF）是一种可感染家猪和各种野猪的病毒性疾病。ASF是由非洲猪瘟病毒（African Swine Fever Virus，ASFV）引起的，ASFV是一种具有复杂分子结构的双链DNA病毒。它是非洲猪瘟病毒科（Asfarviridae）家族中唯一的成员，也是唯一通过节肢动物，即猪的寄生虫软蜱传播的DNA病毒。所有品种和年龄的猪都可被感染，发病率和死亡率可高达100%，目前未发现有人类感染的病例。科研人员蒙哥马利于1921年曾设法试验白鼠、天竺鼠、兔、猫、犬、山羊、绵羊、马、牛、鸽等动物，都未被感染成功，但是Velho于1956年报告，将病毒在兔子上盲传26代后感染猪，照样会造成猪的死亡。因为缺乏有效的疫苗，可用的疾病控制方法是对疫区进行隔离或屠宰已经受感染的动物，所造成的重大经济损失是不可避免的。该病自然感染潜伏期为5~9天，发病时体温升高至41℃，往往发热后7天死亡，或症状出现仅一、二天死亡。

对于未发生该病的国家和地区防治措施主要是防止ASFV的传入，在国际机场和港口对飞机和船舶的食物废弃料均应焚毁。应事先确定快速诊断方法并制定发病的扑灭计划。目前在世界范围内还没有研发出可以有效预防非洲猪瘟的疫苗，但高温、消毒剂可以有效杀灭病毒，所以做好养殖场生物安全防护是防控非洲猪瘟的关键。

（十四）马铃薯晚疫病原菌

晚疫病是马铃薯和番茄的一种毁灭性病害，是由疫霉病菌（*Phytophthora infestans*，PI）引起的。在19世纪末被发现，对该病原菌的研究也极大地促进了植物病理学的学科建立。从其发现至今，晚疫病仍然是马铃薯的头号病害，特别是近几年全球晚疫病疫情的不断变化，出现了更具侵略性的新菌株，晚疫病仍然对全球粮食安全构成持续的威胁。

目前已知的疫霉菌有120多种，均为植物病原菌。它们寄生于不同的宿主组织，如根、块茎、草本茎、木质树干、叶和果实。马铃薯晚疫病是马铃薯的主要病害之一，该病在我国中部和北部大部分地区发生普遍，其损失程度因各地气候条件不同而异。在适宜病害流行的条件下，植株提前枯死，可造成20%～40%的产量损失。抗病品种的推广使用减轻了病害的危害，但流行年份造成的损失仍然很大。早晚雾浓露重或阴雨连绵的天气有利于病害发生，气温在10～25℃、相对湿度在75%以上为病害流行条件；地势低洼、植株过密、偏施氮肥，田间相对湿度过大或植株生长衰弱等，也有利于此病发生。

种植抗病品种、选用无病种薯、消灭中心病株是防治马铃薯晚疫病的关键措施。2020年9月15日，马铃薯晚疫病被我国农业农村部列入一类农作物病虫害名录。

参考文献

[1] Jun Lan, Jiwan Ge, Jinfang Yu, et al. Structure of the SARS-CoV-2 spike receptor-binding domain bound to the ACE2 receptor [J]. Nature, 2020, 581:215-220.

[2] Peter Forster, Lucy Forster, Colin Renfrew, et al. Phylogenetic network analysis of SARS-CoV-2 genomes [J]. PNAs, 2020, 117（17）: 9241-9243.

[3] Miao Gui, Wenfei Song, Haixia Zhou, et al. Cryo-electron microscopy structures of the SARS-CoV spike glycoprotein reveal a prerequisite conformational state for receptor binding [J]. Cell Res, 2017（27）:119-148.

[4] Yuan Yuan, Duanfang Cao, Yanfang Zhang, et al. Cryo-EM structures of MERS-CoV and SARS-CoV spike glycoproteins reveal the dynamic receptor binding domains [J]. Nat Commun, 2017（8）: 15902-15011.

[5] 朱端昊，冯长华，路亮，等. 人类免疫缺陷病毒HIV-1基因分型方法的初步构建，病毒监测，2015，30（9）: 789-791.

[6] Gelderblom H R, Ozel M, Pauli G. Morphogenesis and morphology of HIV. Structure-function relations [J]. Arch Virol, 1989（106）: 1-13.

[7] Whittle H, Morris J, Todd J, et al. HIV-2-infected patients survive longer than HIV-1-infected patients [J]. AIDS, 1994（8）: 1617-1637.

[8] Miceli M C, Pames J. Role of CD4 and CD8 in T cell activation and differentiation [J]. Adv Immunol, 1993（53）: 59-122.

[9] Lucas S, Hounou A, Peacock C, et al. The mortality and pathology of HIV infection in a West African city[J]. AIDS, 1993（7）: 1569-1579.

[10] Geisbert T W, Jahrling P B. Differentiation of filoviruses by electron microscopy [J]. Virus Res, 1995（39）: 129-150.

[11] Julia Schlereth, Arnold Grünweller, Nadine Biedenkopf, et al. RNA binding specificity of Ebola virus transcription factor VP30 [J]. RNA Biol, 2016, 13（9）: 783-798.

[12] 孙英尧，董浩. 埃博拉病毒分子生物学研究进展 [J]. 中国兽药杂志，2019，53（4）: 77-80.

[13] Fenner F. Adventures with poxviruses of vertebrates [J]. FEMS Microbiol Rev, 2000, 24（2）: 123-133.

[14] Moore Z S, Seward J F, Lane J M. Smallpox [J]. Lancet, 2006（367）: 425-435.

[15] Roth J R, Andersson D I. Poxvirus use a "gene accordion" to tune out host defenses [J]. Cell, 2012（150）: 671-672.

[16] Esposito J J, Sammons S A, Frace A M, et al. Genome sequence diversity and clues to the evolution of variola smallpox virus [J]. Science, 2006（313）: 807-812.

[17] Thomson G R, Gainaru M D, van Dellen A F. Experimental infection of warthos (Phacochoerus aethiopicus) with african swine fever virus [J]. Onderstepoort J Vet Res, 1980, 47（1）: 19-22.

[18] Kleioeker S B, Scoles G A, Burrage T G, et al. African swine fever virus replication in the midgut epithelium is required for infection of ornithodoros ticks [J]. Virol, 1999（73）: 8587-8598.

[19] Grzegorz Woźniakowski, Edyta Kozak, Andrzej Kowalczyk, et al. Current status of african swine fever virus in a population of wild boar in eastern Poland（2014-2015）[J]. Arch Virol, 2016（161）: 189-195.

[20] Boshoff C I, Bastos A D, Gerber, et al. Genetic characterisation of african swine fever viruses from outbreaks in southern Africa（1973-1999）[J]. Vet Microbiol, 2007（121）: 45-55.

[21] Bastos A D, Penrith M L, Crucière C, et al. Genotyping field strains of african swine fever virus by partial p72 gene characterisation [J]. Arch Virol, 2003（148）: 693-706.

[22] García-Beato R, Salas M L, Viuela E, et al. Role of the host cell nucleus in the replication of African swine fever virus DNA [J]. Virology, 1992, 188（2）:637-649.

[23] María L Salas, Germán Andrés. African swine fever virus morphogenesis [J]. Virus Res, 2013（173）: 29-41.

[24] Schloer G M. Polypeptides and structure of African swine fever virus [J]. Virus Res, 1985（3）: 295-310.

[25] Riley L W, Remis R S, Helgerson S D, et al. Hemorrhagic colitis associated with a rare Escherichia coli serotype [J]. N Engl J Med, 1983, 308（12）: 681-685.

[26] Wells J G, Davis B R, Wachsmuth I K, et al. Laboratory investigation of hemorrhagic colitis outbreaks associated with a rare Escherichia coli serotype [J]. Journal of Clinical Microbiology, 1983, 18（3）:512-520.

[27] Nicole T. Perna, Guy Plunkett, Valerie Burland, et al. Genome sequence of enterohaemorrhagic Escherichia coli O157:H7 [J]. Nature, 2001（409）: 529-533.

[28] Wick L M, Qi W, Lacher D W, et al. Evolution of genomic content in the stepwise emergence of Escherichia coli O157:H7 [J]. Bacteriol, 2005（187）: 1783-1791.

[29] Kensuke Shima, Noriyo Yoshii, Masato Akiba, et al. Comparison of PCR-RFLP and PFGE for determining the clonality of enterohemorrhagic Escherichia coli strains [J]. FEMS Microbiol Lett, 2006（257）: 124-131.

[30] Geraldine A. Willshaw, Henry R. Smith, Thomas Cheasty, et al. Vero cytotoxin-producing Escherichia coli O157 outbreaks in England and Wales, 1995: Phenotypic methods and genotypic subtyping [J]. Emerg Infect Dis, 1997（3）: 561-565.

[31] Brian R. Murphy, Stephen S. Whitehead. Immune response to dengue virus and prospects for a vaccine [J]. Annual Review of Immunology, 2011（29）: 587-619.

[32] Richard J. Kuhn, Wei Z, Michael G. Rossmann, et al. Structure of dengue virus: implications for flavivirus organization, maturation, and fusion [J]. Cell, 2002, 108（5）: 717-725.

[33] Rushika Perera, Mansoora Khaliq, Richard J, et al. Closing the door on flaviviruses: entry as a target for antiviral drug design [J]. Antiviral Research, 2008, 80（1）: 11-22.

[34] Kala Jessie, Mum Yik Fong, Shamala Devi, et al. Localization of dengue virus in naturally infected human tissues by immunohistochemistry and in situ hybridization [J]. Journal of Infectious Diseases, 2004, 189（8）: 1411-1418.

[35] Shuenn-Jue L. Wu，Geraldine Grouard-Vogel，Wellington Sun, et al. Human skin Langerhans cells are targets of dengue virus infection [J]. Nature Medicine, 2000, 6（7）: 816-820.

[36] Alvaro Molina-Cruz, Lalita Gupta，Jason Richardson, et al. Effect of mosquito midguttrypsin activity on dengue-2 virus infection and dissemination in Aedes aegypti [J]. The American Journal of Tropical Medicine and Hygiene, 2005, 72（5）: 631-637.

[37] Salazar M I, Richardson J H, Sanchez-vargas I, et al. Dengue virus type 2: replication and tropisms in orally infected Aedes aegypti mosquitoes [J]. BMC Microbiology, 2007（7）:1-13.

[38] Perry R F J. Yersinia pestis-etiologic agent of plague [J]. Clin Microbiol Rev, 1997（10）: 35-66.

[39] Bertherat E, World Health Organization. Plague around the world, 2010-2015 [J]. Wkly Epidemiol Rec., 2016, 91:89-93.

[40] McNally A, Thomson N, Reuter S, et al. Add, stir and reduce: Yersinia spp. as model bacteria for pathogen evolution [J]. Nat Rev Microbiol, 2016（14）: 177-190.

[41] Yujun Cui, Chang Yu, Yanfeng Yan, et al. Historical variations in mutation rate in an epidemic pathogen, Yersinia pestis [J]. PNAS, 2013（110）: 742-754.

[42] Diepold A, Sezgin E, Huseyin M, et al. A dynamic and adaptive network of cytosolic interactions governs protein export by the T3SS injectisome [J]. Nature Communications, 2017, 8:15940.

[43] Smart, C. Five reasons to consider Phytophthora infestans a reemerging pathogen [J]. Phytopathology, 2015, 105（7）: 966-981.

[44] Hardham A R. Cell biology of plant-oomycete interactions [J]. Cellular Microbiology, 2007, 9（1）: 31-39.

[45] Hohl H R, Suter E. Host-parasite interfaces in a resistant and a susceptible cultivar of Solanum tuberosum inoculated with Phytophthora infestans: leaf tissue [J]. Can. j.bot, 1976, 54（16）: 1956-1970.

[46] Baldi P C, Giambartolomei G H. Pathogenesis and pathobiology of zoonotic brucellosis in humans [J]. Revue entifique Et Technique, 2013, 32（1）: 117-125.

[47] Godfroid J, Al Dahouk S, Pappas G, et al. A "One Health" surveillance and control of brucellosis in developing countries: moving away from improvisation [J]. Comparative Immunology, Microbiology and Infectious Diseases, 2013, 36（3）: 241-248.

[48] Strausbaugh L J, Berkelman R L. Human illness associated with use of veterinary vaccines [J]. Clinical Infectious Diseases, 2003（3）:407-414.

[49] Roth F, Zinsstag J, Orkhon D, et al. Human Health Benefits from Livestock Vaccination for Brucellosis: Case Study [J]. Bulletin of the World Health Organization, 2003, 81: 867-876.

[50] Karayiannis P, Hepatitis B virus: virology, molecular biology, life cycle and intrahepatic spread [J]. Hepatol Int. 2017, 11（12）:1-9.

[51] Locarnini S A, Roggendorf M . Other Hepadnaviridae [Avihepadnaviridae（DHBV）and Orthohepadnaviridae（WHV）] [M]. Viral Hepatitis. John Wiley & Sons, Ltd, 2013.

[52] Kramvis, Anna. Genotypes and genetic variability of hepatitis B virus [J]. Intervirology, 2014, 57（3-4）:141-150.

[53] Feinstone S M, Kapikian A Z, Purcell R H. Transfusion-associated hepatitis not due to viral hepatitis type A or B [J].The New England journal of medicine, 1975, 292（15）:767-770.

[54] Simmonds P, Becher P, Bukh J, et al. ICTV Virus Taxonomy Profile: Flaviviridae [J]. Journal of General Virology, 2017, 98（1）:2-3.

[55] Tsukiyama-Kohara K, Tone S, Maruyama I, et al. Activation of the CKI-CDK-Rb-E2F pathway in full genome hepatitis C virus-expressing cells [J]. Journal of Biological Chemistry, 2004, 279（15）:14531-14541.

[56] Wi T, Lahra M M, Ndowa F, et al. Antimicrobial resistance in Neisseria gonorrhoeae: Global surveillance and a call for international collaborative action [J]. PLoS Medicine, 2017, 14（7）:e1002344.

[57] Wadsworth C B , Arnold B J, Abdul S M R, et al. Azithromycin Resistance through Interspecific Acquisition of an Epistasis-Dependent Efflux Pump Component and Transcriptional Regulator in Neisseria gonorrhoeae [J]. mBio, 2018, 9（4）:1419-1437.

[58] Giacani L, Lukehart S A. The Endemic Treponematoses [J]. Clin Microbiol Rev. 2014, 27:89-115.

[59] Janier M, Hegyi V, Dupin N, et al. 2014 European guideline on the management of syphilis [J]. J Eur Acad Dermatology Venereol. 2014, 28:1581-1593.

[60] Black V, Williams B G, Maseko V, et al. Field evaluation of Standard Diagnostics' Bioline HIV/Syphilis Duo test among female sex workers in Johannesburg, South Africa [J]. Sexually Transmitted Infections, 2016, 92:495-498.

第四章

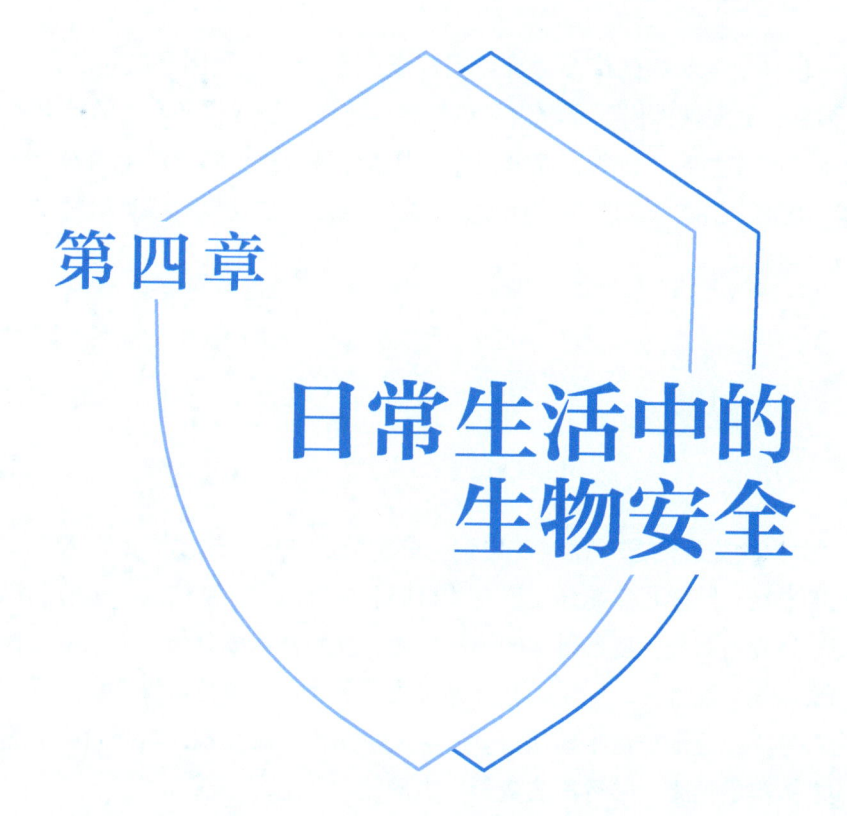

日常生活中的生物安全

人们日常生活中的诸多方面都可能受到危险的生物因子及相关因素的威胁,如何使人们生命健康相对没有危险和不受威胁是本章的重点关切。本章从衣、食、住、行等方面分别介绍对人体健康产生影响的生物安全威胁及因素,同时,在各类问题的介绍中,还适当给出了如何应对各种生物安全威胁的策略和建议。

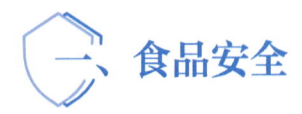

二、食品安全

"民以食为天"这一出自《史记·郦生陆贾列传》的成语是古人对食物重要性的总结,同样耳熟能详、出自《口铭》的成语"病从口入"也时刻提醒着人们对饮食的敬畏。随着科学的不断发展,食品营养成分与人类机体发育、成长的奥秘被不断揭开,同时某些食品轻则引起人类患急性或慢性病,重则危及生命的原因也逐渐被清晰地认识。回溯人类历史不难发现,食品安全问题一直影响着人类的健康,并逐渐改变着人类的饮食和生产生活方式。

1770—1780年,漂洋过海来到美国新英格兰地区的英国新移民连年发病,人口数量始终没有增长,其罪魁祸首被推断可能是"麦角中毒"。其实,在中世纪的欧洲麦角中毒曾肆虐了几个世纪。患者四肢出现灼烧感,严重者还会产生幻觉,这其实就是麦角中毒的症状。人肢体末端毛细血管丰富,受到麦角毒素的伤害最大,所以患者会感觉疼痛,很多人因此截肢伤残。幻觉则是麦角毒素的致幻作用带来的。当时的人们无法找到病因也就无法治疗,只好将其归咎于神的制裁,16世纪荷兰画家彼得·勃鲁盖尔在1568年前后所绘《麦角中毒的受害者》即描绘了这一题材(见图4-1)。即便到了20世纪,俄罗斯(1926年)、爱尔兰(1929年)、法国(1953年)、埃塞俄比亚(1979年)依然发生过大规模的"麦角中毒"事件。

麦角中毒实际上是由麦角菌(*Claviceps purpurea*)菌核中的麦角真菌毒素

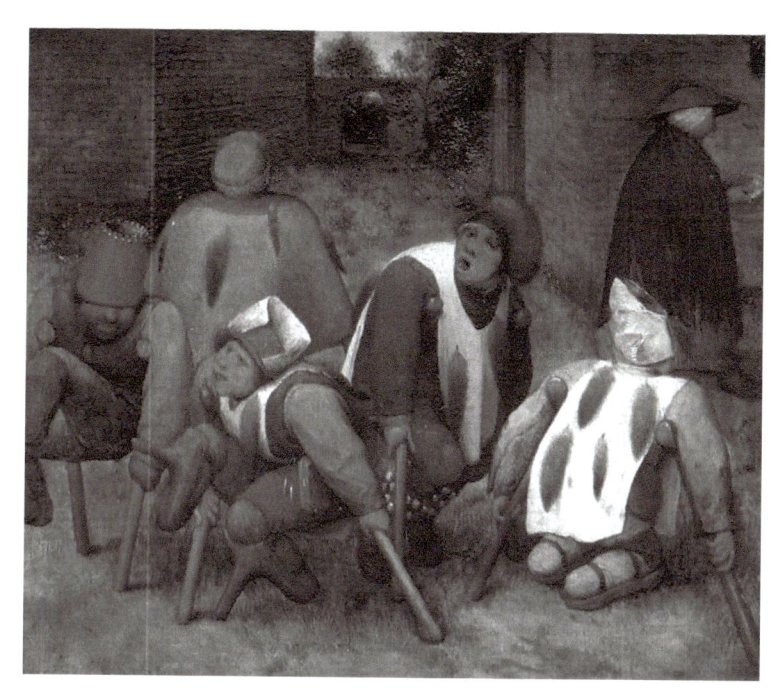

图4-1　麦角中毒的受害者　作者：彼得·勃鲁盖尔
（Bruegel Pieter，约1525—1569年）

资料来源：https://www.nbfox.com/the-beggars/.

污染食物所致。通常在收获季节碰到潮湿和温暖的天气，如收割不及时和处理不当，谷物很容易受到麦角菌的侵染，在谷壳内形成浅褐色到紫褐色微微弯曲的菌核（Sclerotium），即麦角菌的休眠体，因其在麦芒上明显可见被称为麦角。

除麦角毒素外，食物中毒还与很多生物因素相关。20世纪60年代初，英国东南部一些农场中陆续有数万只火鸡离奇死去，最后查明竟是喂食火鸡的玉米粉含有的一种真菌毒素所致，它就是一度被称为食物污染中的毒王——黄曲霉毒素（AFT），其毒性比为人熟知的剧毒氰化钾还要强10倍，比眼镜蛇、金环蛇的毒汁都要毒。黄曲霉毒素是一组主要由黄曲霉、寄生曲霉产生的次生代谢产物。1993年，黄曲霉毒素被世界卫生组织的癌症研究机构划定为Ⅰ类致癌物。

世界范围内大规模的生物性污染引起的食源性疾病暴发事件屡见报道，如日本的出血性大肠杆菌O157:H7污染、雪印奶粉的金黄色葡萄球菌肠毒素事件、法国李斯特氏菌中毒、美国的沙门氏菌污染，以及禽流感、疯牛病、口蹄疫流行等。可以说食品、饮料、饲料中的添加剂、污染物和致病菌都可能对人体或动物产生直接或间接的生物安全威胁。

食品相关的安全问题是生物安全领域和食品安全领域的交叉范畴。所谓食品安全，1996年WHO将其定义为"对食品按其原定用途进行制作、食用时不会使消费者健康受到损害的一种担保"。《中华人民共和国食品安全法》对食品安全的定义是"指食品无毒、无害，符合应当有的营养要求，对人体健康不造成任何急性、亚急性或者慢性危害"。

食品安全关系人民群众身体健康和生命安全，关系中华民族的未来。党的十九大报告明确提出："实施食品安全战略，让人民吃得放心。"2019年5月，《中共中央 国务院关于深化改革加强食品安全工作的意见》发布，指出人民日益增长的美好生活需要对加强食品安全工作提出了新的更高要求。必须深化改革创新，用最严谨的标准、最严格的监管、最严厉的处罚、最严肃的问责，进一步加强食品安全工作，确保人民群众"舌尖上的安全"。

食品安全涉及全产业链条上的每个环节。食品产业链涵盖了原料生产、加工、食品储存、食品流通和食品销售等多个环节，上下游彼此关系密切、互相依赖，涉及生物安全的环节出问题将会造成食品不安全，危害人们的健康。所以针对食品产业链上各个环节的生物安全及风险监控尤为重要。

食品的生物安全风险怎么来监控呢？实际上风险性分析是世界各国进行食品安全评价的基本原则，是国际食品法典委员会（CAC）在1997年提出的用于评价食品、饮料、饲料中的添加剂、污染物、毒素和致病菌对人体或动物潜在副作用的科学程序，现已成为国际上开展食品风险性评价、制定风险性评价标准和管理办法以及进行风险性信息交流的基础和通用方法。

从日常生活角度来看，普通民众掌握食品相关的生物安全知识可以在一定程度上帮助自身规避潜在的风险，真正做到吃出健康。从原料角度分析，食品可分为动物源食品、植物源食品（包括菌类等）和加工食品。下面就按照食品原料性质的不同，介绍一些常见的与食品安全相关联的生物安全问题。

（一）动物源食品

动物源食品是人类获取蛋白质的主要来源，其安全问题已经被世界卫生组织列为全球公共卫生领域的重要工作,是全世界关注的焦点问题。历史上影响较大、具有标志性的作为食物来源的动物感染疫病事件有:SARS、禽流感(AI)、口蹄疫(FMD)、疯牛病(BSE)、甲型H1N1流感、非洲猪瘟(ASF)等。这些疫病产生的根源多与病原微生物及寄生虫等病原体有关,如果在动物饲养和后续加工过程中生物安全和食品安全处理措施不当,将可能导致病原体通过动物源食品原料传播到人群中,产生一系列食源性疾病。

世界卫生组织将食源性疾病定义为:"凡是通过摄食而进入人体的病原体使人体患感染性或中毒性的疾病。"这里提到的病原体包括微生物(细菌、病毒、真菌、衣原体、立克次氏体)及寄生虫等。引起食源性疾病的微生物有很多,但近年来受到国际社会和媒体普遍关注的主要有以下原因:

(1)沙门氏菌,是引起食物中毒的重要病原菌。在世界各国的各类细菌性食物中毒中,因沙门氏菌引起的食物中毒常位列榜首。沙门氏菌按其血清型可分2 450个菌型,其中1 200多种能在人体的肠道内生长,使人类致病,沙门氏菌对婴儿、老人和免疫功能低下的人群具有很高的危险性,发生死亡多在这类人群中。沙门氏菌大量存在于家禽、家畜的肠道及其他组织之中,但这些动物并无任何感染症状,而由这些动物产品制作的食品则很容易感染上沙门氏菌,如蛋品、乳制品、生肉制品等。感染的主要途径是由受沙门氏菌污染的加工者在加工过程中使食品交叉污染、传播。

(2)单核细胞增生李斯特氏菌,属于李斯特氏菌属,是一种人畜共患的病原菌,可引起人和动物的胃肠炎、脑膜炎、败血症和流产等,死亡率可达20%~30%。人主要通过食入受该菌污染的食品而感染,占85%~90%的病例是由被污染的食品引起的。单核细胞增生李斯特氏菌的感染剂量依病原菌菌株和被感染个体而异,感染健康个体要成千上万甚至数百万个细菌,但感染免疫功能低下的个体只需1~100个细菌。该菌在0~4℃的环境中仍可生长繁殖,是冷藏食品威胁人类健康的主要病原菌之一。

(3)出血性大肠杆菌O157:H7,是数百种大肠杆菌中的一个亚型,顾名思义,该菌能引起人的出血性腹泻和肠炎。VT毒素(Verotoxin,VT),也称作类志贺氏毒素(SLT),是该菌的主要致病因子。研究表明畜、禽、兽都可是这种病原菌的宿主。大肠杆菌O157:H7的感染剂量很低,据报道每克感染载体含菌10个以上即可能致病,潜伏期为3~10天,病程2~9天。该菌可在自然界的水中存活数周至数月,该菌表现出耐酸性,在37℃时,可耐受pH 2.5~3.0的酸度条件5h之久，冷藏条件下的存活时间可长达几周至几个月。但该菌不耐热，在75℃条件下，1min即可被灭活。

（4）金黄色葡萄球菌引起食物中毒的原因是由于它能产生数种引起急性胃肠炎的蛋白质性肠毒素，分为A、B、C、D、E、F共6种血清型。当该菌污染了含淀粉及水分较多的食品，如肉、蛋、奶及奶制品等，在温度适宜时，经8~10h即可产生相当数量的肠毒素。虽然该菌在66℃保持12min即可被灭活，但其产生的肠毒素则需要在131℃保持30min后才能被破坏。

金黄色葡萄球菌在自然界中广泛存在，包括空气、水、灰尘及人和动物的排泄物中都可发现，是人和动物的常见病原菌，主要存在于人和动物的鼻腔、咽喉、头发上，50%以上健康人的皮肤上都有金黄色葡萄球菌存在。因此，食品受其污染的机会很多。

金黄色葡萄球菌肠毒素的感染是个世界性卫生问题，在美国由金黄色葡萄球菌肠毒素引起的食物中毒占整个细菌性食物中毒的33%，加拿大则更多，占45%，我国每年发生的此类中毒事件也非常多。

（5）弯曲杆菌（Campylobacter），是感染细菌性腹泻的重要原因。造成弯曲杆菌感染的主要是空肠弯曲杆菌和结肠弯曲杆菌。弯曲杆菌的感染剂量为400~500个细菌，其致病机制是产生不耐热的毒素引起腹泻。发病时如不及时治疗，可导致患腹泻的幼儿、老人或艾滋病等重病患者死亡，还可能引起多种并发症。弯曲杆菌通常共生于野生和家养动物的胃肠道中，是一种人兽共患的致病菌。由于这类微生物存在于粪便中，因此，如果在屠宰过程中不注意卫生操作，肉类食品就会受到污染。

（6）致病性弧菌，目前确定该菌属的致病菌有12种。在12种致病性弧菌中最常见的是O1型霍乱弧菌、非O1型霍乱弧菌、创伤弧菌和副溶血性弧菌。各种致病性弧菌引起的病症包括霍乱、胃肠炎、伤口感染、败血症等。该菌属广泛分布于自然水体，在各种水源中的检出率高达93%，有的甚至可高达100%，故从各种海产品中都有可能分离出致病性弧菌。

（7）朊粒（Prion），是一种由不含核酸的蛋白颗粒组成的传染性病原体，与特定形式的神经退行性疾病有关。牛海绵状脑病（或"疯牛病"）就是由牛群中的朊粒引起的疾病，与人类中的变异型克雅氏病有关。食用含有朊粒的牛产品，如脑组织等是该病毒向人类传播的最可能途径。朊粒具有极强的抗热性和抗药性，被加热到360℃仍有感染力，对蛋白酶具有抵抗力，耐甲醛、耐强碱，对某些理化因素的抵抗力，明显高于已知的各类微生物和寄生虫。

（8）禽流感病毒，能引起家禽和野禽的一种从呼吸病到严重性败血症等多种症状的综合病症，并能够传染给人类。

（9）口蹄疫（Foot and Mouth Disease，FMD），是由小RNA口蹄疫病毒引起的一种急性、热性、接触性偶蹄动物传染性疾病。该病毒人兽共患，所以世界动物卫生组织（World Animal Health Organization，OIE）和我国都将该疫病列为A类疫病。在自然条件下，含病毒的动物组织可保持传染性数天。在低温条件下和有蛋白质保护的条件下，病毒存活时间会延长，因此在污染的冻肉中病毒能较长时间存活，而在直射日光下60min病毒就可死亡，一般温度超过50℃以上，30min即可灭活该病毒。该病毒对酸、碱十分敏感，pH小于6或高于9时，可令病毒失活，但该病毒对有机溶剂不敏感，因此酚、酒精、氯仿等消毒药物对该病毒不起作用。

人感染口蹄疫的潜伏期一般为2～18天，若发病通常较急，表现为发烧、头痛、眩晕、四肢和背部疼痛、精神萎靡、呕吐、唾液分泌增加等，2～3天后口腔发热、发干，手掌、足趾、鼻黏膜、眼结膜、面部、胸背皮肤发干、红肿，手掌、足趾等发痒，唇、舌、齿龈、口腔、指尖、指甲基部等部位出现豌豆大水疱并迅速破裂。原发性水疱出现5天后可出现继发性水疱。有时伴有咽喉痛、吞咽困难、腹泻。脉缓、低血压、循环紊乱、高度虚弱等症状。重症者可并发胃肠炎、神经炎、心肌炎以及皮肤、肺部的继发感染。一般病程不超过一周，预后良好。儿童发病较成年人多，成人症状较轻甚至不表现临床症状。小儿感染口蹄疫主要发生胃肠炎，表现似流感症状，严重者可出现心肌麻痹而死亡。

除此之外，食源性疾病还有因为寄生虫、植物源性食品中真菌污染导致的，下面也分别介绍。

（10）食源性寄生虫病，是指食（饮）用被感染期寄生虫污染的食物、水源而引起人体感染的寄生虫病，主要在人们进食生鲜或未经彻底加热的含有寄生虫卵或幼虫的食品时发生。据一项2020年的研究表明，海洋鱼类中，异尖线虫的丰度（即天然存在比）在1978—2015年增加了283倍，也就意味着食用以海洋鱼类为原料的生鱼片会极大地增加相关寄生虫感染的风险。事实上，我国居民的寄生虫疾病问题长期存在，目前感染人的寄生虫中有近一半是食源性的寄生虫。一些寄生虫如鱼源性吸虫，只通过食物传播。另一些寄生虫，如棘球绦虫属或猪带绦虫可通过食物或与动物直接接触感染人类。还有一些寄生虫，如蛔虫、隐孢子虫，溶组织内阿米巴或贾第鞭毛虫经由水或土壤进入食物链并可污染新鲜的农产品。

水产品食物中的寄生虫问题主要有鱼源性寄生虫病、螺源性寄生虫病和淡水甲壳动物源性寄生虫病。

（11）鱼源性寄生虫病以华支睾吸虫病最为常见。其成虫寄生于人的肝胆管内，俗称肝吸虫，表现为肝脏受损，急性期可出现寒战、高热、胃肠道症状、肝脾肿大、肝区压痛及黄疸等，严重者甚至导致死亡。其幼虫阶段发育需经2个中间宿主，即螺蛳和各种淡水鱼虾。人感染主要是吃生的或未煮熟的鱼、虾引起，包括吃鱼生片、鱼生粥、烤鱼片、烟熏鱼、酒醉虾等。

（12）螺源性寄生虫病较为常见的是广州管圆线虫病。人们生吃含有该虫幼虫的中间宿主（螺类：福寿螺、玛瑙螺等）以及转续宿主（鱼、虾、蛙、蛇等），生吃被幼虫污染的蔬菜瓜果、喝生水都会导致感染。该线虫主要侵入人的中枢神经系统。临床上主要为幼虫在脑组织移行时所致的脑炎或脑膜脑炎。该病的潜伏期一般为6～15天，症状轻重程度与感染虫的数量成正相关。该病最突出的症状是剧烈头疼，先为间歇性，后逐渐频繁并可转为持续性，头疼剧烈者多有颈强、呕吐。此外，还有可能出现低热，感觉异常，四肢麻木，复视、斜视、烦躁、惊厥、意识障碍甚至昏睡等。该病具有一定的自限性[①]，病程一般不超过一个月，病死率为0.21%～4.9%。

（13）淡水甲壳动物源性寄生虫病，主要是指并殖吸虫病，由于该虫主要寄生于人或动物的肺部，又称肺吸虫。症状以低热、咳嗽、血痰、胸痛、乏力、盗汗、食欲不振、腹痛、腹泻最常见，严重者还可引起脓胸或脓气胸、胸腔积液等。并殖吸虫可能侵犯不同器官，临床上可据此分为4型：肺型、腹型、脑型和结节型。

此外，污染肉类的寄生虫病，常见的有旋毛虫病、猪带绦虫病、牛带绦虫病等。

（14）旋毛虫病，因生食或食用未煮熟含有活的旋毛虫幼虫的畜肉及野生动物制品等而感染。主要临床表现有胃肠道症状、发热、眼睑水肿和肌肉疼痛。病情严重者可因广泛的心肌炎导致心力衰竭、毒血症及呼吸道并发症而死

---

① 自限性疾病是指疾病在发展到一定程度后，靠机体调节能够控制病情发展并逐渐恢复痊愈，如一些特殊的病毒感染、自身免疫性疾病等。常见的自限性疾病有玫瑰糠疹、水痘、轮状病毒肠炎等。

亡。一般潜伏期为1～2周，病程一般在2周以上。

（15）带绦虫病，包括猪、牛带绦虫病。人是牛带绦虫的唯一终末宿主，既是猪带绦虫的终宿主也是中间宿主。人类会因食用生的或半生的含有猪、牛囊尾蚴的猪肉、牛肉而被感染，如烹炒时未熟透，或吃生的肉片及火锅中未熟透的肉片等。猪带绦虫病还可能引起猪囊尾蚴病（俗称猪囊虫病），是因为人吃了被猪带绦虫卵污染的食物（如米猪肉或豆猪肉）或患猪带绦虫病导致自体内重复感染而致。猪囊虫病危害程度要比带绦虫病大，致病程度因囊尾蚴寄生的部位和数量而不同，其中以脑囊虫发病率更高，后果严重，常见症状为头痛、癫痫和精神障碍等。

除以上介绍的来自动物源性食材的寄生虫病外，寄生虫病对人类健康产生危害的情况也可能会来自植物，较为常见的是姜片虫病，主要出现于水生植物，饮用被姜片虫污染的生水也是感染方式之一。感染姜片虫病后，轻者可无明显症状，重者会出现上腹部隐痛、易饥饿、恶心、呕吐、间歇性腹泻，多数人还伴有精神萎靡、倦怠无力等症状。儿童患者则可出现贫血、消瘦、腹胀、营养不良、发育障碍和智力减退，甚至多器官衰竭致死。

应对食物原材料中的微生物及寄生虫污染所带来的潜在危害，最重要的应做到不生食各种食物原材料，尤其是畜、禽、鱼等肉类。另外，在转移、处理和加工未煮熟食材的过程中，所污染的包装、器具、工具和台面等也应及时进行合理的处理和清洗。

(二) 植物源食品

一般来讲，畜禽水产等初级食物产品细菌污染的情况较多，而真菌污染较多发生在植物源性食品中，如粮食谷物、水果蔬菜等。据联合国粮食与农业组织（FAO）报告，全球每年约有25%的农作物遭受真菌及其产生的毒素污染，食品中真菌及其毒素的污染已成为重要的公共卫生问题及生物安全威胁。

真菌毒素通常是产毒真菌在适宜环境条件下产生的具有毒性的次级代谢产物。真菌毒素能够污染多种植源性农产品，部分被污染的农产品作为饲料又将对禽畜养殖的生产安全产生严重威胁，从而通过食物链的富集作用，对人类产生致癌、致畸等严重健康威胁。自20世纪60年代发现具有强致癌性的黄曲霉毒素以来，真菌与真菌毒素对食品的污染日益引起各方重视，真菌毒素被世界卫生组织和联合国粮食与农业组织视为食源性疾病的祸首。

真菌毒素一般分为霉菌毒素（Mycotoxins）和蘑菇毒素（Mushroom Toxins）两大类。目前已知能产生真菌毒素的真菌有150余种，它们所产生的真菌毒素种类有300多种。曲霉属、青霉属、镰刀菌属、交链孢属和毛壳属等某些菌种是常见的产毒真菌。真菌毒素具有较强的急性毒性和慢性毒性，其毒性可以分为神经毒、肝脏毒、肾脏毒、细胞毒等，如黄曲霉毒素具有强烈的肝脏毒，可以引起肝癌。目前，世界各国（地区）重点关注和监控的食品中真菌毒素主要有黄曲霉毒素（Aflatoxin，AFT）、玉米赤霉烯酮（Zearalenone，ZEN）、伏马菌素（Fumonisin，FB）、赭曲霉毒素A（Ochratoxin A，OTA）、呕吐毒素（Vomintoxin，又称Deoxynivalenol，DON）、展青霉素（Patulin，PAU）、T-2毒素和HT-2毒素、麦角生物碱等。不同的毒素来源、易污染的食品种类和产生的危害也不尽相同，其中常见毒素的种类及致病特征见表4-1。对于一些比较重要的真菌毒素，下面将分别展开详细的介绍。

表4-1 常见食品中真菌毒素的种类及致病特征

毒素	主要产毒菌	易污染食品	致病及症状
黄曲霉毒素	黄曲霉（Aspergillus flavus）寄生曲霉（Aspergillus parasiticus）	粮食、花生、玉米及其制品，肉、蛋、禽、奶及其制品	肝癌，肝硬化，致畸，糙皮病
赭曲霉毒素A	赭曲霉（Aspergillus ochraceus）青霉（A. penicillium）	谷物、豆类及制品、咖啡豆、葡萄及其制品、啤酒、调味品等	肾病，肠炎
镰孢菌毒素	禾谷镰刀菌（F. graminearum）三线镰刀菌（F. tricinctum）	玉米、小麦、燕麦、大麦等粮食及其制品	雌激素亢进，流产，不孕，皮肤黏膜损伤，中毒性白细胞缺少症
脱氧雪腐镰刀菌烯醇（呕吐毒素）	禾谷镰刀菌（F. graminearum）	玉米、燕麦、大麦、小麦等粮食及其制品	呕吐
展青霉素（棒曲霉素）	展青霉、荨麻青霉（P. urticae）、棒曲霉（A. clavatus）和土曲霉（A. terreus）	水果及其制品	恶心，器官中毒（肝肾、肺等）

续表

毒素	主要产毒菌	易污染食品	致病及症状
伏马菌素	轮状镰刀菌（*F. verticillioides*）和串珠镰刀菌（*F. moniliforme*）	玉米及其制品	肝病、肾病、食道癌
麦角生物碱	麦角菌（*Claviceps purpurea*）	黑麦面包	麦角中毒
橘青霉素	各种青霉和曲霉	粮食和腐烂的西红柿	肾毒性、致畸
黄绿青霉素	黄绿青霉菌（*P. citreoviride*）	大米	肾毒性，脊髓麻痹
杂色曲霉素	构巢曲霉（*A.nidulans*）、杂色曲霉（*A.versicolor*）等	坚果类、粮食	肝癌
串珠镰刀菌素（Moniliformin）	串珠镰刀菌（*F. moniliforme*）、木贼镰刀菌（*F. equiseti*）等	谷物、玉米	心肌、大骨软骨病、克山病

1. 黄曲霉毒素

黄曲霉毒素（Aflatoxins，AFT）是黄曲霉（*Aspergillus flavus*）与寄生曲霉（*Aspergillus parasiticus*）等在生长过程中产生的一类含有二氢呋喃香豆素衍生物的化合物，其衍生物有约20种，分别命名为B_1、B_2、G_1、G_2、M_1、M_2、GM、P_1、Q_1、毒醇等，其中以B_1的丰度最高，毒性与致癌性也最强。AFT被认为是食物污染中的毒王。B_1的毒性是氰化钾的10倍，砒霜的68倍。1993年，AFT被世界卫生组织癌症研究机构划定为1类天然存在的致癌物，是毒性极强的剧毒物质，它既有很强的急性毒性，也有显著的慢性毒性。短期大量摄入AFT，表现为急性毒性，可出现肝实质细胞坏死、胆管上皮细胞增生、肝脂肪浸润及肝出血等急性病变，前期症状为发烧、呕吐、厌食、黄疸，继而出现腹水，下肢浮肿并很快死亡。长期低剂量摄入AFT，则表现为慢性毒性，肝脏出现亚急性或慢性损伤，体重减轻，诱发肝癌等。此外，AFT还具有致突变性，能使人成纤维细胞发生程序外DNA合成，这也是诱发癌变的原因之一。

黄曲霉毒素及其产生菌在自然界中分布广泛，花生和玉米最容易被它们污染，谷物和油料作物的种子及加工产品（如花生油等）、干鲜果品、调味品、烟草、动物饲料中均能检出黄曲霉毒素。此外，由于饲料中的AFT能转移到动物的乳汁、肝、肾和肌肉组织中积留，所以，乳及乳制品、肉类、鱼虾类也存在黄曲霉毒素的污染。

影响黄曲霉毒素产生的最重要环境因子是温度和水分，适宜黄曲霉生长和产生毒素的温度因菌种不同而异，多数菌种生长温度范围在12~42℃，最适生长温度在33~38℃，最低相对湿度78%。当温度在24~28℃之间，相对湿度在80%以上，最适相对湿度98%，谷物含水分18%以上，花生含水分10%以上，有通气条件下，黄曲霉菌产生毒素的量最高。

AFT比较稳定，微溶于水，不溶于非极性溶剂，可溶于强极性的有机溶剂，如氯仿和甲醇。AFT的热稳定性较强，常规的加热处理无法破坏其结构。采取低温、干燥、除氧和化学药剂等方法来保存食品和饲料，可以有效地防止黄曲霉的生长和毒素产生。

动物实验研究表明AFT为1μg/kg[①]时即可诱发癌变，各国都对各类食品中AFT制定了限量标准，有的食品种类规定的是某一种黄曲霉毒素的限量，有的则规定的是总量，B_1的限量范围在1~20μg/kg，AFT总量（B_1、B_2、G_1、G_2）的范围在0~35μg/kg。在各类国家和地区的标准中欧盟的规定较为严格，要求人类生活消费品中的AFB_1的含量不能超过2μg/kg，总量不得超过4μg/kg，包括谷类食物在内的婴幼儿食品以及在具有特别医疗目的的婴儿食品中，黄曲霉毒素AFB_1的最大限量均为0.1μg/kg。有些国家建立了更加极端的残留限量限制标准，如日本规定所有食品中不得检出黄曲霉毒素。

2. 赭曲霉毒素

赭曲霉毒素是（Ochratoxin）由青霉菌属（*Penicillium*）与曲霉菌属（*Aspergillus*）中的部分种在生长过程中产生的二级代谢产物，包含7种结构类似的化合物，其中赭曲霉毒素A（Ochratoxin A，OTA）的毒性最强且分布最广，其毒性仅次于黄曲霉毒素，被国际癌症研究机构分类为2B级潜在的人类致癌物质。OTA有肾脏毒性、肝脏毒性、免疫毒性、致畸作用、致癌性以及潜在的内分泌干扰作用。OTA尤其对人和多种动物的肾脏造成严重损害，加速细胞衰老、抑制DNA复制，还能降低淋巴细胞活力。赭曲霉毒素对胎儿的损害也极大，会造成胎儿发育畸形和流产。

赭曲霉毒素对世界多地的玉米、小麦、花生、水稻、咖啡、干果等农产品造成严重的污染。由于OTA可以直接污染谷类、水果等农作物，人和动物通过

---

① 即人每千克体重摄入1μg。

摄入污染的植物性食物而吸收进入体内，同时也可因OTA在动物体内的蓄积作用而通过摄入动物性食物进入人体内。肉类、乳汁、调味品、混合饲料等产品中也可检出OTA等赭曲霉毒素。

OTA主要是由炭黑曲霉、纯绿青霉和赫曲霉产生。其中主要包括赭曲霉（*Aspergillus ochraceus*）、炭黑曲霉（*Aspergillus carbonarius*）、蜂蜜曲霉（*Aspergillus melleus*）、菌核曲霉（*Aspergillus sclerotiorum*）、硫曲霉（*Aspergillus sulphureus*）等。

OTA有很高的化学稳定性和热稳定性，可溶于极性有机溶剂和稀碳酸氢钠溶液。微溶于水。潮湿的气候、长时间的收获期①以及在潮湿的环境中不适当的储存，都有利于赭曲霉毒素在饲料和饲料原料中产生。在4℃的低温下赭曲霉即可产生具有毒害作用浓度的赭曲霉毒素。

3. 单端孢霉烯族毒素

单端孢霉烯族化合物（trichothecene）可能的来源较多，成分复杂，雪腐镰刀菌、禾谷镰刀菌、梨孢镰刀菌、拟枝孢镰刀菌等都会产生该毒素，包含了200多种化合物。

单端孢霉烯族毒素的靶器官是肝脏和肾脏，且大多属于组织刺激因子和致炎物质，因而可直接损伤消化道黏膜。该类毒素能明显影响食欲，故临床上很少见到急性中毒现象。T-2毒素、腐镰刀菌烯醇等会导致人类的食管癌、克山病与骨节过分增大问题。

4. 玉米赤霉烯酮

玉米赤霉烯酮（Zearalenone，ZEA）又称F-2毒素，是禾谷镰刀菌（*Fusarium graminearum*）、三线镰刀菌（*F. tricinctum*）、黄色镰刀菌（*F. culmorum*）、木贼镰刀菌（*F. equiseti*）、半裸镰刀菌（*F. sernitectum*）、腐皮镰刀菌（*F. solani*）等在生长过程中产生的毒素。玉米赤霉烯酮不溶于水，能溶于碱性水溶液、乙醚等有机溶剂和酸类中。它的耐热性较强，110℃下处理1h才被完全破坏。

玉米赤霉烯酮对于人与其他动物有类似雌性激素样作用，虽效力仅为雌激

---

① 长时间的收获期，指比正常收获期更长的收获期。由于收获期太长，庄稼在地里受到雨水和各种条件影响后就容易滋生霉菌。

素的十分之一，但长期摄入对于生殖系统的发育危害极大。妊娠期的动物（包括人）食用含玉米赤霉烯酮的食物可引起流产、死胎和畸胎。在急性中毒的条件下，对神经系统、心脏、肾脏、肝和肺都会有一定的毒害作用。

玉米赤霉烯酮毒素主要污染玉米、小麦、大米、大麦、小米和燕麦等谷物，其中玉米的阳性检出率为45%，最高含毒量可达到2 909mg/kg。我国将小麦、玉米及其加工作物的玉米赤霉烯酮限量标准定为60μg/kg。

5. 伏马菌素

伏马菌素（Fumonisin，FB）是串珠镰刀菌（*Fusarium moniliforme*）、轮状镰孢菌（*F. verticillioides*）等真菌生长过程中产生的一类由不同的多氢醇和丙三羧酸组成的结构类似的双酯化合物毒素，共有11种之多，其中伏马菌素B1（FB1）含量最多，影响最广泛。WHO国际癌症研究机构将伏马毒素B1、串珠镰刀菌及其产生的毒素（伏马毒素B1、伏马毒素B2和镰刀菌素C）列在2B类致癌物清单中。

伏马菌素主要损害肝、肾功能，引发脏器病变，且有一定的致癌性，也会对神经造成一定影响。伏马菌素的污染主要发现于玉米作物。目前，国际上只有部分组织与国家对伏马菌素的含量标准作出了限定，我国尚未对于伏马菌素提出明确的限定标准。

FB1为水溶性霉菌毒素，对热稳定，不易被蒸煮破坏，所以同AFT（黄曲霉毒素）一样，控制农作物在生长、收获和储存过程中的霉菌污染至关重要。

6. 脱氧雪腐镰刀菌烯醇

脱氧雪腐镰刀菌烯醇（deoxynivalenol，DON）又称呕吐毒素（vomintoxin），属单端孢霉烯族化合物，主要由禾谷镰刀菌和黄色镰刀菌产生，当遇到低温、潮湿等环境条件，这类真菌就会在谷物中生长。脱氧雪腐镰刀菌烯醇是分布最广泛的真菌毒素之一，在多种谷物中均可检出。它能够破坏人或动物的免疫系统，导致消化紊乱、脏器出血、浮肿、口腔病变、皮炎、血液紊乱等症状，同时它还具有一定的胚胎毒性和致畸性。在我国，该物质在食品中含量不得超过1mg/kg。

7. 展青霉素

展青霉素（Patulin，PAT）又称展青霉毒素、棒曲霉素、珊瑚青霉毒素，它是曲霉属和青霉属中部分菌种产生的一种次级代谢产物。毒理学试验表明，展青霉素具有影响生育、致畸性、致癌性和免疫毒性等危害，同时也是一种神经毒素，间接造成呼吸异常。由于展青霉素具有一定的刺激作用，能够导致反胃和呕吐。

展青霉素首先在霉烂苹果和苹果汁中发现，大量研究表明展青霉素在水果及其制品、饲料、蔬菜、谷物等中均可不同程度地检测到，但苹果及其制品中污染较为严重。世界卫生组织和欧盟规定展青霉素在食品中的安全限量为 50μg/kg。

展青霉素易溶于水、乙醇及乙酸乙酯等有机溶剂。在酸性环境中展青霉素非常稳定，在碱性条件下活性降低。

8. 麦角生物碱

麦角生物碱（Ergot Alkaloid）简称麦角碱，是由子囊菌麦角菌属（*Claviceps*）真菌产生的主要次生代谢产物中最具生理活性和毒性的一系列生物碱衍生物。麦角生物碱是人们最先认识到的一类真菌毒素，是麦角中毒的元凶。麦角生物碱的活性成分主要是以麦角酸为结构基础的一系列生物碱衍生物，如麦角胺（ergotamine）、麦角新碱（ergonovine）、麦角毒碱（ergotoxin）、麦角生碱（ergosine）、麦角克碱（ergocristine）等。

麦角生物碱的毒性效应主要作用于中枢和周围神经系统，麦角碱中毒主要有两类：坏疽性麦角中毒和痉挛型麦角中毒。坏疽性麦角中毒症状包括剧烈疼痛、肢端感染和肢体发黑等症状；痉挛型麦角中毒症状为神经失调，包括痉挛、麻木、瘫痪、脉搏加快、呕吐、出现幻觉和失明等症状。

麦角菌分布广泛，可以侵染7个科或亚科70多属的400余种禾本科植物，包括人类谷物食品常见来源的黑麦、大麦、小麦、燕麦等。用来生产面包的黑麦和其他谷物常受麦角菌污染。饲料和以大麦芽为原料的啤酒中也存在麦角生物碱污染，当动物在食用了被麦角菌属污染了的饲料后，所产的乳、蛋中也均发现有麦角碱的残留。对于麦角生物碱在食品和饲料中的风险评估非常重要，我国规定麦角碱在农作物中的含量不得高于0.01%。

9. 橘青霉素

橘青霉素（citrinin），也称橘青霉素、橘霉素，是一类醌甲基化合物，由橘青霉、土曲霉、扩展青霉、纯绿青霉和一些红曲霉属产生的毒性代谢产物。橘青霉素难溶于水，可溶于稀碱性溶液及有机溶剂。橘青霉素对动物和人类的危害中，肾毒性最显著，此外还有一定的基因毒性、致癌性和胚胎毒性。

小麦、玉米、大麦等农作物，腐烂的水果、蔬菜、肉食都被报道含有橘青霉素，如在酿制红米酒的红曲米中也发现了橘青霉素的存在，在红曲色素着色的素食食品和意大利发酵香肠中也有其被检出的报道，腐乳中橘青霉素含量甚至可达8.46mg/kg，酱油和黄酒也有相应橘青霉素的检出。

10. 黄绿青霉素

黄绿青霉素（citreoviridin）是主要黄绿青霉菌（*Penicillium citreoviride*）产生的具有生物活性的次级毒性代谢产物。不溶于水，易溶于无水乙醇、乙酸乙酯等。黄绿青霉素具有较强的亲脂性，有利于生物体对其吸收。

黄绿青霉菌能在较低的温度和较高的湿度下生长，自然界中广泛存在，容易污染新收获的农作物，如大米、玉米、小麦等。被侵染的粮食呈黄绿色霉变，食用后可发生急性中毒，症状主要有瘫痪、麻痹、呕吐和呼吸衰竭。此外，研究还表明黄绿青霉素还具有心脏血管毒性、神经毒性、遗传毒性。

11. 杂色曲霉素

杂色曲霉素（sterigmatocystin）是由构巢曲霉、杂色曲霉和离蠕孢霉产生的一类含呋喃环的氧杂蒽酮类化合物。不溶于水和碱性溶液，易溶于有机溶液，如二甲基亚砜、苯、氯仿、乙腈和吡啶，微溶于甲醇和乙醇。紫外线照射的条件下可发出砖红色荧光。

研究表明ST具有肝毒性、肾脏毒性、免疫毒性和遗传毒性。症状分为急性中毒和慢性中毒，急性中毒主要表现在肝、肾坏死，慢性中毒主要表现在肝脏坏死以及肝硬化。

该类毒素产生菌广泛存在于自然界，可侵染多种粮食作物如大麦、小麦、花生、玉米、大豆、坚果和咖啡豆等，尤其对花生、玉米和小麦等饲料饲草污染更为严重。潮湿的居住环境中地毯和天花板中ST的检出率也明显升高。

除以上介绍的真菌毒素外，还有诸如烟曲霉震颤素（FT）、串珠镰刀菌素等都可以引起真菌毒素的污染。总体分析不难发现，以谷物为主的粮食类食材是真菌毒素污染的重灾区。但也有诸如娄地青霉和沙门柏干酪青霉用于生产霉菌发酵奶酪，能够产生大量的有毒代谢产物，包括青霉素酸、异烟棒曲霉素、蓝酪霉毒素。人们应注意大量食用及高频次食用所带来的毒素积累问题。许多罕见和不明确的疾病都很可能找到与某些真菌毒素的相关性，例如俄罗斯的大骨节病、非洲的Mselini关节病、印度Malnad家族性关节炎、中国的变质甘蔗中毒等。

在平时生活中，应从食物的采买到存储等各个方面着手来避免真菌毒素对人们生活的影响。在食物原材料来源方面，应去正规的食品市场购买新鲜卫生的食品，杜绝购买劣质、产销来源不明的食品，不要购买过期变质的食物。研究表明，花生等食品黄曲霉素含量与外壳损坏和昆虫入侵等采前生理伤害呈正相关，还与外壳变色有关，这些信息可给人们在市场购买相关食材时作为参考，以避开一些真菌毒素污染的食材。此外，粮食、坚果和水果贮藏温度和湿度的控制也应引起足够的重视，应尽可能减少昆虫和啮齿动物的入侵，保持通风等条件。

根据动物实验的结果，当黄曲霉毒素污染的食品被不慎食用后，服用抗氧化剂能显著降低肝癌发生概率。通过间歇性服用高剂量奥替普拉可抑制黄曲霉毒素活化。在持续服用低剂量奥替普拉的情况下，通过与黄曲霉素发生N-乙酰-L-半胱氨酸共轭反应，可提高对体内真菌毒素的清除效果。另外，在日常生活的膳食中，可通过大量摄入富含抗氧化成分的绿色蔬菜来预防黄曲霉毒素诱发的肝癌。

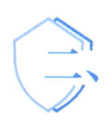

二、居住环境中生物安全问题浅析

人类一生中有近80%~90%的时间是在室内度过，工作生活时的室内环境因素与人类健康息息相关，也越来越多地受到人们的重视。随着人类科技的进步，人居环境也变得越来越复杂，人们在享受舒适便捷的现代生活的同时也容易在不经意间遭受与之相关的各种威胁。这些威胁可能是人居环境中的化学污染、电器产生的电磁污染，也可能是通过各种媒介产生的生物安全威胁。

（一）空调系统能否传播病原体？

每时每刻我们都需要呼吸，室内空气质量与人们健康之间的关系极为密切。空气的温度、湿度是影响人们在室内舒适程度的重要参数，通风换气可以改善室内空气质量，也会影响人们的感受。而大多居家使用的独立空调系统和大型楼宇采用的中央空调系统只有除尘、加湿的功能，而无消毒除菌的作用。中央空调系统同时与各个房间相连通，因而有可能成为病原体传播的通道。家庭分体式空调也会因为补充新风的能力差，室内空气得不到及时的更换，存在不利于健康的因素。那么，若病原体能在气溶胶的状态下稳定存在于空气中，空调系统使用不当能否使得病原体在空气传播从而产生严重的生物安全问题呢？答案是肯定的。

所谓病原体的空气传播（airborne transmission）是指潜在的被感染者吸入了通常称为飞沫核或呈气溶胶状态的颗粒物而实现的病原体传播。气溶胶（aerosol）是悬浮在气体介质中的固态或液态颗粒所组成的气态分散系统。这一系统中的颗粒直径≤5μm时，可以长时间在空气中稳定悬浮存在，并且可以长距离传播，甚至可以到达人类的下呼吸道。空气传播形式可以在没有面对面接触的情况下，让易感者吸入感染性颗粒实现空气源传染病的传播。在这个传播过程中，传染性病原体经一定时间和距离后仍保持感染性，如曲霉菌的孢子和结核分枝杆菌。

按照美国疾病控制中心和世界卫生组织的分类，病原体通过空气传播可分为三类：专性空气传播（obligate airborne transmission）、优先空气传播（preferential airborne transmission）、条件性空气传播（opportunistic airborne transmission）。专性空气传播是指病原体仅通过气溶胶的形式进行传播，最经典的例子是结核病，如肺结核；优先空气传播是指病原体传播途径多样，但气溶胶形式的空气传播占优势，如麻疹和水痘；条件性空气传播是指病原体通常情况下会通过其他途径进行传播，如飞沫传播，但在合适的条件下，特别是暴露在气溶胶产生程序下，如执行气管的插管和吸痰等操作时，病原体可经由气溶胶进行传播，比如流感和SARS。

自古以来人们对传染病是否能通过空气进行传播充满了恐惧和猜想，而现代社会自空调系统大规模使用之后，每当疫病大范围暴发时，由于中央空调有着连通多房间的特点，使得人们更加担忧空调系统会在疫情期间对病原体传播、扩散起到推波助澜的作用。以新冠病毒的传播为例，2020年有多宗新冠肺炎集中暴发的案例，其中比较著名的是"钻石公主号"游轮感染事件，截止到隔离结束，船员全部下船，这艘游轮上共计3 711名游客和船员中确诊感染人数为712名，占全船总体比例19.2%。由于感染人数众多，一时间人们纷纷开始猜测船上大面积暴发新冠肺炎的罪魁祸首是隔离期间持续使用的中央空调及通风换气系统。但事实上，至今对于新冠病毒能否通过空气传播尚无定论，更不必说中央空调系统了。由于尚无确实可信的科学结论，人们的忧虑依然还停留在猜想的状态。关于这一点有必要了解如下的事实和正反观点：

第一种观点，相关研究在空气及空调风口检测出病毒核酸的结果不等于空气中就一定存在具有活性及致病力的病毒。虽然有研究表明可在病房空调风口、管道内检测出病毒核酸痕迹，但后被证实有人触摸过风口，即使没有那些人为的干扰因素，很多相似的研究并没有直接证据表明检出核酸就等于有活性病毒的存在。即便有活性病毒的检出，能否等于其有致病力？若能证明发现的病毒有致病力，没有一定浓度与传播条件能否造成感染？这一系列的问题截至本书编写之际还没有严谨的科学实验得出确切的结论。

第二种观点，病毒以非细胞生命形态存在，离开了宿主细胞及合适的液体环境，随着时间的推移，其活性将受到严重影响，甚至失活。故有观点认为，病毒如新冠病毒不可能会随空调回风气流通过回风口过滤与空调系统的新风混合稀释，经空调箱热湿处理、再次过滤、由风机送入室内后仍具备活性和传染力。因为大的飞沫会很快在室内沉降，即便有极少部分到达空调回风口，进入空调系统，病毒所处的液体环境也会很快在上述的流动途径中蒸发消失，再加上一定的消毒、过滤等环节，会使病毒的浓度显著降低，活性也消失。

第三种观点，从欧美国家在2020年的COVID-19疫情期间公布的空调系统使用指南来看，中央空调系统并未被看成是加速传播的因素。比如，美国采暖、制冷与空调工程师学会（ASHRAE）发布有关建筑物中COVID-19和HVAC（Heating, Ventilation and Air Conditioning，暖通空调系统，即中央空调系统）之间关系的声明："……ASHRAE声明如下：ASHRAE正式反对不要运行住宅或商用HVAC系统的建议，并声称在这段时间内保持空调开启可以帮助控制病毒的传播……"；英国设备工程师协会（CIBSE）认为几乎没有强有力的研究来支持"冠状病毒可以通过空调系统传播"这一观点，"在现阶段，没有理由认为通风或空调系统对病毒的传播起了重要作用"；德国室内通风技术协会（RLT）发布的新闻稿中声明："根据目前的知识，基本上可以排除冠状病毒通过通风/空调系统的传播"，同时声明"要求在COVID-19疫情期间开启通风与空调系统。"

第四种观点，支持空调可以增加新冠病毒传播风险。这种观点认为，目前没有报告数据或研究直接排除了空气传播途径的可能性。这类观点认为几十至上百纳米级的新型冠状病毒作为小的飞沫核，存在长距离空气传播的可能性。部分学者认为COVID-19的传播途径有可能含有空气传播，并已有研究获得了气溶胶中新冠病毒的活性和感染力保持时间的数据。比如，2020年3月，新英格兰医学所发表的一项针对新冠病毒的研究表明，在21～23℃，相对湿度（RH）65%的条件下，SARS-CoV-2的活性至少可以保持3h，这一数据与2003年暴发的非典病毒非常相似。值得注意的一个事实是，上面的数据是在实验室模拟的气溶胶状态下所得出的结果，而真实环境中建筑通风控制对传染病的影响研究及相关科学证据的收集工作十分困难。含病原体的气溶胶存在及具有活性的时间有限，且动态变化情况很复杂，一旦有效时间过去，空气中的原本存在的微生物飞沫核可能消失，最有效的证据也就会随之消失。在许多情况下，通风的影响与病毒其他传播途径的影响因素同时存在，能够证实病毒为空气传播的流行病学研究十分困难。逻辑上讲，既然该类飞沫可长时滞留在空中并具有活性，就有可能随气流进入空调系统进而实现传播及传染。

我国卫健委在疫情期间相继发布的《新型冠状病毒肺炎诊疗方案》试行第六、七版中关于传播途径方面的阐述是除呼吸道飞沫和密切接触传播外，分别新增"在相对封闭的环境中长时间暴露与高浓度气溶胶情况下存在经气溶胶传播的可能"以及"由于在粪便及尿中可分离到新型冠状病毒，应注意粪便及尿对环境造成气溶胶或接触传播"。相应的，在《新冠肺炎流行期间办公场所和公共场所空调通风系统运行管理指南》中也对中央空调的使用提出了要求："全空气系统的集中空调在使用时要求关闭回风阀，用全新风方式运行……""……当场所出现下列情况时应当停止使用空调通风系统：发现疑似、确诊新型冠状病毒感染的肺炎病例……"

综合上述观点，在正常生活状态下，普遍的观点认为正确使用中央空调系统对新冠病毒传播的影响并不会产生促进作用。但对于医院、生物实验室等高风险环境，情况会变得复杂。在医院的某些呼吸系统重患病房、气管插管等操作区或生物实验室等情况环境下，病毒在某些空间（如污染区）的浓度会非常高，则中央空调的设计、安装和使用必须遵守相应的生物安全规则，否则将会对病原体起到扩大传播范围和加速其传播的负面作用。

对于种类不同的病原体，中央空调对其产生的影响也不尽相同。上面所列的4方面观点和事实仅是针对SARS-CoV-2病毒而言，对于其他病毒，可能由于病毒对环境等因素的耐受程度等不同，结论也许会有不同。实际上无论是含病毒还是细菌、真菌的气溶胶，它们都可被统称为微生物气溶胶，这类气溶胶的构成主体、生存及活性直接影响它们的传染力。

影响微生物气溶胶生存及活性的因素一般包括悬浮介质、温度、相对湿度、氧敏感性和暴露于紫外线或电磁辐射等。环境温度和相对湿度是病原体气溶胶生存的重要影响因素且极其复杂。以人类冠状病毒CoV-229E（HCV/229E）为例，含有该病毒的气溶胶，在20℃，相对湿度30%的条件下，其半数存活时间（HF）为$26.76 \pm 6.21h$，而在20℃，相对湿度50%的条件下，其半数存活时间（HF）则为$67.33 \pm 8.24h$，甚至6天后仍可检出有活性的病毒。而当温度在6℃，湿度在80%时，该病毒的半数存活时间（HF）可达到$86.01 \pm 5.28h$。从以上的例子可知，环境的温度、湿度对气溶胶状态下的病毒生存状态影响非常显著，而不同种类的病毒在不同条件下表现也不尽相同，比如上述CoV-229E病毒与SARS-CoV-2的半数存活时间上的差异。

相对于病毒而言，细菌和真菌是非宿主依赖的生命形态，更容易在环境中保持活性，如果是通过空气传播的病原体，在中央空调使用不当的前提下，很可能会加速疫病的扩散。有研究表明，空调系统会增大细菌感染的风险，在一定的实验条件下，可增大感染风险至无空调状态的2.5～3.5倍，集中式全空气空调系统相对于同属中央空调的集中式风机盘管系统和非中央空调的分体式空调系统感染风险更高。历史上也有空调系统导致传染病流行的案例，如1997年6月初，北京某写字楼由空调系统导致的员工上呼吸道感染样军团病的暴发性流行，最终感染率高达34.62%。可见中央空调的使用必须安全、科学、合理，否则有可能增加病原体的传播风险。

除建筑空调通风设计应该加强室内空气传播疾病的工程控制考虑外，在现有条件下可以通过空调系统的操作规范来避免风险。根据《新冠肺炎流行期间办公场所和公共场所空调通风系统运行管理指南》给出的意见及相关学会、协会、地方政府出台的相关指南，日常生活中，当有疫情发生或是有这种可能性时应这样操作：

1　停止使用不带新风的集中式空调系统。

2　有新风的集中式空调系统应采用全新风运行，关闭系统所有的回风口，同时开启相应的排风系统，并适当开启外窗以确保通风有效性。

3　有新风供给的风机盘管机组/多联机空调/分体式空调，在使用过程中新风空调系统应全部投入正常运行，同时应开启相应的机械排风系统；有可开启外窗的房间应使外窗保持一定的开度，尽可能地引入室外新风。

4　无新风供给的风机盘管机组/多联机空调/分体式空调，使用过程中，有可开启外窗的房间要保持外窗一定的开度，尽可能地引入室外新风。

（二）建筑结构及相关附属系统的生物安全

在2003年非典型肺炎暴发期间，香港淘大花园小区的E栋大楼社区感染案例引起了世界瞩目。所有香港淘大花园住宅区SARS感染病例的41%发现于E栋，而在E栋楼中8号单元的各层住户所感染人数占全部E栋中感染人数的73%，这显然是某种因素导致的。根据流行病学的调查，淘大花园每栋楼各单元（各层相同门牌号房间）的下水道都由一条直立式污水管穿越各层楼板串联在一起。

彼时淘大花园的首名源头病人有明显的腹泻症状，据统计66%的淘大花园感染者都有腹泻症状。E座的SARS感染者的排泄物会顺着下水道排入污水渠。由于管道结构、污水高速湍动流动状态等原因，导致带活病毒的污水在下降过程中形成了含病毒的气溶胶。那么气溶胶又是如何进入各个房间的呢？据世界卫生组织2003年5月公布的香港淘大花园SARS传播的环境卫生报告显示，其中一种传播的途径是下水管道系统。众所周知，污水管连接了马桶、洗手盆、浴缸和浴室的地面排水口（地漏），这些装置都有U型的聚水器，防止污水管的异味气体和昆虫进入。但是，由于大部分住户是用拖把而非冲水清洗地面，所以地面排水口（地漏）下的U型聚水器干涸，未能够发挥阻隔下水管道中污染气体的作用。当房间密闭而打开排风时，带有病毒污染的气溶胶便从污水管流入居民的家中，从而造成了大面积的感染病例。

从香港淘大花园SARS传播的案例获得的启示是能够通过气溶胶形式传播的病原体均有可能在主排污管与房间连通状态下进行传播。所以，在日常生活中从生物安全的角度来看，应当经常检查卫生间的马桶、洗手盆、浴缸和浴室的地面排水口（地漏）的U型聚水器蓄水情况，切断可能的传染病传播途径。

下水道U型聚水器干涸后与主排污管相连通，不仅能让下水道中的气溶胶与房间相连，还有可能让蚊虫等通过这个通道进入房间，引起疾病的传播。据研究表明，原本滋生于稻田、较清的污水和静止或半流动的水体中的蚊虫可以适应城市下水道污水的环境。而且蚊虫的成虫喜暗，当管道不特别长，且冲水不频繁的情况下，蚊虫可以通过干涸的U型聚水器排水口进入房间。蚊虫是传播脑炎、登革热等传染病的媒介，这一生物安全威胁应引起人们高度重视。

（三）家电的生物安全问题

现代人类生活离不开各种家用电器，家用电器在带给我们生活便利的同时，也有可能带来各种污染，甚至对人们健康产生直接或间接的威胁。前面提到过的空调系统，如果长期不进行清洁，那么空调系统的过滤网和管道容易吸附螨虫和真菌等微生物，相似的问题在吸尘器的滤芯上也会出现。在这些家电工作时，脱落的微生物从出气口被吹到室内，会直接对室内空气造成污染，从而产生生物安全问题。

冰箱也可能成为微生物污染的重灾区，冰箱内易滋生三线镰刀菌、嗜冷腐败菌、小肠结肠炎耶尔菌，对储藏的食物造成污染。由于很多冰箱里的微生物污染的源头都来源于食物原材料，在本书食品与生物安全部分已有介绍。总的来讲，冰箱内的食物，无论冷藏还是冷冻的食物都不要过久储存，而且诸如肉类的食品一定要加热煮熟足够时间才能食用。

洗衣机是家用电器中另一个有利于微生物滋生的地方。常年阴暗、潮湿的环境，导致在洗衣机的机壳内壁、洗衣桶内壁和各种缝隙里非常容易滋生霉菌等真菌。同时，洗衣机中也可检出多种细菌，多数为条件致病菌，少数为致病菌，其中检出率较高的为铜绿假单胞菌、大肠杆菌和金黄色葡萄球菌。研究还发现，不同使用年限的洗衣机细菌污染程度存在差异，但使用年限超过3年的洗衣机，随时间延长污染菌增减并不明显，主要是由于使用年久的洗衣机内可形成不容易被清洗掉的生物膜。面对较为严重的微生物污染，简单地清洗擦拭内外桶，通风、清理过滤网袋和消毒剂浸泡等方法，仅能一定程度上减少洗衣机的污染程度，并不能根本解决洗衣机污染问题。研究表明，洗衣机内外筒目视干净与否，与其细菌总数并不相关。解决洗衣机污染问题，必须定期清除洗衣机槽中的污垢和微生物，防止生物膜的形成。目前已有很多洗衣机的品牌注意了这类问题，纷纷推出了含银离子的洗衣桶材料以及可以高温洗涤和进行洗衣筒清洁消毒的程序，能够在很大程度上解决这类生物安全问题的产生。

随着信息技术的迅速发展，诸如打印机、打印复印一体机等附属输出设备已广泛应用于办公室及家庭中。这些设备在给人类带来便捷的同时也成为室内空气污染物的来源之一，打印机在工作过程中会释放出大量超细颗粒物，主要通过鼻腔吸入的方式侵入人体。在日新月异的技术更迭中，为了提高打印质量，墨粉颗粒逐渐向超细方向发展，甚至达到纳米级别，这无疑又增加了由于使用打印机而带来的室内环境风险及对人体健康的影响。

研究表明在室内空间使用打印机或复印机后，空气中$PM_{2.5}$和PM_{10}颗粒物浓度增高明显。利用实验动物进行墨粉颗粒对支气管作用的研究表明吸入墨粉颗粒将影响动物体的正常生长，引发肺部严重的炎症反应，破坏肺部正常生理结构。此外，墨粉颗粒也可能吸附诸如病毒或是孢子等微生物，被污染的颗粒物还能促进病原体的扩散引起更复杂的生物安全问题，也应引起重视。

三、穿出健康来

在一些美国历史题材的著作中有一个"天花毛毯"的故事，大意是1763年6月英军在匹兹堡要塞（Fort Pitt）被困，英国北美军队总司令，上将杰弗瑞·阿默斯特（Jeffrey Amherst）获悉后便给驻守于要塞的陆军上校亨利·布奎特（Henry Bouquet）写信建议他们向正在围困要塞的特拉华和萧尼族印第安部落传播天花，布奎特回复："我会试着通过一些毛毯将病菌输送给这些混蛋。"后来在一场外交活动中罪恶的毛毯被送给了当地首领，随后发生的天花瘟疫大幅削弱了相关印第安部族。当然关于这场发生在印第安部落中的天花瘟疫是否确实是通过毛毯传播了病原体导致的，还没有明确的历史结论。但值得注意的是天花病毒抵抗力较强，能对抗干燥和低温，在痂皮、尘土和被服上，可生存数月至一年半之久，这些都对这段历史的可能性提供了或多或少的佐证。类似的还有"斑疹伤寒"通过衣物传播的记载。

然而人类历史上纺织品与病原体结合并非都产生罪恶和负面的例子，纺织品在中国天花防疫历史上就起到了积极的作用。据程从周的《程茂先医案》及其他诸多史书的考证，中国16世纪时就已经发明了预防天花的人痘接种法，其中"痘衣法"就是人痘接种法之一，其做法是取天花患儿贴身衣物，给未出痘的健康小儿穿着2~3天，以达到种痘的效果。通常在实施"痘衣法"后的10天左右健康幼儿可能会开始发热，此时即表明种痘成功。虽然这种方法成功率低，出痘症候较缓，但安全性较高，所以流传很广。时至今日，民间依然有将幼儿衣物流转使用的民俗，处理得当的话，有可能使婴幼儿通过接触衣物上的微生物群落后获得对不同病原体的免疫效用。

（一）与纺织品相关的生物安全威胁

纵观古今，各种纺织品与人们日常生活品质关系密切，但因其可能产生的生物安全威胁易被忽略。随着人类社会发展和纺织工业技术的变迁，从贴身衣物、被褥到地毯、装潢材料等纤维，纺织品的种类和使用格局都发生了巨大的变化。纺织品从使用环境来划分，可分为家用的纺织品和公共纺织品，它们都有可能成为携带病原体的媒介，从而产生进一步的生物安全威胁。

纺织品一般从出厂到消费者手中会有包装的保护，但很多包装不是严格的密封，且很多纺织品在运输、存储、销售、使用整个过程中没有任何防止或消除微生物污染的措施。如果纺织品吸附了致病菌，在合适的温度、湿度条件下致病菌会增殖、产生毒素、孢子，如果致病菌通过织物的位移飘散到空气中，就容易引起生活环境等方面的污染。尽管有部分特殊用途纺织品在生产过程中会加入抗菌、防腐剂用来防止微生物增殖，但反复的使用及清洗等过程会使抗菌、防腐剂降解，从而失效。

此外，重复使用的纺织品，尤其是公共用纺织品的卫生情况有诸多隐患。

公共用纺织品是指在公共场所供不同的人重复使用的纺织品，一般指旅店、酒店、医院、火车卧铺、照相馆、婚庆中心、休闲娱乐场所、美容美发机构、托幼养老机构、洗衣中心所使用的各种床上用品、座套、浴巾、餐巾、毛巾、衣物等。此类用品由于其具有的可反复使用的特性，使得它成为致病微生物的载体和某些传染病的传播途径。这些织物使用后通常成批清洗，但若清洗程序不合规，会造成交叉污染，由于处理量很大，很难在消毒程序上做到完全规范的高温烫洗、紫外线杀菌，从而引起相应的生物安全威胁。

同时应当引起重视的还有婴儿用纺织品和捐赠用纺织品。婴幼儿用纺织品多为棉质材料，禁止添加抗菌剂，从而更易产生微生物繁殖。有些棉花纤维和棉纺织品的农药残留、色牢度差、一些处理工艺使织物的酸碱条件改变等产生的危害已有报道。捐赠纺织品中多是衣物、毛绒玩具等，由于这些都能直接接触人体，相关的病原体污染和防控也需重视。

（二）纺织品的生物安全危害种类

根据我国现行进出口纺织品微生物项目检验规范可知目前对纺织品的致病菌监控项目要求是不得检出金黄色葡萄球菌、铜绿假单胞菌及溶血性链球菌。但对人们构成威胁的、通过纺织品使人们感染的病原体还远不止这些，例如沙门氏菌、大肠杆菌、霉菌、酵母菌等。这些都可在我国相关的法律法规和标准中找到说明，如在公共场所的卫生安全方面，现行国家标准《公共场所卫生指标及限值要求》GB 37488-2019、《公共场所卫生检验方法　第4部分：公共用品用具微生物》GB/T 18204.4-2013等。

日常生活中，诸如地毯这类纺织品内还会滋生很多以人类皮屑等为食的螨虫。螨虫是体型微小的节肢动物，大小一般小于1mm，平均在0.5mm左右，也可小到0.1mm，肉眼很难看见。螨虫食性多样，如人的汗液、分泌物、头皮屑等。世界上已发现的螨虫有数万种之多，与人类居住环境和健康相关的螨虫就有40余种，主要以尘螨为主。它们分布在地毯、沙发、毛绒玩具、被褥、坐垫、床垫和枕芯等纺织品处，繁殖速度极快。根据一些调查的数据可知，总螨数分布最多的是地毯，其次为棉被、床垫、枕头、地板及沙发等。螨虫的尸体、分泌物和排泄物都是可致病的过敏原，会引起哮喘、皮炎、鼻炎、湿疹、干草热、花粉热及其他过敏性疾病，这些疾病导致儿童患病的比例更高。如果螨虫进入人体可引起尿路螨症、肺螨症、肠螨症或疥疮等疾病，严重危害人体健康。

纺织品生产过程中所用到的染料及化学品处理不当也会引起影响人体健康的问题，如由于染料本身原因加上织物的色牢度不够等导致的致敏染料问题等。致敏染料是指某些会引起人体皮肤、黏膜或呼吸道过敏的染料。大量研究表明，目前市场上初步确认的过敏性染料有近30种（不包括部分对人体具有吸入过敏和接触过敏反应的活性染料），其中绝大部分为分散染料，还有酸性染料。这类染料主要用于聚酯、聚酰胺和醋酯等化学纤维的染色。另外，大多数纤维纺织品在退浆、煮练、漂白、染色、印花、固色、还原等工艺过程中需使用酸或碱类化学品，如果在出厂前水洗工艺处理不彻底，服装上就会有酸或碱类化学品残留。人皮肤环境属于弱酸性（一般在pH 5.5~7.0），如果贴身穿着服装的酸碱度超标，就会破坏人体皮肤表面弱酸性环境，从而引起皮肤瘙痒，使得皮肤容易受到病菌侵害，引起皮炎等症状。

（三）防控纺织品相关生物安全威胁的措施

针对上面提到的各种纺织品相关因素对人体健康的威胁，建议采用如下措施来减少其影响：

1 勤通风，保持家庭环境的温、湿度适当，保持清洁，避免产生微生物及螨虫等生长的条件。

2 对于新衣物尤其是贴身穿着的衣物应清洗后再穿着。对于易污染的衣物或床单等纺织品应经常采用高温洗涤、烘干的手段对其进行清洁。

3 对被褥、枕芯等不好清洗的织物，可以定期利用传统的阳光直接晾晒的办法来进行处理，研究表明，这种处理方法可以有效去除纺织品表面的有害微生物污染，也可以对不方便家庭清洗的被褥、枕芯等织物存在的微生物污染起到非常明显的消毒除菌作用。

4 经常性地对地毯、被褥等纺织品采取抑螨、驱螨的措施，这样不仅能有效遏制与尘螨有关皮肤病的发生，同时还可以抗菌、抑制细菌的繁殖。具体操作可采用传统的阳光直接晾晒加拍打的办法，也可经常进行高温清洗、烘干，或使用一些除螨的化学制品或工具进行操作。

四、饲养宠物的生物安全问题

在新冠病毒肆虐的2020年之初，人类还没有从病毒在人间传播的困境走出来时，4月22日，美国CDC确认，美国疫情风暴中心纽约，有两只宠物猫感染了SARS-CoV-2病毒。无独有偶，在2020年3月，曾出现过宠物狗确认感染SARS-CoV-2病毒的案例。另外，武汉病毒所联合华中农业大学在武汉新冠肺炎疫情暴发后收集的102份猫血清中检测出有15份（14.7%）呈阳性。在阳性样品中，有11株具有新冠病毒中和抗体。该研究数据表明，新冠病毒在武汉暴发期间已感染当地的猫群。这样的结果似乎不太出乎人们的意料，却也引起了一定的恐慌，人们不禁想到，会不会宠物间传染，进而再将病毒传染给人类从而扩大病毒的传播范围？庆幸的是，纽约宠物猫感染新冠病毒的案例里，在与之接触过的住户中，无人被确诊患有新冠肺炎，但卫生部门还是建议疫情期间宠物应当尽量在室内活动。这样的建议也是可以理解的，鉴于猫、狗等宠物与人类亲密无间，生活中共享着很多空间，也自然共享着很多病原体，甚至有时候人类和宠物一起生病，即人兽共患病。

事实上，人类的感染性疾病中约有六成是由动物传播给人类的。人兽共患疫病多达数百种，据不完全数据统计，我国的人兽共患疫病就多达200多种，其中有相当部分在人类和伴侣动物中传播。随着不同地域间宠物贸易迅猛发展，宠物的种类也在不断增加，小白鼠、豚鼠、金丝熊、龙猫（毛丝鼠）、小松鼠、巴西龟、蜥蜴、蝎子以及蜘蛛等动物逐渐进入人类的家庭。但部分动物品种来源不明，销售渠道不规范，卫生免疫程序缺失，这些动物可能成为人兽共患病病原体的宿主与传染源，一旦与人密切接触后，会通过不同途径将病原体传播开来。

宠物与人类的关系越密切，由此经宠物带给人类的感染性疾病也越来越高发。宠物源人兽共患病的病原体主要包括细菌、病毒、立克次体、衣原体、真菌、寄生虫等，但以病毒和细菌所占比例较高。这些疾病病原体的传染性、致病力及对人体健康造成的危害也轻重不一，但部分病原体的致死率很高，应当在生活当中引起重视。那么在生活中，常见的宠物源人兽共患病具体有哪些？又应该注意些什么呢？

（一）常见病毒性人兽共患病

宠物源病毒性人兽共患病种类繁多，其特点是传播迅速、易造成流行性疫情。该类疾病预防较为困难，一般无特效药物，诊治也较为困难，只能对症治疗，对人类的危害严重。

1. 狂犬病

该病是由狂犬病病毒引起的人和动物共患的急性传染病，病毒主要侵害人中枢神经系统，患者临床主要特征是呈现狂躁不安和意识紊乱，最后麻痹而死，该病一旦发病，死亡率接近100%。绝大部分的人类感染狂犬病毒病例是由犬传播导致的。人类通常在被已受感染的动物深度咬伤或抓伤后染上狂犬病。该病也可通过感染性物质（通常为唾液，唾液中含有狂犬病毒）直接接触人体黏膜或新近皮肤破损处传染。通过吸入含有病毒颗粒的气溶胶感染狂犬病现象很罕见。人类因摄入动物生肉或其他组织而感染狂犬病从未得到证实。狂犬病潜伏期通常为2~3个月，短则不到一周，长则一年，这取决于狂犬病毒入口位置和狂犬病毒载量等因素。

一旦被患该病的犬类咬伤，应立即采取"接触后预防"措施，即及时、早期的治疗，以防狂犬病毒进入中枢神经系统而导致死亡。这些措施包括：

1 尽快彻底清创并对伤口进行局部处理：用肥皂和水、洗涤剂、聚维酮碘消毒剂或可杀死狂犬病毒的其他溶液彻底冲洗和清洗伤口15min以上。

2 利用符合世界卫生组织标准的有效力和有效果的狂犬病疫苗接种一个疗程。

3 如有指征，可注射狂犬病免疫球蛋白。

在接触狂犬病后很快进行有效治疗可以防止出现症状和死亡。从成本效益的角度来看，为犬类接种疫苗是预防人类狂犬病最好的方法。为犬类接种疫苗不但可以消除狂犬病的致死率，还能减少被狗咬伤病人的接触后预防需求。

2. 流行性感冒

流行性感冒（Influenza）简称流感，是一种重要的人兽共患病毒性疫病，通常侵害宿主的上呼吸道，病毒传播快速，易引起大的流行和暴发。

流感病毒属于正黏病毒科，下设A型流感病毒属、B型流感病毒属和C型流感病毒属。3种病毒基因组存在较大差异。目前引起各种动物感染和发病的主要为A型流感病毒。根据病毒血凝素和神经氨酸酶的差异，可将病毒血凝素分为16个亚型（H1～H6），神经氨酸酶分为10个亚型（N1～N10），它们之间可以相互组合，构成更多的亚型，如H1N1、H5N1、H7N2等，各亚型之间无交互免疫力。流感病毒对环境的抵抗力相对较弱，高温或低pH值、干燥等理化因素均可使病毒灭活。一般消毒剂对病毒均有作用，尤其对碘蒸汽和碘溶液特别敏感。

犬、猫等宠物可感染人禽流感，并能成为流感病毒的"储存宿主"，从而对人类构成威胁。

3. 流行性乙型脑炎

流行性乙型脑炎（简称乙脑）是一种中枢神经系统的急性传染病，发病时有高热、意识障碍、惊厥、强直性痉挛和脑膜刺激征等症状，重型患者往往留有后遗症。宠物猪的感染率高，蝙蝠、蛇、蜥蜴、家禽、家畜、鸟类等均可感染乙脑病毒，成为传染源。该病毒通常由蚊为媒介而传播，发病具有明显的季节性和一定的地理分布区，多发于蚊类大量滋生的夏、秋季。病毒能在蚊体内繁殖和越冬，且可经卵传至其后代，因此蚊虫不仅是传播媒介，也是病毒储存宿主，所以防控措施应主要为消除蚊类滋生的环境和传播途径。

在56℃下，作用30min即可使乙脑病毒灭活。适当浓度的来苏儿溶液也可以在几分钟内使该病毒灭活。该病毒对去氧胆酸钠、乙醚、氯仿等均很敏感。

4. 流行性出血热

流行性出血热又名肾综合征出血热，是由流行性出血热病毒（汉坦病毒，EHFV）引起的一种危害人类健康的重要传染病，其发病率较高，病死率在5%~10%。人感染后主要表现为发热、出血、充血、低血压休克和肾功能衰竭。

该病毒主要宿主为鼠类，也包括猫、猪、犬、兔等其他动物。本病传播途径多样，如可通过被病毒污染的鼠类粪便、尿液、唾液形成的气溶胶，经呼吸道感染；也可通过被污染的食物、水经消化道感染；经破损的皮肤伤口接触传染；还可由寄生于宠物的革螨、恙螨叮咬传播本病。

此外，诸如冠状病毒感染、登革热、疱疹病毒感染、痘病毒感染、戊型肝炎等都是病毒性的宠物和人共患传染病。还应引起注意的是，有些病毒病虽然不是严格意义上的人兽共患病，但存在人的食物和水源被动物排泄物污染导致的粪口传播的可能，比如轮状病毒等。

（二）常见感染人和宠物的细菌性传染病

1. 结核病

结核病是由结核分枝杆菌、牛型分枝杆菌等引起的人、畜、禽及伴侣动物共患的一种慢性传染病。该病是目前严重危害公共卫生的重大人兽共患病之一。

诸如犬、猫、鸽、鹦鹉、八哥等伴侣动物身上，结核病感染均有报道，但其危险性隐蔽，容易被忽视。犬的结核病主要是由人型和牛型分枝杆菌所致，多表现为亚临床症状，易与其他呼吸道疾病混淆，从而使患病犬成为人类结核病最隐蔽、危险的传染源。

2. 布鲁氏菌病

该病又称布氏杆菌病，简称布病，是由布鲁氏菌引起的一种人兽共患慢性传染病。本病的易感动物很多，包括人及常见的伴侣动物犬、猫，还有如羊、牛、猪、鹿、骆驼、马、狐、野兔、猴、鸡、鸭以及一些啮齿动物等。

本病的主要传播途径是消化道，其次是皮肤、黏膜及生殖道，即使是无创伤的皮肤也可感染，通过结膜、交配等途径也可感染。此外，经呼吸道传播也有报道。该病可引起菌血症，导致流产、不孕不育及局部病变。

人患布鲁氏菌病潜伏期不一，短则3天，长至1年以上，一般为2~3周，该病容易转为慢性。动物患本病的潜伏期长短不一，短的约2周，长可达半年。多数病例为隐性感染[①]。部分动物表现为关节炎、滑膜炎及腱鞘炎，易引起跛行。

布鲁氏菌对外界因子有较强的抵抗力，在水和土壤中能存活 72~114天，在粪便、尿液中能存活45天，在冷暗处的胎儿体内可存活 6个月。但对湿热很敏感，70℃作用5~10min即可被杀死。对消毒剂抵抗力不强，常用的消毒药都能在短时间内将其杀死。

3. 猫抓病（猫抓热）

该病是人与猫接触后被猫抓、咬或舔而感染巴尔通体所引起的一种良性、自限性细菌性人兽共患病。约50%的猫带有该病的致病菌。猫抓热的发生具有一定的季节相关性，温带气候的地区猫抓热病主要发生在秋季和冬季。

该病主要发生在15岁以下的儿童身上。该病的临床表现多变，轻症居多，通常以局部皮损、红肿不退及腋下或颈部的淋巴结肿大为主要特征。也有全身症状如发热、疲乏、厌食、恶心、呕吐、腹痛等胃肠道症状伴体重减轻；头痛、脾肿大、咽喉痛及结膜炎。较少见的临床表现及并发症有脑病、慢性严重的脏器损害、关节病等。该病程呈自限性，一般在1~6个月，预后良好，除并发严重脑病者，很少致死。

4. 莱姆病

该病是由病原体伯氏疏螺旋体（*Borrelia burgdorferi*）感染引起的一种自然疫源性人兽共患病。莱姆病在我国分布相当广泛，发病率高，临床表现复杂多样，是能引起人体多系统器官损害的全身感染性疾病，对人类健康构成严重危害。

该病的潜伏期为3~32天，病菌在皮肤中扩散引起皮肤损伤，当病菌侵入血液后，引起发热、肢关节肿胀、疼痛，神经系统、心血管系统、肾脏受损并出现相应的临床症状如关节炎、脑炎、心肌炎等。

人和多种动物包括鼠、兔、蜥蜴、鸟类、犬、马、牛等家畜对本病均有易感性，可成为宿主和传染源。该病主要通过蜱虫叮咬作为媒介传染给动物和人类，也可通过接触传播、经血传播、垂直传播而感染。

---

① 隐性感染指病原体侵入机体后，会有特异性的免疫应答，不出现明显的临床症状体征，甚至生化变化，通常只能通过免疫学检查才能发现。

5. 鼠疫

鼠疫，又称黑死病，是鼠疫耶尔森氏菌引起的自然疫源性烈性传染病，被列为我国法定传染病中的甲类传染病之首。该病传染性强，发病急、病死率高。

该病潜伏期为1~7天，个别病例可达到9天。受感染者开始通常出现流感样症状，如出现发热、寒战、头痛、肌痛以及虚弱、呕吐和恶心。临床鼠疫感染通常表现为3种类型，即腺鼠疫、败血性鼠疫和肺鼠疫。

大多数动物（特别是鼠和兔）和人都可以感染该病，该病广泛流行于啮齿动物和蚤类之间。人和感染动物或跳蚤接触后，会感染发病并引起流行。

该病传播途径基本有三种：腺鼠疫的传播方式主要通过印鼠客蚤等十余种蚤类叮咬储存宿主又叮咬人或其他动物而传播，即啮齿动物→蚤→人的传播途径；也可经皮肤传播，直接接触患病啮齿动物的皮、肉、脓血、痰等，经皮肤伤口而感染；或借飞沫经呼吸道传播，形成"人→人"的方式传播。

鼠疫杆菌在低温条件及有机体中生存时间较长，在脓痰中可存活10~20天，在尸体内可存活数周至数月，在蚤粪中能存活1个月以上；对光、热、干燥及一般消毒剂均十分敏感，日光直射4~5h即死，加热55℃作用15min或100℃作用1min、5%苯酚溶液、5%来苏儿溶液、5%~10%氯胺溶液均可将病菌杀灭。

6. 土拉菌病

又称兔热病或野兔热，是由土拉弗朗西斯菌（简称土拉杆菌）引起的一种自然疫源性急性传染病，临床表现主要有发热、淋巴结肿大、皮肤溃疡、眼结膜充血溃疡、呼吸道和消化道炎症及毒血症等，危害甚大。

该病的易感动物种类很多，包括哺乳类、鸟类、爬行类、鱼类、无脊椎动物等，但主要感染啮齿动物并可传染给其他动物和人。该病的传播途径多，主要为直接接触、昆虫叮咬以及消化道摄入传染。媒介昆虫包括蜱、蚊、虻、蚤、虱、螨、臭虫等。也可由气溶胶经呼吸道或眼结膜进入体内。该菌传染力强，能透过没有损伤的黏膜或皮肤。

该病临床表现为不同类型症状。通常人感染该病菌潜伏期为1~10天。大多急剧起病，突然出现寒战，继而出现高热，体温达39~40℃，伴有剧烈心痛、乏力、肌肉疼痛和盗汗。发热可持续1~2周，甚至数月。常伴有肝、脾肿大，压痛感等。

病原体土拉弗朗西斯菌，在自然界中生存力较强，但对理化因素抵抗力不强，在55~60℃条件下，处理10min即可杀灭，普通消毒剂可灭活，但它对低温、干燥的抵抗力较强。

7. 炭疽

炭疽是由炭疽芽孢杆菌所引起的多种动物和人类共患的急性传染病，在我国归为乙类传染病。临床上主要表现为急性、热性、败血性传染病症状，其病理变化特点是脾脏显著肿大，皮下及浆膜下组织呈出血性胶样浸润，天然孔出血，血液凝固不良，呈煤焦油样。人感染后多表现为皮肤炭疽、肺炭疽及肠炭疽，皮肤炭疽最为多见，约占98%。

已感染病畜的皮毛、血液及肉中含有大量炭疽杆菌，当人直接或间接接触病畜及被其污染的皮毛时，会引起皮肤炭疽；吸入混有炭疽芽孢的灰尘，经呼吸道黏膜侵入人血液会引起肺炭疽；人进食病畜的肉、乳及带菌的水则会引起肠炭疽。

炭疽病的主要传染源是患病动物。在自然条件下，以牛、马、羊、驴、鹿等草食动物最易感，猪的易感性最低，犬、猫、狐狸等肉食动物很少见，家禽几乎不感染。

炭疽芽孢杆菌菌体对日光、热和常用消毒剂都很敏感，在60℃条件下30~60min、75℃条件下5~15min内可将其杀灭，常用消毒剂都可在短时间内将其杀灭。但该菌暴露在空气中时很快形成芽孢，芽孢的抵抗力非常强，可以长久地保持生命力，在动物尸体及其污染的环境如皮毛、牧草或土壤中可存活数年，甚至几十年，其间一旦遇到适宜条件，就能引起人、畜被该菌感染而发病。对于芽孢，利用湿热灭菌，在120℃条件下40min可将其灭活，在干热条件下，150℃需60min以上。

（三）常见人兽共患的真菌病

1. 癣

该病是真菌感染毛干和皮肤角质层所引起真菌病的简称。常见的病原体包括小孢子菌属真菌（常见犬小孢子菌、石膏样小孢子菌等）、毛癣菌属真菌（常见须癣毛癣菌等）以及表皮癣菌属真菌。癣病具有长期性、广泛性、传染性的特征。皮肤癣菌病主要侵入角质结构，临床表现形式包括脱毛、丘疹、鳞屑、红斑、色素沉着、可能会发生不同程度的瘙痒等。

宠物猫、犬的皮肤癣病，多为犬小孢子菌感染引起。犬小孢子菌作为亲动物性真菌，在宠物身上可以长期存在而不致病，尤以猫、犬为多。当长期密切接触伴侣宠物时，癣病可以传染给人，尤其是儿童、老人及免疫力低下人群易感。

该病经接触而传播，皮肤癣菌感染者或感染动物所在的环境中常有脱落的皮肤真菌节孢子和脱落/断裂的毛发，造成感染性的环境污染源。因此，预防皮肤癣菌病主要是环境清洁，包括衣物、物体表面、地毯以及地面等都需要消毒，避免易感染者接触可能携带癣菌的动物。

2. 孢子丝菌病

孢子丝菌病是由申克孢子丝菌复合体感染引起的一种真菌病。孢子丝菌病临床表现多种多样，可分为皮肤型（固定型、淋巴管型、播散型）和皮肤以外型，临床中以皮肤型多见。

常见表现有丘疹、结节、脓疱、浸润样斑块、溃疡、肉芽肿，还有相对少见的疣状改变及呈坏疽样皮损。

3. 球孢子菌病

球孢子菌病是由粗球孢子菌引起的一种真菌病。虽然多种动物（包括人）都易感，但唯有犬的发病最为明显。

该病在不同感染对象上表现各异，即可表现为隐性（牛、绵羊、猪、犬、猫）、进行性、弥散性和致死性（犬、非人类灵长类动物、猫和人）。该病通常是一种自限性疾病，但也可发展成慢性呼吸道症状或多系统疾病。

该病为非接触性感染，通过吸入携带真菌孢子的尘粒而实现传播。

4. 念珠菌病

念珠菌病是由念珠菌属的数种酵母状真菌引起的局部黏膜和皮肤疾病。已知念珠菌属可以致病的有白色念珠菌、热带念珠菌、假热带念珠菌、克鲁斯念珠菌、星状念珠菌、吉利蒙念珠菌和采兰若念珠菌等，白色念珠菌是最为常见的一种。

本菌广泛存在于自然界中，除在哺乳动物和禽鸟体内外，也可以寄生在正常人体皮肤、口腔、胃肠道、肛门和阴道黏膜上而不导致疾病，是一种典型的条件致病菌。

该菌既可感染皮肤和黏膜，又能感染内脏。念珠菌可引起皮肤黏膜浅层或全身系统性感染，感染不同部位可引起不同的疾患，除皮肤念珠菌病外，还有念珠菌性口腔炎、阴道炎、膀胱炎、肾盂肾炎、脑膜炎、菌血症和胆道感染等。

携带念珠菌的人能否引起感染，一方面取决于念珠菌的毒力、数量、入侵途径和对人体的适应性；另一方面取决于人体免疫力的强弱。机械损伤和污染也可导致该菌的感染。

5. 隐球菌病

隐球菌病是指由隐球菌（酵母）引起的犬、猫和人均可感染的人兽共患病，主要侵害犬、猫的皮肤、肺部、消化系统和中枢神经系统。

该病的病原体是新型隐球菌，为动物和人的条件致病菌。隐球菌在自然界中分布极为广泛，在土壤、污水、腐烂的植物果实和蔬菜、鸽粪、牛奶、鸡粪等中广为存在。病原菌主要以尘埃的方式，通过呼吸道、消化道和破损的皮肤进入动物和人体内而感染。机体抵抗力低下、长期使用肾上腺皮质激素或其他疾病（如糖尿病、艾滋病等）造成机体抵抗力降低，均易引起继发感染。

由于隐球菌侵入的途径、感染的部位和动物的种类不同所表现的症状也不相同。犬全身皮肤均易感染，猫则多引起头部皮肤感染。

此外，芽生菌病、曲霉菌病等也是人兽共患的真菌性疾病。

（四）常见的宠物和人共患立克次氏体及衣原体病

立克次氏体、衣原体是比病毒大，但小于细菌的微生物。在宠物体内寄生着多种此类病原体，感染人体后往往造成多种传染病，常见的有鹦鹉热、Q热、犬埃立克体病、斑疹伤寒等。

1. 鹦鹉热

又称鸟热，是由鹦鹉热衣原体所引起的一种接触性传染病。许多鸟类、禽类可感染及携带本病原体。鹦鹉、金丝鸟、猫头鹰等观赏鸟类及鸽等禽鸟均可成为鹦鹉热衣原体的携带者和重要的传染源。它们含病原体的分泌物、排泄物所污染的环境、羽毛及尘埃均可成为传染源。该病的传播途径有：吸入被衣原体污染的空气；直接接触到隐性感染的鸟、病鸟、死鸟或其羽毛、粪便、鼻腔分泌物；被隐性感染的禽类咬伤等。

感染后，潜伏期一般为1~2周，长者可至45天。鹦鹉热临床表现多样，可缓慢起病，表现为体温在3~4天或更长时间内逐渐升高，但多为急性起病，通常表现为高热、恶寒、头痛、肌痛、咳嗽和肺部浸润性病变等特征。

具有滤过性的严格细胞内寄生的衣原体，对低温的抵抗力较大，对热敏感，在37℃经48h左右即可失活，56℃处理5~6min即可被灭活。它对酸和碱的敏感性较低，但易被季铵化合物和脂溶剂等灭活。一般消毒药剂如70%浓度的酒精、3%浓度的过氧化氢溶液、苯扎氯铵等可在数分钟内破坏其感染性。

2. Q热

该病是一种由贝氏柯克斯体（俗称Q热立克次体）引起人及多种动物感染的热性传染病。人感染后潜伏期为12~39天，平均20天，起病大多急骤，少数较缓。人急性Q热常表现为发热、头痛、肌肉酸痛，常伴有肺炎、肝炎等；慢性Q热表现为心内膜炎、肉芽肿性肝炎、骨髓炎等。自然界中各种野生和家养哺乳动物、节肢动物和鸟类都可感染Q热，动物感染则多为隐性，无明显症状。多种啮齿动物，甚至爬行类动物还可以成为该病原体的储存宿主。

病原体贝氏柯克斯体，对理化因素抵抗力强，于干燥沙土中4~6℃条件下可存活7~9个月，−56℃条件下能存活数年，60~70℃受热条件下需30~60min才能将其灭活。病原体存在于粪便、尿液、乳汁和组织中（特别是胎盘），其传播途径可不借助于媒介，人吸入感染性气溶胶，饮用被污染的生乳及食物通过消化道也可引起发病。

3. 斑点热

斑点热是由一群病原体为斑点热群立克次体引起，经蜱、螨传播的一组人兽共患病的总称，包括落基山热、钮扣热、北亚热、昆士兰热、立克次体痘和日本红斑热等。斑点热立克次体在蜱或螨及哺乳动物间维持着持久的感染循环。斑点热群立克次体的宿主动物主要以小型哺乳动物为主，包括啮齿目、食虫目、兔形目以及部分鸟类。蜱、螨既是重要的传播媒介又是该立克次体的保菌宿主。蚤类也可以作为斑点热的传播媒介。

该病主要以急性发热和皮疹为主要症状。人的潜伏期一般为2～14天，平均为7天。立克次体感染量越大，潜伏期越短，病情也越严重。典型患者突然起病，体温急剧上升至39～40℃，呈弛张热性，持续2～6天，出现寒战、剧烈头痛、全身肌肉和关节疼痛，后多数患者发热缓慢消退。大多数病人在四肢出现粉红色皮疹并迅速扩散至全身，后皮疹变成瘀斑，融合成大片出血区，最后溃烂。

（五）常见的人兽共患寄生虫病

1. 弓形虫病

弓形虫是细胞内寄生虫，也叫三尸虫。寄生于细胞内，随血液流动，到达全身各部位，并形成包囊，可以存活数年甚至终身，它可破坏大脑、心脏、眼底，致使人的免疫力下降从而患各种疾病。弓形虫的生活史需要两个宿主。猫科动物是弓形虫的终宿主，中间宿主有200多种动物，包括人在内的哺乳动物、鸟类、鱼类和爬行类。

宠物猫感染后临床症状不明显，急性期特征以发热、腹泻、眼损伤和肺炎为主。宠物狗感染后常表现为呕吐、腹泻、肺炎、可能轻瘫或重度瘫痪。免疫功能正常的人类，大部分为隐性感染，10%～20%的患者有临床表现，呈轻微感冒样症状。偶见肺炎、胸膜炎、心肌炎、心包炎、肝炎、视网膜脉络膜炎。病程持续数周或数月。若虫体不能被彻底清除，则转为潜伏感染。孕妇被感染后，极易引起流产、早产或死胎，并影响胎儿发育，会造成先天性畸形、智力缺陷。

人类感染的主要途径为：食用含弓形虫卵囊污染的未制熟肉类、接触感染的猫、狗类粪便或被其污染的土壤等方式。正常与宠物接触，在注意卫生、切断通过口的传播途径情况下，一般不会感染。

人和人之间也可以互相传染，大多数人都是弓形虫带虫者，形成带虫免疫，被感染后一般不出现初次感染的症状。弓形虫病患者的尿液、唾液、眼泪、鼻涕等带有弓形虫包囊。当隐性感染的成人机体免疫功能下降，弓形虫的增殖力和致病力大幅增强，易出现急性发作。这类病人的喷嚏可以成为飞沫传染源。

2. 隐孢子虫病

隐孢子虫病是一种由微小隐孢子虫引起，以腹泻为主要临床表现，为世界最常见的6种腹泻病之一。隐孢子虫广泛存在于多种脊椎动物体内，除可感染人外，有40多种动物均可感染，包括犬、猫、兔、奶牛、马、绵羊、猪、鹿、猴、大鼠、小鼠、豚鼠等哺乳动物，以及禽类中的鸡、鸭、鹅、孔雀、鹦鹉、金丝雀、天鹅等。

对于免疫功能正常的宿主，隐孢子虫引起的腹泻主要为自限性的。该病的潜伏期一般为3~8天，急性起病，腹泻为主要症状，大便呈水样或糊状。严重感染的幼儿可出现喷射性水样便，而且粪便的量多。常伴有痉挛性腹痛、腹胀、恶心、呕吐、食欲减退或厌食、口渴和发热，少数病人迁延1~2个月或转为慢性反复发作。免疫功能受损的宿主（如艾滋病患者等），腹泻多表现为慢性，严重时可危及生命。

隐孢子虫病的传播主要是经"粪→口"途径，人与动物可以相互传播。隐孢子虫病尚无特效治疗药。隐孢子虫对臭氧和氯气有很强的抵抗力。普通自来水厂的加氯消毒操作对隐孢子虫基本无效，从而易造成隐孢子虫病的水源性暴发。英、美等发达国家均有水源污染引起暴发流行的报道。

3. 旋毛虫病

旋毛虫病是旋毛形线虫引起的一种危害严重的人兽共患寄生虫病。该病的临床症状较为复杂，通常以肠胃症状、全身水肿、高热、肌肉剧烈疼痛为特征。旋毛形线虫的成虫和幼虫分别寄生于同一宿主的小肠和肌细胞内，人和120多种哺乳动物可作为该虫的宿主。猫的带虫率要比狗高，宠物和人之间的传播主要通过"粪→口"途径，蝇蛆等也能促进该病的传播。人类因生食或半生食含有旋毛虫幼虫囊包的肉类可导致感染。人旋毛虫病也有垂直传播的可能性。

4. 钩虫病

寄生于犬和猫小肠、十二指肠中的钩虫丝状蚴（幼虫）引起的疾病，病原体有犬钩虫、猫钩虫等。宠物犬或猫一旦感染该类寄生虫常表现为食欲减退、不食、呕吐、血便、贫血，钩虫虫卵可随粪便排出体外。在动物间主要通过"粪→口"途径传播，也可以经皮肤感染。通常这类动物钩虫不能在人体内继续发育，钩虫的幼虫一旦钻进人体皮肤，只能在皮肤组织内移行，皮疹随着幼虫的移动而出现，有"匐行疹"之称。因该类皮疹奇痒，引起搔抓而致皮肤破损，产生继发性细菌感染，患者常伴有高度的嗜酸性粒细胞增多。

5．弓蛔虫病

该病是弓首线虫在犬和猫体内寄生而引起的线虫病，可引起动物内脏和眼幼虫移行症。人体通常不适合犬弓蛔虫和猫弓蛔虫寄生及发育，所以当弓蛔虫的虫卵随污染的食物进入人的小肠，在肠道内孵化变成有感染性的幼虫，保持幼虫状态并在内脏移行，引起内脏幼虫移行症。通常早期无明显临床症状，表现为间歇性发热及嗜酸粒细胞增多，但由于肠黏膜的损害和虫体代谢产物的吸收可使患者出现变态反应和消化道、呼吸道症状。

6．结膜吸吮线虫病

又称东方眼虫病，该病是由主要寄生于犬、猫、鸟类等动物泪管、瞬膜或眼结膜囊内的结膜吸吮线虫感染人类眼部引起。蝇类作为中间宿主和传播媒介舔吸感染结膜吸吮线虫病的猫、狗眼部后，再舔吸人而实现传播。病人多表现为眼部刺痛、流泪、发痒、分泌物增多和结膜充血等症状。

7．细粒棘球绦虫病（包虫病）

该病由细粒棘球绦虫（俗称犬绦虫）的虫卵进入人的肠胃，进而幼虫钻入肠壁随血液带到全身各脏器，逐渐发育成棘球蚴，引起棘球蚴病，又称包虫病。该寄生虫的终宿主是犬科动物，中间宿主可为羊、牛等草食动物和人。成虫寄生于犬类的小肠内，虫卵随粪便排出体外，也可污染犬的周身皮毛。与病犬的密切接触是传播本病的主要途径，抚摸犬的皮毛可把虫卵带到手上，进而入口，当虫卵到达人的肠胃，卵内的六钩蚴会脱壳而出，钻入肠壁被血液带到全身各脏器，其在人体内最常见的寄生部位是肝和肺。棘球蚴对人体的危害以机械损害为主，儿童和年轻人是高发人群，感染者中年龄在40岁以下者约占80%。因棘球蚴生长缓慢，往往在感染5~20年后才出现症状，其临床症状的出现主要是由于棘球蚴囊压迫局部组织或器官而引起。

8. 犬复孔绦虫病

该病是由犬复孔绦虫寄生肠道所致，主要由虫体对宿主肠壁黏膜的损伤及其分泌的毒素所引起。犬复孔绦虫是犬和猫的常见寄生虫。成虫寄生于犬、猫的小肠，孕节常自动逸出肛门或随粪便排出，孕节破裂后散出虫卵，被中间宿主蚤类吞食后，在其体内发育为似囊尾蚴。人多因与犬、猫密切接触时，误食含似囊尾蚴的病蚤而感染，患者多为婴幼儿。人体感染后一般无明显症状，临床表现主要与感染的数量有关。感染严重者尤其是儿童可有食欲不振、消化不良、腹部不适等，间或有腹痛、腹泻、肛门瘙痒和烦躁不安等。

除以上介绍的寄生虫病之外，本书在动物源性食物中介绍的寄生虫病部分也是人兽共患病，如类圆线虫病、心丝虫病、肾膨结线虫病、麦地那龙线虫病、血吸虫病、毛囊虫病（蠕形螨）、华支睾吸虫病、肝吸虫病、肺吸虫病、肠吸虫病、疥螨病、犬心丝虫等。

（六）应对措施

为了防止各种包括寄生虫在内的病原体对宠物及人的威胁，日常生活中人们应采取如下的措施来预防：

1 人和宠物的肉类食物要制熟，不要让宠物在室外摄取不明食物。

2 及时处理宠物粪便和被粪便污染的沙土，并使用手套。

3 与宠物亲密接触后注意手卫生。

4 保持宠物卫生及环境卫生，避免蚊、蝇、蚤等滋生。

5 宠物从室外返回居住环境前要对包括爪子和身体皮毛进行一定的卫生清理，合理、适量地使用消毒液。

6 宠物的卧具、玩具、食盆等，每周进行一次换洗或是消毒处理。

7 宠物定期洗澡，但不能太过频繁，天然的皮脂保护层能起到很好的防护作用。建议夏天7～10天洗一次澡，冬天2周洗一次澡。

8 定期带宠物去医院进行检查、驱虫及注射各种动物疫苗，建议每年春季进行注射，每3个月进行一次驱虫。

五、出行中应注意的生物安全

20世纪70年代末，一部情节扣人心弦、紧张刺激的灾难题材电影《卡桑德拉大桥》（The Cassandra Crossing）曾轰动一时，影片描述的是在一列开往斯德哥尔摩的火车上，由于有一名恐怖分子感染了鼠疫，导致疫病在列车内迅速传播，最终使得全车乘客陷入极度危机之中。而40多年后的2020年，一艘名为"钻石公主号"的豪华游轮竟然真实地遭遇了相似的传染病问题，名为SARS-CoV-2的新型冠状病毒在这艘游轮上快速传播，导致游轮寻求靠岸的请求被诸多港口拒绝，甚至包括游轮的母港所在国，最终导致游轮上的人员大比例被感染。该事件引发了人们对出行中生物安全问题的思考。人们在平时选择公共交通出行时生物安全状况是什么样的？应该注意哪些问题？选择私家车出行就一定能避开生物安全威胁吗？

（一）公共交通方式的生物安全

现代社会公共交通的不断发展使得人们的出行越来越便捷，然而由于公共交通工具往往客流量大、载客人员复杂，各种传染源很大概率地在乘客间交叉暴露与传播，使得公共交通工具成为现代社会人类传染病的主要传播场合之一。由于公共交通工具形式的多样，相关的生物安全防控问题复杂而严峻。需要运营方和乘客两个方面共同努力才能最大限度地降低生物安全相关问题发生的可能。整体上看，公共交通领域生物安全问题的源头和被影响最大的都是乘客，而传染病的传播途径依然是空气（气溶胶）、飞沫和物体表面的接触传播。

不同公共交通形式中的空气受病原体污染的情况也不尽相同，通常人均空间的差异往往影响这种污染的程度大小。有研究表明，交通工具内细菌总数与人均占有的交通工具内空间容积呈反比，换言之，拥挤程度越高的公共交通工具形式，其空气中的病原体污染程度就会越高。研究结果还显示，长途客运汽车空气中细菌总数平均数要高于公交车和出租车，通过监测发现，出租车空气细菌总数合格率为最高。因此，当流感季或传染病流行期，在保证出行时间的情况下，在做好个人的防护同时，应尽量选择不拥挤的公共交通形式出行，错峰出行能够规避一定的风险。

飞沫传播要比含病原体气溶胶的影响距离要短，但它是很多呼吸道传染疾病的主要传播形式，在患病或具有传染力的乘客打喷嚏、咳嗽时，其口、鼻附近2m范围内的飞沫浓度会非常高，如有易感乘客未采取防护措施，飞沫可能会到达他们的口、鼻黏膜或眼结膜等部位，导致病原体的传播。从这个角度讲，在流感季或某些传染病流行期乘客的防护应重点阻断病原体的空气传播，既要做好个人防护，也要尽量选择能够保持社交距离的公共交通工具出行。

对于病原体通过飞沫或可能的气溶胶传播威胁，公共交通系统管理方通过稀释控制可有效应对，稀释控制可以通过机械通风或自然通风来实现。公共交通工具中有一部分是可以做到自然通风的类型，比如公交车和出租车可以将车窗打开来进行通风。对于这类交通工具，除应定期进行消毒操作外，还应尽量加强自然通风。而对于诸如高铁、地铁、飞机这些环境相对比较封闭的交通工具，除同样要定期消毒之外，还要保障空调的换风功率及换气的次数。有研究显示，通风配合再循环空气的过滤可使飞沫核浓度下降30%~90%。

相比于飞沫或空气传播的生物安全威胁，公共交通工具上物体表面的污染也应引起人们的重视。以新冠肺炎疫情为例，2020年3月，在该病大流行时，新英格兰医学学术期刊发表的一项研究数据对新冠病毒能够在物体表明存活的时间给出了明确的答案，病毒在铜的表面可以存活4个小时有余，在纸板表面最长存活能达到24h，而在不锈钢的表面，24h后依然能大量检出有活性的新冠病毒，被污染的塑料表面病毒活性保持和存活时间最长，24h之后其表面依然可以检出大量有活性的病毒，最长在72h之后甚至还能检出少量有活性的病毒。从这组数据不难想象，在新冠肺炎疫情暴发时，人来人往的公共交通工具上，如果感染新冠病毒的乘客没有做到必要的防控措施，其接触过的交通工具表面如把手、座椅、门等很容易被污染，短时间内其他乘客通过接触这些被污染的表面很可能形成病毒的接触传播链条，从而扩大了病毒的传播范围。病毒如此，其他微生物形式的病原体如细菌、真菌更是如此，因此在乘坐公共交通工具及离开后应采取一定的措施进行防护。

应当引起注意的是，公共交通工具内设施表面的污染并非都是由携带病原体的乘客直接接触导致的，换言之，存在病原体污染的表面并非一定是乘客直接接触过的地方，飞沫或气溶胶也会污染公共交通工具的表面。有研究显示，人类一次咳嗽可以产生大约3 000个飞沫核，一次喷嚏产生多达40 000个飞沫。含有病原体的较大飞沫在产生后会很快受重力的作用降落在附近数米的地面或是物体表面。蒸发作用也会使飞沫向稳定的飞沫核状态发展，即形成稳定的气溶胶，持续与气溶胶接触的表面也有一定数量含病原体的飞沫核或是微小颗粒的沉降导致被污染。而这些表面往往容易被人们忽视。公共交通工具上的卫生间也是表面污染发生的重要场所。研究表明，抽水马桶每次冲水时可产生14 000～80 000的飞沫，直冲式的马桶可能会产生更多的飞沫，这些飞沫会飞溅至1m多高然后降落到附近的地面或是墙面、洗手盆等处，从而造成表面的污染。盖上马桶盖能显著降低这类风险，研究显示，开盖冲水后被检测到的细菌浓度是关盖冲水的12倍多。然而关盖冲水，依然有一定数量的飞沫和气溶胶会从盖子与马桶边缘的缝隙流出，污染周围的空间和表面。假设有乘客感染了能经粪→口传播的病原体，在排泄或是呕吐后经冲水马桶产生的飞沫会使交通工具内的卫生间设施一定程度的被污染。其他易感乘客如在使用卫生间时没有采取适当的卫生防护操作，就容易通过接触而被感染。

综合以上的情况，当流感季或是疫病流行期间，选择乘坐公共交通工具时可以根据以下建议出行：

1 本书其他章节介绍的生物安全防控手段对于在公共交通中面对生物安全问题时全部有效。

2 当打喷嚏或咳嗽时，请用防止飞沫扩散的方式，如用肘部内侧或手绢、纸巾等遮挡口鼻处。

3 不随地吐痰，不乱丢被个人唾液、鼻涕等污染了的纸巾等，应丢于垃圾桶，最好是带盖的垃圾桶。

4 全程注意手卫生、保证合理佩戴口罩等防护装备。在接触可能被污染的表面后及时采取措施对手部进行处理，在没有任何清洁操作前，不要接触口、鼻或眼睛。

5　合理规划出行，尽量缩短在地铁、火车和飞机等人员密集且封闭的交通工具内的时间。

6　在使用公共交通工具上的卫生间时，请使用诸如一次性马桶垫等卫生防护物品，尽量减少物体表面的接触，在冲水时请盖上马桶盖。

7　优先考虑不拥挤的交通工具。

8　交通工具尽量具有良好的自然通风或是机械通风。

9　在交通工具上进食或饮水，应注意环境的洁净安全，尽量保持与其他人的距离；如有气流流动，应选择处于安全洁净气流的上风向。

10　选择如共享单车一类的交通工具，应对接触的车把手、车座等进行消毒或佩戴手套等。

（二）家庭乘用车的生物安全

"轿车方向盘比公共厕所坐便器还要脏九倍！"相信这样的标题或是论点一定能令很多人感到诧异。那么私家车的卫生状况真的如此糟糕么？事实又是怎样的呢？上面提到的这种说法其实是源于对一项英国调查研究数据的通俗化解读，该研究结果表明轿车方向盘、变速杆和后座等部位检测到细菌数量平均接近800个菌落数/平方英寸（约为124菌落数/平方厘米），而这一数值是公厕坐便器上检出细菌数的9倍之多。还曾有研究对私家车的儿童座椅进行抽样调查，发现平均每平方厘米含有100多种威胁健康的细菌，比家庭厕所单位面积含有的细菌种类还要多了将近一倍。此外，根据一项美国的调查研究显示，已婚人士的私家车比未婚人士的含菌量更高，需要经常搭载儿童的私家车比不搭载的含菌量要更高，更令人出乎意料的是，调查数据显示女性车主的私家车含菌量平均比男性车主的更高。相似的研究还有很多,由于调查抽样选择的群体、研究角度和方法的不同,得出的令人意外的结论也多种多样。抛开新闻媒体总是喜欢拿马桶来做"脏"的参照以及马桶真实的卫生状况不谈,总体上讲,私家车里的卫生不至于很差,但可能的生物安全问题的确也不容忽视。

与公共交通工具中有众多的乘客相比,私家车及其环境中影响人类健康的源头相对简单,但产生的机制又有其特殊性。私家车内对人类健康产生威胁的因素中,总挥发性有机化合物(TVOC)、可吸入颗粒物(如$PM_{2.5}$)、微生物、过敏原、内毒素是最重要的,也是最常被关注的方面,而微生物数量和种类与过敏原和内毒素的关系密切,且是生物安全问题最直接的关切。研究表明,行驶的车内可吸入颗粒物(如$PM_{2.5}$)浓度比居家环境中的要高,并且它与车内挥发性有机化合物(VOC)污染可产生协同作用,从而对人类健康产生更加不良的影响。同时应注意到,因为部分病原体、过敏原等会附着在微小颗粒物上,在形成气溶胶的状态下,极易被吸入呼吸道,车内可吸入颗粒物浓度如没有得到有效管控,也可能会增加相关生物安全问题发生概率。

私家车内微生物的来源广泛,如图4-2所示,主要由车外环境带入,包括驾驶员、乘车人及宠物等带入,行驶过程中路上水坑的喷溅产生的飞沫或是扬起的尘土都可能从打开的车窗进入车内。还有一部分微生物是由于车内卫生条件差而继发滋生的,如车内地毯/地垫上由于食物残渣等的存在而滋生的微生物。多项调查显示,25%的私家车主对车内环境清理的频率仅为每年1~3次,

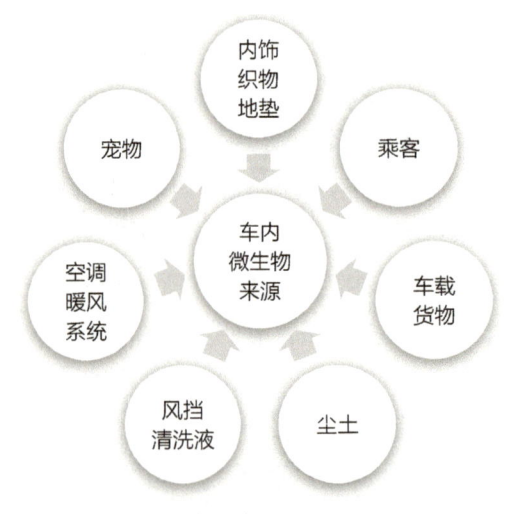

图4-2 家用汽车内微生物、过敏原和内毒素的来源

有将近3/4的车主及家人会在车上吃东西。此外，当湿度等环境条件合适，在车辆的挡风玻璃清洗液系统、空调系统管道壁面等部位会存在可支持微生物生长的小生境（Niche），从而形成一层生物膜，当空调等系统运行时，一部分来自生物膜的微生物会被带入车内环境中。

一项以我国北京、广州、海口、上海为抽样地，针对私家车空调滤网的调查研究显示，无论车型空调滤网上都能检出较高的细菌量（约为26 150 CFU/mg），真菌量（约为1 287CFU/mg）以及内毒素的量（约为5 527EU/mg）。包括条件致病菌在内的400多种微生物，如不动杆菌属、芽孢杆菌属、假单胞菌属以及寡养单胞菌属等都可以被检出。同时，也发现了18种之多的致敏真菌。理论上，由于车内环境为非无菌状态，任何表面都会有微生物的存在，但微生物的种类、丰度、群落结构与表面所在位置、与乘坐者的接触程度、车内空气流动情况等因素密切相关。一项以美国四个州（亚利桑那、加利福尼亚、佛罗里达、伊利诺伊）及华盛顿特区为抽样地，对100多辆私家车的方向盘、脚垫/地垫、安全带、仪表盘、中控屏、控制钮、门把手、座椅、扶手箱、窗开关、杯架、易散落食物残渣处进行取样的研究发现，在这些表面上，可培养的好氧细菌数量从小于0.39CFU/cm^{2}到3.1×10^{4}CFU/cm^{2}不等，其中包括2%的耐甲氧西林葡萄球菌被检出，同时，有10个属的真菌被检出，其中丰度最高的为曲霉属，达到了64%。与滤网和车内物体表面的微生物情况相比，车内空气中的微生物数量及种类更易受诸多因素影响，在未启动空调等设备时，空气中微生物情况与车辆所处外界环境相似，当启动空调、净化设备、载客、行驶等因素出现都将改变车内空气环境中微生物的数量和构成情况。在关注微生物总数的同时，更应关注与防控其中对人类健康有潜在影响的微生物种类。

通常情况下，车内环境中的微生物种类、丰度、群落结构不是一成不变的，它们受车辆行驶、停放的周围环境、季节、乘客情况及清洁操作等因素的影响。车内微生物生态基本是由细菌繁殖体、孢子、真菌及病毒等构成一个动态变化的群落结构。研究发现，车内真菌的丰度与车辆所在城市的平均温度相关，而细菌的丰度除与温度有关外，还与车辆所在城市的月平均降雨量有关。一般私家车内的微生物的种类与环境中的相似，不会对人类健康产生威胁。但随着乘用车使用年限与频率的增加，若清洁不及时，污染源增加，加上乘客中若有传染性疾病患者或是病原体携带者时，车内环境被病原体污染的风险也随之增加，相应的生物安全问题就突显出来了。比如前面提到的空调管路中的生物膜，有多项国内外研究显示，诸如军团菌、非结核性分枝杆菌、通过空气传播的条件致病菌、鞘脂单胞菌目、伯克氏菌目、芽孢杆菌目以及寡养单胞菌属的微生物等都可能在这类生物膜中被检出。车内常见的病原体类型及其可能的来源情况详见表4-2。

表4-2　私家车中微生物病原体的种类和可能的来源

类型	病原体名称举例	可能的来源
细菌繁殖体（Vegetative Bacteria）	嗜肺军团菌（Legionella pneumophila）；铜绿假单胞菌（Pseudomonas aeruginosa）；大肠杆菌（Escherichia coli）；金黄色葡萄球菌（Staphylococcus aureus，包括有甲氧西林抗性的）等	生物膜、乘客、尘土、暖风/空调系统、风挡玻璃清洗液、路过水坑引起的喷溅飞沫
分枝杆菌（Mycobacteria）	结核分枝杆菌（M. tuberculosis）；禽结核分枝杆菌（M. avium）	乘客、生物膜
细菌孢子（Bacterial Spores）	枯草芽孢杆菌（Bacillus subtilis）；蜡样芽孢杆菌（B. cereus）；艰难梭状芽孢杆菌（Clostridium difficile）	路上的尘土、车内饰、暖风/空调系统、车内地毯/地垫、乘客、宠物
真菌与真菌孢子（Fungi & Fungal Spores）	黑曲霉（Aspergillus niger）；白色念珠菌（Candida albicans）	
病毒（Viruses）	诺如病毒（Noroviruses）；鼻病毒（Rhinoviruses）；流行性感冒病毒（Influenza Viruses）；轮状病毒（Rotaviruses）	乘客、宠物、动物制品类货物如鸡肉、牛肉等参见食品生物安全部分

　　私家车内生物安全问题主要是通过被污染的表面和车内的空气环境来产生威胁，而且两者又相互影响。车内表面的污染程度与其位置、乘坐者的接触程度与频率、车内空气流动情况等因素密切相关。物体表面的微生物本身（孢子、菌体、菌丝）或吸附于微小颗粒物、尘埃之上的微生物，在车内气流扰动的情况下，又可能被扬起，形成气溶胶。当车内有乘客感染传染病，在其没有采取合理防护的情况下，患病乘客可通过喷嚏、咳嗽或是接触将病原体散播到车内的空气或是污染车内表面，从而引起继发的生物安全威胁。由于病毒的特殊性及宿主依赖的特点，车内空气环境中病毒传播行为的研究较少，仅有的研究也限于流行病学调查、模拟和数学模型研究。例如感冒病毒，有研究表明，当开启空气循环时，随着时间的延长，病毒传染的风险在增加，在90min内感

冒病毒导致传播感染的风险在59%~90%不等。总之，私家车内属于有限空间，车内生物安全风险除与表面和空气的情况有关外，还与乘车时长、乘客人数、乘客的年龄及免疫状态都有直接的关系。

合理地采取一定的操作和措施可对车内的生物安全威胁起到积极的防控作用。很多调查研究都表明方向盘表面的微生物含量较高，主要原因为驾驶者频繁的接触。类似的位置还有挡杆、安全带、控制钮、门把手等位置。对于表面的污染，定期有效的清洁能够明显地降低表面微生物的数量。如条件允许，可以采取更加主动的方案进行防控，如方向盘若采用银基复合物涂层等功能性材料，则能有效减少可培养病原菌的检出率，从而减少接触传播的概率。

针对微生物气溶胶，可以采用车辆基本配置的空调系统进行防控。研究发现，与车外环境中的微生物浓度相比，开启汽车空调暖风系统，无论采用外循环模式，还是内循环模式，都可以有效地降低车内空气中的微生物浓度。一项来自德国的研究表明，保证正常更换空调系统的滤芯前提下，在开启空调后很短的时间内，车内微生物的数量、霉菌孢子、颗粒物会很快地降低80%以上。然而若使用很久未更换的旧滤芯，虽然依然可使颗粒物的数量下降，但会导致空气中总微生物数量显著增加，真菌孢子数甚至可翻倍。当更换新的滤芯后，微生物总数显著下降，真菌孢子数甚至降低为零，颗粒物浓度的过滤效率也明显增强。但值得注意的是，采用汽车的空调系统来进行防控操作的有效性及效率受很多因素的影响，诸如车龄、车况、品牌及空调系统滤芯等条件的不同都会导致防控效率的差异。据一项韩国的研究显示，车内空调开启后的5min内，空气中总菌数（细菌和真菌）会达到一个峰值，比正常状态下高出5~15倍，但在空调系统滤网等因素的作用下，总菌数随后会逐渐下降到正常水平。空气中微生物总数上升由两方面原因造成，首先，就是前面提到的气流扰动产生的微生物气溶胶；其次，是由于空调或暖风管道内壁上沉降或是滋生的微生物被吹出。而当空气不断通过滤网的循环过程中，部分微生物被截留、吸附在滤网上，从而导致空气环境中微生物数量的下降。但暖风开启后的表现与空调不同的是，空气中不论是真菌还是细菌的数量不会出现上升，相反会在5min内快速下降，基本上在15min内达到最低值，但随着暖风的继续运行又可发现空气环境中真菌数量表现出小幅度的缓慢上升。

汽车空调系统滤芯若采用$PM_{2.5}$、HEPA，甚至是N95标准的空调滤芯在空气的过滤效率上会比普通的滤网有一定提升，但更换频率如得不到保障，随着使用时间的延长，效率会下降，甚至会产生再次污染的情况。空调滤芯的更换周期最长不应超过两年。

此外一些针对微生物的车载空气净化设备也可能对提高空气质量和降低生物安全威胁起到一定的作用。但是由于对于这类产品微生物消除率没有统一的检测标准，设备发挥的真实效能随产品的不同，差异会较大。美国一项对三种车载微生物空气净化设备的研究发现，虽然三种设备都使用了HEPA滤芯材料，其中两种能够在2h以内将微生物的总数降低3个数量级，而另外一种则需要将近10个小时才能达到这一标准，该表现与微生物在空气中的自然衰减速度没有明显的差异。

面对上述私家车可能存在的生物安全问题，建议定期对车辆进行如下常规操作和处理：

1 定期对车内环境进行清洁，包括对方向盘、挡杆、安全带、织物座椅、内饰、地垫/地毯、仪表盘、中控屏、控制钮、门把手、扶手箱、窗开关、杯架的清洁。

2 当开启空调、通风或暖风，有明显怪味时，请及时对相关系统进行检测、清洗，平时应规律性地对他们进行必要的维护。

3 空调滤芯的更换频率不低于两年一次。

4 开启空调的前5min，建议同时开启车窗，利用自然的空气流动稀释可能的微生物浓度上升。

5 夏季关闭空调需注意，停车前或关闭制冷后，保持数分钟的气流外循环，这样可以避免通风系统管路里冷凝水的形成，降低生物膜生成的可能。

如果感染传染病的乘客乘坐过车辆，或是处于流感等传染病流行期，除常规清洁外，可以对车内采用如下深度消杀措施进行处理：

1 使用浓度为75%的酒精棉布擦拭能耐受酒精消毒的座椅、中控台、门把手、车窗、车门内板及方向盘等位置。建议同时更换或将空调滤芯拆下来清洗，也可以用1 000mg/L的含氯消毒液或500mg/L的二氧化氯消毒剂，喷洒、喷雾、擦拭或浸泡30min后用清水擦拭。注意：酒精为易燃、易挥发化学试剂，使用时切记远离火种。

2 选择220V带臭氧消毒的专业紫外灯照射。使用外置电源、自带电池或车载电源，接通电源后，把紫外灯管放在车上座椅处30～60min，这时人必须离开。照射30～60min（功率8W，照射60min；功率15～18W，照射30min）。注意：臭氧有特殊气味，消毒完，需要开窗通风约15min。

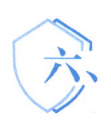

六、与垃圾分类相关的生物安全

随着城镇化进程的加速，我国城镇生活垃圾问题日益严峻，这些垃圾种类繁多，既有容易腐烂的厨余垃圾等，又有难以腐烂的如各类纸张、塑料包装物、金属、塑料和玻璃器皿等；既有可滋生病菌的，又有挥发化学异味的。与厨余垃圾可降解不同，废旧的汽车、摩托车、电视机、电冰箱以及旧家具等，也日渐成为垃圾中的重要组成部分。垃圾已成为现代城镇化发展沉重的负担，"垃圾围城"的新闻屡见报端。

垃圾分类作为一种促进垃圾无害化、资源化、减量化处理的重要途径，已经在瑞典、德国、日本等发达国家取得非常明显的成效。2019年7月1日，上海开始普遍推行强制垃圾分类，可回收物、有害垃圾、湿垃圾、干垃圾每一种垃圾都要分类，进行进一步处理。同时，住建部公布，将在全国46个重点城市推行垃圾分类，明确将垃圾分类纳入法治框架，这标志着我国已开启了强制垃圾分类的法制时代。

（一）生活垃圾与生物安全威胁

垃圾分类仅是垃圾处理的第一步，更重要的是后续处理。不同类型的垃圾有不同的危害，也各有不同的应对措施和处理方式，有些是可以回收再利用的，有些则需要焚烧无害化处理。了解不当处置垃圾所能产生的不良后果对进一步开展垃圾分类工作将有百利而无一害。生活垃圾主要通过土壤污染、大气污染、地表和地下水的污染影响人体健康。下面将展开介绍几类生活垃圾污染的现状和可能产生的危害。

（1）易腐有机、厨余垃圾。与生物实验室的垃圾管理不同，日常居家生活产生的垃圾不会有专门的生物安全垃圾袋来专门收集和处理，通常它们会被集中存放于家用的相关垃圾篓中，以备进一步进行垃圾投放。当厨余垃圾露天长时间存放时，可能为蚊蝇的滋生提供了条件，而其丰富的碳、氮源还可促使垃圾中的微生物大量繁殖，从而可产生对人有毒害的氨气和硫化氢等气体，若通风不畅也可促进垃圾中沼气的产生，从而易发生爆炸等灾害。一般家庭垃圾不会长时间存放，这种极端的情况很少发生，更通常发生的是致病微生物的危害。

不及时处理及不当存放易腐有机、厨余垃圾导致大量增殖的微生物中可能会含有多种致病菌，例如会导致产生与创伤感染有关的细菌主要有大肠杆菌、绿脓杆菌、产气荚膜梭状菌等，甚至还可能有致命的破伤风杆菌、炭疽芽孢杆菌、肉毒芽孢杆菌等。这些病原菌具有抵抗力强、耐高温、耐干热的特性，在湿热环境100℃可存活5h，干热环境180℃可存活5~15min，高压蒸汽121℃需要30min才能将芽孢杀灭。这些病原菌在垃圾污染的器具或是垃圾存放点污染的土壤内可以长期存活，来自垃圾的生物安全隐患不得不引起重视。

（2）塑料。尽管各级政府多次声明要开展"禁塑"行动，但商场及农贸市场仍然在大量使用一次性塑料袋，外卖行业一次性聚苯乙烯快餐盒仍有使用，塑料杯盘或其他一次性餐具以及塑料瓶、冷饮包装和餐馆用一次性塑料桌布等似乎从未减少过；随着电商的崛起，快递用外包装材料、塑料包装袋等也大量增加。最终这些塑料制品会以垃圾的形式大量出现。处理得当的话部分塑料会被回收利用，相反则可能产生对环境，甚至对人类健康的危害。

塑料垃圾的危害是多方面的，除其对市容市貌的破坏，填埋消耗土地资源外，它还影响土壤的通透性进而破坏植物生长，焚烧塑料垃圾会释放有毒气体，对动物毒性很大。塑料如果得不到妥善处理还会以微塑料的形式进入水循环甚至是大气，进而对包括人类在内的生命健康产生危害。

微塑料（microplastics），是指粒径很小的（通常小于5mm）塑料颗粒以及纺织纤维。微塑料最早从海洋中发现，在海洋生物体内已检测出高含量的微塑料。制造塑料污染的人类，作为食物链的顶端，自然无法幸免遭受到微塑料的侵袭，有研究显示人类粪便内已有9种以上微塑料的污染物被检出。更可怕的是最小的微塑料能进入血液、淋巴系统甚至肝脏，造成肠道甚至生殖系统的损害，会使生物体生病或者死亡。微塑料不仅本身可形成危害，而且其体积虽小，但比表面积大，能够吸附多氯联苯、双酚A等持久性有机污染物（POPs）及重金属，从而带来更进一步的威胁。据2020年最新的研究显示，人类生活再平常不过的一些行为，如撕开巧克力包装袋、划破密封胶带等过程都在制造着微塑料颗粒。人类对微塑料污染及危害的认识也许只是刚刚开始。

（3）电池。日常生活中常用到的电池有普通干电池、充电电池、纽扣电池、锂电池等形式。由于纽扣电池含有汞，不可随意丢弃，应作为有害垃圾进行分类处理，否则一旦汞进入土壤或水源，再侵入人体，会损伤人的肾脏。如今的干电池大部分都为不含汞的环保型电池，可以作为普通干垃圾进行处理，但仍有些非环保型干电池中含有汞、镉等多种金属，镉会使人体骨质松软，并造成骨骼变形，还会使肝和肾脏等器官受损，故应作为有害垃圾分类处理。手机及电子产品大量使用锂电池，由于电极材料的不同，源自锂电池的污染主要是钴、锰、镍的污染，所以锂电池还应作为有害垃圾进行分类处理。

（4）清洁类化学药品。这主要来源于各种家用去油、除垢、光洁地面、清洗地毯、疏通管道等的化学药剂，以及空气清新剂、杀虫剂、化学地板打蜡剂等。清洁类化学药品垃圾中含有有机溶剂或自然界中难以降解的石油化工产品，具有腐蚀性，有的含有氯元素，而氯气燃烧会产生剧毒的物质。杀虫剂中也有约50%的致癌物质。

（5）抗生素类药物及抗生素抗性基因。尽管2017年农业农村部发布了《全国遏制动物源细菌耐药行动计划（2017—2020年）》，明确到2020年，推进兽用抗菌药物减量化使用，人兽共用抗菌药物或易产生交叉耐药性的抗菌药物作为动物促生长剂逐步退出。但此前很长时期内抗生素被广泛应用于医疗和畜禽养殖业，存在着较严重的过度使用问题。生活中也有居民将过期的抗生素随意丢弃于垃圾桶中，不同来源的抗生素通过在固体废弃垃圾中逐渐形成渗滤液迁移转化，最终可能在环境介质中产生污染，并可诱导各类抗生素耐药致病菌产生，对人类健康造成巨大的威胁。

抗生素抗性基因（antibiotic resistance genes，ARGs）被认为是一种新型的环境污染物。虽然抗生素及抗性基因在自然环境中一直存在，但受人类活动影响的环境中检测出了高丰度的各类抗生素抗性基因。因此，人类活动正显著改变着环境微生物抗性基因的种类和分布，形成了人为干扰下的微生物大迁徙。越来越多的研究表明，人类致病菌耐药性与环境微生物抗性和抗生素抗性基因有关。世界卫生组织在2018年11月12—18日开展了主题为："急需作出改变，人们很快就没有可用的抗生素了"的世界提高抗生素认识周活动（World Antibiotic Awareness Week），呼吁人们对相关问题的重视和警醒。

（二）生活垃圾处理中潜在的生物安全问题

目前在未标准化推广垃圾分类的地区，仍有大批垃圾收集站为敞开式，垃圾装卸过程中产生大量的扬尘和恶臭，严重影响空气质量。同时，城市垃圾的收集运输设备落后、设计不合理、数量不足，绝大部分城镇垃圾运输无法做到密闭化，甚至很多地区目前仍是农用车运输，运输中产生的二次污染现象较严重，对空气质量影响较大。并且，城镇垃圾收集点数量不足，布局不合理且设施简陋破损，对周围环境也造成严重污染。生活垃圾长时间的堆放，会造成垃圾腐烂霉变，释放出大量有害气体，粉尘和细小颗粒物也会随风飞扬，危害周围空气环境。生活垃圾随意焚烧，会造成大量有害成分挥发，未燃尽的细小颗粒进入大气，还会产生二噁英、酚类等有害物质。所以垃圾处理过程中应采用无害化的处理手段。

目前，城镇垃圾无害化处理方法较普及的有卫生填埋、焚烧处理和垃圾堆肥等。焚烧适合含水率低、有机物含量高、热值高的垃圾，而且处理成本高，目前还没有普及到大多数城镇。堆肥方法对垃圾成分要求严格，需要碳氮比固定在一定范围内，而且处理周期长，很难短时间内处理大量垃圾。与焚烧法和堆肥法相比，卫生填埋对技术要求低，而且处理量大，基本不需要成本的投入，所以目前在世界范围内被当作城市生活垃圾的主要处理方式，并在今后相当一段时间内继续沿用。

由于许多垃圾填埋场因历史原因设计标准不高，未采取很好的防渗措施，污染物不可避免地会对地下水产生污染，影响水质和土壤。部分垃圾填埋场甚至位于河流水体附近，一旦涨水，渗漏液就可能流入河水，对水质造成严重污染。填埋场的垃圾由于发酵、分解而产生的渗滤液，具有污染物成分复杂、生化降解性差和污染物浓度高等特点，会对地下水造成污染，主要表现为使地下水水质混浊，味臭，氨氮、硝酸氮、亚硝酸氮含量高，油、酚、抗生素残留污染严重，大肠菌群超标，耐药菌、抗生素抗性基因污染等。还应引起重视的是，填埋场垃圾渗滤液是一种人为制造的"极端环境"，同时也是垃圾填埋场以及垃圾渗滤液中环境微生物生存进化的一种选择压力，加上垃圾中抗生素残留的存在，会导致耐药病原菌的出现。

垃圾卫生填埋场处理过程中也会产生大量的填埋气，填埋气的主要成分为甲烷（CH_4）和二氧化碳（CO_2），具有很强的温室效应，还含有微量的硫化氢（H_2S）、氨气（NH_3）、硫醇和某些微量有机物等有毒气体，填埋气若得不到有效收集，还会引起火灾，发生爆炸等事故。

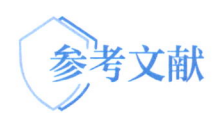

参考文献

[1] Alan Buck, James D. Oliver. Survival of spinach-associated Helicobacter pylori in the viable but nonculturable state [J]. Food Control, 2010, 21（8）: 1150-1154.

[2] Nicoletta C. Quaglia, Maria M. Storelli, Teresa Scardocchia, etc. Helicobacter pylori: Survival in cultivable and non-cultivable form in artificially contaminated Mytilus galloprovincialis [J]. International Journal of Food Microbiology, 2020, 312: 108363.

[3] 何元晨，白瑜. 猪口蹄疫对猪肉食品安全的影响及控制措施 [J]. 当代畜牧，2019（7）: 68-70.

[4] 盖文燕，王君玮，王娟，等. 我国主要动物源性寄生虫病检测技术研究进展 [J]. 中国动物检疫，2013，30（12）: 15-18.

[5] 李昆，姚婷，宁雪雪，等. 黄曲霉毒素的研究进展 [J]. 农产品加工，2017（12）: 61-63+66.

[6] 杨恬然，冯芬，陈萍，等. 常见真菌毒素与食品健康 [J]. 生物学通报，2015，50（11）: 12-14.

[7] 胡元玮，徐卸佐，朱淑英，等. 公共场所中央空调系统军团菌污染环节的调查 [J]. 中国卫生检验杂志，2010，20（4）: 879-880+900.

[8] 马小燕，王玉琴，彭晓旻，等. 一起空调系统导致上呼吸道感染样军团病暴

发的调查 [J]. 中华流行病学杂志, 1998（4）: 200-204.

[9] Van Doremalen Neeltje, Bushmaker Trenton,Morris Dylan H, etc. Aerosol and Surface Stability of SARS-CoV-2 as Compared with SARS-CoV-1 [J]. The New England journal of medicine, 2020, 382（16）: 1564-1567.

[10] 李春晓，郭晓霞，黄恩炯，等. 城市中三带喙库蚊新孳生地的发现 [J]. 中国媒介生物学及控制杂志, 2007（1）: 31.

[11] 白茹. 办公用墨粉生物安全性初探[C]. 中国毒理学会. 中国毒理学会第五次全国学术大会论文集. 中国毒理学会：中国毒理学会, 2009: 127.

[12] 李轲，郭华麟，李燕华，等. 纺织品携带致病菌β织溶血性链球菌的风险评估[J]. 棉纺织技术, 2019, 47（6）: 34-39.

[13] 孙廷丽，王青柏，周少璐，等. 我国公共用纺织品卫生安全现状及其标准化研究进展[J]. 中国公共卫生, 2019, 35（10）: 1446-1448.

[14] 丁义玲，夏鹏.宠物与人共患寄生虫病 [J]. 长江大学学报（自科版）, 2005（12）: 442-444.

[15] 邓永，王嘉，孔冬妮，等. 我国宠物源人畜共患病流行现状与公共卫生安全 [J]. 中国兽药杂志, 2020, 54（1）: 26-30.

[16] Sattar S A, Wright K E, Zargar B, etc. Airborne Infectious Agents and Other Pollutants in Automobiles for Domestic Use: Potential Health Impacts and Approaches to Risk Mitigation [J]. J Environ Public Health, 2016（2016）: 1-12.

[17] Knibbs L D, Morawska L, Bell S C. The risk of airborne influenza transmission in passenger cars [J]. Epidemiology and Infection, 2012, 140（3）: 474-478.

[18] 吴慧，孙金昭，谢冰.城市生活垃圾填埋场中抗生素残留特征研究 [J]. 环境科学学报, 2018, 38（1）: 300-309.

[19] 黄福义，周曙仡聃，颜一军，等. 生活垃圾渗滤液处理过程中抗生素抗性基因的变化特征[J]. 环境科学, 2019, 40（10）: 4685-4690.

第五章

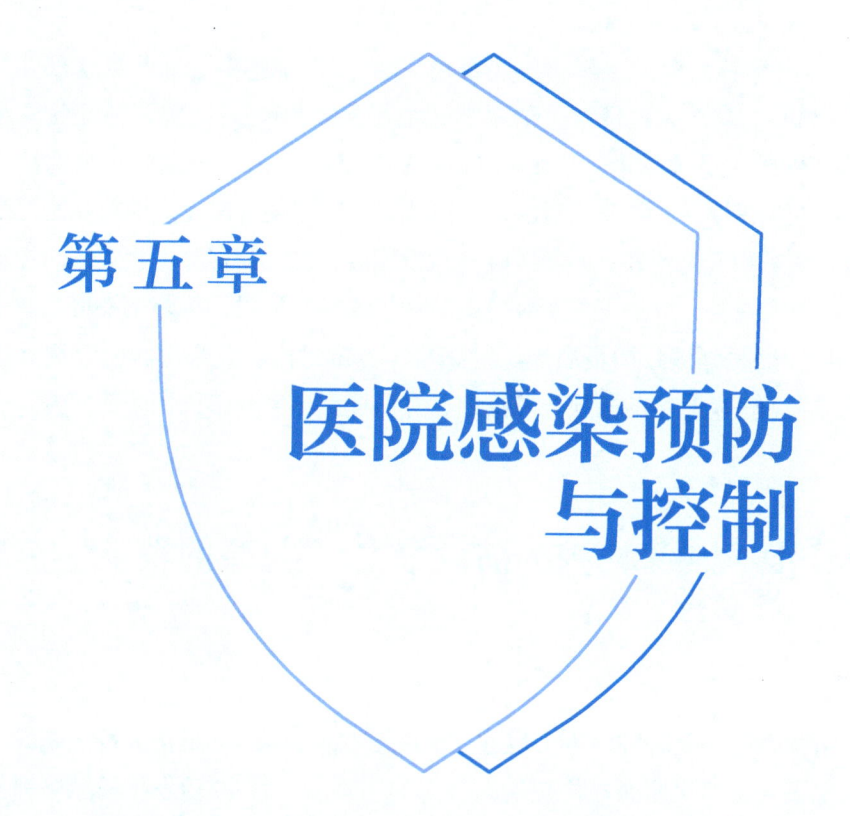

医院感染预防与控制

在2019年底武汉发生新冠肺炎疫情以后,"医院感染"这一概念被大众所熟知。这次大疫情发生的早期,主要是2020年2月之前,湖北省有超过3 000名医护人员被感染,其中40%是在医院感染。由于早期对病毒的认识不足,防控知识缺乏,物资相对缺乏,造成了医院感染的高发。随着全国援鄂医疗队和援鄂物资的到来、方舱医院的建设完成、各类新冠肺炎相关的防控指南和规范制定完善,医护人员医院感染防护工作得到加强,医院感染得到有效控制,4.2万名援鄂医疗队员实现了零感染。本章的内容就是向大家介绍什么是医院感染和医院感染的各项防控措施,并由此引出家庭感染预防与控制。

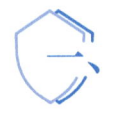

一、医院感染防控的前世今生:"母亲的救星"与"提灯女神"

医院感染伴随医院而生,也称"医院获得性感染",是指人员入院时不存在、也不处于潜伏期而在住院期间获得的感染。入院48h后发生的感染通常认为是医院感染。说起医院感染的控制,两个重要的人物不得不提,那就是有"母亲的救星"之称的伊格纳兹·塞麦尔维斯和有"提灯女神"之称的弗洛伦斯·南丁格尔。

伊格纳兹·塞麦尔维斯(1818—1865年)是匈牙利医学史上最重要的人物之一,现代医院流行病学之父,手卫生鼻祖,因为发现了19世纪肆虐维也纳产褥热流行的原因——医生接触患者前缺乏有效的手消毒,从而挽救了无数的产妇和新生儿的生命,在匈牙利被称为"母亲的救星"。产褥热的主要原因为各种细菌、支原体、衣原体引发的产褥感染,主要有外源性和内源性两个感染途径。若接生时消毒不严或护理不洁及产妇临产前有性生活等可致外界病原菌进入产道引起感染,称为"外源性感染"。产妇机体抵抗力和免疫力下降,导致寄生于正常孕妇生殖道的病原微生物数量、毒力增加而引发的感染,称为"内源性感染"。其中在接生时消毒不严或护理不洁造成的外源性感染其实就是院内感染。19世纪40年代,维也纳医院设有两个产科诊所,第一诊所的产妇死亡率约为10%,第二诊所的死亡率不到4%。塞麦尔维斯毕业后被任命为维也纳总医院第一产科诊所的教授助理,开始着手调查原因。在第一诊所,医师和学生会在验尸后直接为孕妇施行产检或接生,他们没有意识到自己这么做,就会把能引起疾病的微生物传染给待产的妇女。而第二诊所的助产士,他们在进产房前没有接触过尸体,所以他们的产妇存活率较高。塞麦尔维斯从中受到启发,提出了他和医学院的学生手上有"尸体毒物",一些未知的"尸体毒物"引起了产褥热。根据这项发现,塞麦尔维斯制定了使用氯化石灰溶液(次氯酸钙,也就是后来俗称的"漂白水")在尸检和病人检查之间洗手的方法。结果表明,第一诊所的产妇死亡率下降了90%,与第二诊所的死亡率相当。他们在这一发现之后的两个月坚持解剖后洗手,产妇死亡率首次为零。时至今日,手卫生(洗手、卫生手消毒和外科手消毒)依旧是最为重要的医院感染预防与控制措施之一。

弗罗伦斯·南丁格尔(1820年5月12日—1910年8月13日)是英国护理学先驱、人类护理事业的创始人。因为在克里米亚战争中仅用半年时间大幅降低伤病员死亡率,她被伤病员亲切地称为"克里米亚的天使",又称"提灯女神"。1853年至1856年,英国、法国、土耳其联军与沙皇俄国在克里米亚交战。由于没有护士且医疗条件恶劣,英国的参战士兵死亡率高达42%。南丁格尔主动申请担任战地护士,于1854年10月21日率领38位护士到克里米亚野战医院工作。英军的医院院址原是土耳其的驻军营房,因预定收容量大,所有走廊里都开设成病房。这些走廊全长达4miles(约6.4km),病床拥挤不堪,卫生设备极差,通风尤其不良,环境极为恶劣,同时生活物资和一般药品极为缺乏,大批伤兵发生了感染。南丁格尔首先着手改善伤员的生活环境和营养条件,致力清理工作,整顿手术室、食堂和化验室,自己出钱支付紧急修理病房费用和添置药物及医疗设备,很快改变了战地医院的面貌,战地医院收容量扩充到3 000~4 000名伤员。她建立了护士巡视制度,每天夜晚提着风灯巡视病房,在营区里逐床查看伤病员。6个月后,战地医院发生了巨大的变化,伤员死亡率从42%迅速下降至2%。时至今日,她提出的医院环境卫生管理、医院的建筑设计、护理操作标准等独到见解,对医院感染预防与控制仍有深远的影响与指导作用。

我国医院感染防控从1986年开始发展,虽然起步较晚,但是发展很快,近年来受到了各级卫生行政部门和医院的重视，医院感染的防控是保证医疗质量和安全的重要组成部分。医院感染使患者治疗、护理变得更加复杂，或者导致病情加重，延长住院时间，更有甚者因此而死亡。随着医疗技术的不断发展，大量侵入性诊断、治疗技术普遍应用于临床，人口老龄化程度的不断提高，抗菌药物广泛应用，医院感染防控面临着前所未有的压力与挑战，如"超级细菌"（多重耐药菌）在医院内的传播等。一些新发传染病如新型冠状病毒肺炎（COVID-19）、严重急性呼吸综合征（SARS）、中东呼吸综合征（MERS）、埃博拉出血热（EBHF）、甲型H1N1流感和高致病禽流感等不断出现，旧的传染病如结核死灰复燃，艾滋病、乙型（HBV）和丙型（HCV）病毒性肝炎等血源性感染依然严重威胁人类健康，甚至出现医院感染集聚性发生，这些都给医院感染管理和患者安全带来了极大的挑战。

中国是一个拥有14亿人口的发展中国家，据国家卫健委统计信息中心统计，2019年1—10月全国医疗卫生机构总诊疗人次达70.2亿人次。我国医疗卫生服务体系极其庞大，相对应的医疗卫生工作任务繁重，医院感染预防与控制工作涉及面广，影响范围大，对医院管理者、医院感染专兼职人员、各类医务工作者及患者自身在预防医院感染、保证医疗质量和患者安全等方面提出了更新、更高的要求。

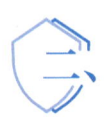

二、与患者息息相关的医院感染

（一）医院获得性肺炎（HAP）："此肺炎"非"彼肺炎"

大家熟知的肺炎指的是社区获得性肺炎，由病原微生物、理化因素、免疫损伤、过敏及药物所致患者肺泡、远端气道和肺间质的感染性炎症，常有发热、咳嗽、呼吸困难等典型症状。但除了此种常见肺炎，还有一种肺炎是在医院里面获得的，称为医院获得性肺炎，"此肺炎"非"彼肺炎"。

医院获得性肺炎是最常见的医院感染之一，指患者住院期间没有接受有创机械通气、未处于病原感染的潜伏期，而于入院48h后新发生的肺炎，其中以呼吸机相关肺炎（VAP）最为常见。VAP是指气管插管或气管切开患者接受机械通气48h后发生的肺炎，机械通气撤机、拔管后48h内出现的肺炎也属于VAP范畴。

HAP感染可由细菌、病毒、非典型病原微生物真菌或寄生虫等引起，其中以细菌最为常见。HAP和VAP的共同发病机制是病原微生物到达支气管远端和肺泡，突破宿主的防御机制，从而在肺部繁殖并引起侵袭性损害。致病微生物主要通过两种途径进入下呼吸道：其一是误吸，住院患者在抗菌药物暴露、使用制酸剂或留置胃管等危险因素作用下，口腔正常菌群改变，含定植菌的口咽分泌物通过会厌或气管插管进入下呼吸道，为内源性致病微生物导致感染的主要途径；其二是致病微生物以气溶胶或凝胶微粒等形式通过吸入进入下呼吸道，这也是导致院内感染暴发的重要原因，其致病微生物多为外源性。此外，HAP/VAP也有其他感染途径，如感染病原微生物经血行播散至肺部、邻近组织直接播散或污染器械操作直接感染等。

1. HAP的预防

根据致病微生物进入下呼吸道的途径，HAP的预防包括预防误吸、减少上呼吸道和（或）消化道病原菌定植、积极治疗基础疾病、加强患者管理四方面。

（1）预防误吸：采用半卧位（床头抬高30°~45°），床头过高时患者舒适性下降并且发生压疮风险增加，同时合理喂食。

（2）减少上呼吸道和（或）消化道病原菌定植：采用氯己定（洗必泰）进行口腔护理，氯己定擦浴，选择性口咽部去污染，应用益生菌等。

（3）积极治疗基础疾病：加强危重症患者的营养支持治疗，及时纠正水电解质、酸碱失衡、低蛋白及高血糖等罹患感染的危险因素，加强心、肺疾病的治疗和康复，采用呼吸训练、体位引流、手法技术或机械装置等气道廓清技术。关注围手术期（特别是接受胸部及上腹部手术）患者的气道管理，加强呼吸道湿化并保持通畅。鼓励患者手术后早期下床活动，少用镇静剂。

（4）加强患者管理：对于器官移植、粒细胞减少症等严重免疫功能抑制患者，应进行保护性隔离，对有耐药菌感染或定植者，应采取接触隔离措施。

2. VAP的预防

VAP存在特定的危险因素和发病机制，除上述共同的预防措施外，还需要采取以下针对性的预防措施。

(1) 预防误吸：除非有禁忌证，推荐接受有创机械通气的患者床头抬高30°~45°，并协助患者翻身拍背及震动排痰。

在气管导管的气囊上方堆积的分泌物是建立人工气道患者误吸物的主要来源，应用装有声门下分泌物吸引管的气管导管，可降低VAP的发生率并缩短住ICU的时间。在气囊放气或拔出气管插管前应尽可能清除气囊上方及口腔内的分泌物。

呼吸机管道中常有冷凝液形成，细菌易在此生长繁殖，既要避免含菌冷凝液直接流入下呼吸道而引起VAP，也要避免其反流到湿化罐，使湿化的含菌气溶胶吸至下呼吸道。冷凝液收集瓶应始终处于管道最低位置，保持直立并及时清理。湿化罐、雾化器液体应使用灭菌水，每24h倾倒更换。呼吸机外部管道及配件应一人一用一消毒或灭菌，长期使用机械通气的患者，一般推荐每周更换一次呼吸机管道，但在有肉眼可见的污渍或有故障时应及时更换。

对机械通气的患者尽可能给予肠内营养，早期肠内营养可促进肠道蠕动、刺激胃肠激素分泌、改善肠道血流灌注，有助于维持肠黏膜结构和屏障功能的完整性，减少致病菌定植和细菌移位，效果优于给予肠外营养。经鼻肠营养与经鼻胃内营养相比，前者可降低VAP的发病率。间断喂养和小残留量喂养可减少胃食管反流，降低肺炎的发生风险及其病死率，胃造口术也可降低VAP的发生率。

(2) 减少定植：推荐机械通气患者常规进行口腔卫生护理，包括使用生理盐水、氯己定或聚维酮碘含漱液冲洗、用牙刷刷洗牙齿和舌面等，每6~8h 1次；有证据提示，应用0.12%的氯己定溶液15mL，每天两次进行口腔护理至拔管后24h，可降低VAP的发生率。

此外，对机械通气的患者应权衡利弊，谨慎使用口咽部非吸收性抗菌药物（SOD）或选择性消化道去污染（SDD）；镀银气管导管可降低VAP的发病率，但不常规推荐；总体上不推荐常规给予益生菌预防VAP；预防应激性溃疡是ICU机械通气患者重要的治疗手段之一，临床主要应用的药物有胃黏膜保护剂（如硫糖铝）、抑酸剂（如H受体阻断剂）和质子泵抑制剂。胃黏膜保护剂对胃液pH值的影响不大，有利于抑制胃内细菌的生长，与抑酸剂相比较可以降低VAP的风险，但预防消化道出血的作用较弱。目前认为使用抑酸剂预防应激性溃疡可能增加胃肠道和气道内细菌的定植，但对VAP的病死率没有影响，在应用时应注意掌握指征。

（3）减少使用有创通气：建立人工气道并应用机械通气是发生VAP最重要的危险因素，气管插管使肺炎风险增加6至21倍，特别是重复插管或插管时间较长、频繁更换呼吸机管道可进一步增加VAP的风险。尽可能减少有创通气和缩短有创通气时间对预防VAP至关重要。

严格掌握气管插管或切开的适应证，对需要呼吸机辅助呼吸的患者应优先考虑无创通气；慢阻肺或充血性心力衰竭患者合并高碳酸血症或低氧血症时，应尽早合理应用无创正压通气，可减少气管插管，进而减少VAP的发生率；经鼻HFNO可用于各种病因导致的Ⅰ型呼吸衰竭及部分轻度Ⅱ型呼吸衰竭患者，减少气管插管和再插管率。应用上述呼吸支持治疗时均需注意避免延误插管时机而加重病情。

有创通气时尽可能减少镇静剂的使用，使用期间应每日评估其使用的必要性，并尽早停用，应特别注意避免使用苯二氮䓬类镇静剂。符合条件者应每日唤醒并实施自主呼吸试验，评估是否具备脱机、拔管的条件，以缩短机械通气时间，降低VAP的风险。

除了以上核心防控措施外，还有一般预防控制措施，包括严格执行手卫生；在员工培训方面，要求从事呼吸机诊疗的医生、护士及呼吸治疗师等人员应了解VAP流行病学和预防与控制计划、措施等内容，增强对VAP的防控意识，提高预防控制技能，认真执行VAP控制计划；加强呼吸机内外管道的清洁消毒，推荐每周更换1次呼吸机管道，但在有肉眼可见污渍或有故障时应及时更换，呼吸机管路应由消毒供应中心集中清洗、消毒供应；在进行与气道相关的操作时应严格遵守无菌技术操作规程；鼓励并协助机械通气患者早期活动，尽早开展康复训练；最后，我们要做好对VAP的目标性监测，能较好地描述和掌握VAP的发病水平，评价干预措施的有效性，从而降低VAP的发病率。

（二）手术部位感染：变丑的切口

爱美之心人皆有之，谁也不想身体上留有疤痕。当必须进行手术时，患者都希望术后身体康复的同时疤痕不要太明显，尤其是裸露在外的身体部位。一般情况下，随着医疗技术水平的提高和抗生素的合理使用，术后伤口恢复都是较好的，尤其是Ⅰ类、Ⅱ类切口。但是也有切口发生感染的情况。反复感染、长期创面外露、肉芽组织过度增生，容易发生增生性疤痕或疤痕疙瘩，影响美观。此外，手术部位感染（SSI）更是影响患者健康、威胁患者生命、造成巨大经济损失的四种最常见的医院感染之一。

SSI相关危险因素包括患者和手术两个方面。患者因素有年龄、营养状况、免疫功能、健康状况等。手术因素有术前住院时间、备皮方式及时间、手术部位皮肤消毒、手术室环境、手术器械的灭菌、手术过程的无菌操作、手术技术、手术持续的时间、预防性抗菌药物使用情况等。

SSI一般发生在术后5~6日，80%~90%发生在术后30日以内，有植入物的手术可发生在术后1年以内。SSI分三类：切口浅部组织感染、切口深部组织感染和器官/腔隙感染。切口浅部组织感染指手术后30日以内发生的仅累及切口皮肤或皮下组织的感染。切口深部组织感染指无植入物手术后30日以内、有植入物手术后1年以内发生的累及深层软组织（筋膜和肌肉）的感染。器官/腔隙感染指无植入物手术后30日以内、有植入物手术后1年以内发生的累及术中解剖部位（器官、组织间隙）的感染。其中，感染累及术中解剖部位（器官、组织间隙），但仅从切口部位引流、不进行二次手术的感染属于深部切口感染。同时，切口缝合针眼处有轻微炎症和少许分泌物，以及局限性外伤感染不属于手术部位感染。

感染病原微生物可分为内源性和外源性。内源性感染病原菌主要来源于患者菌群，如皮肤、黏膜和消化道等，以及远距离感染灶病原菌播散。外源性感染病原菌主要来源于手术人员，如污染的手术衣、无菌技术操作不严、外科手消毒不合格、手术室环境污染和通风不畅，以及手术部位使用的器械、设备和材料污染等。

SSI的感染预防要点包括手术前、手术中、手术后三个时间段的措施。

手术前：尽量缩短患者术前住院时间，择期手术患者应尽可能在手术部位以外感染治愈后再行手术；有效控制糖尿病患者的血糖水平；手术当天或前一天晚上应沐浴，术前备皮应当在手术当日进行，确需去除手术部位毛发时避免使用刀片刮除毛发；手术部位皮肤消毒前要彻底清除手术切口和周围皮肤的污染；手术人员应严格执行外科手消毒；合理预防性使用抗菌药物；有明显皮肤感染或者患感冒、流感等呼吸道疾病，以及携带或感染多重耐药菌的医务人员，在未治愈前不应当参加手术；重视术前患者的抵抗力，纠正水电解质的不平衡、贫血、低蛋白血症等。

手术中：保证手术室门关闭，尽量保持手术室正压通气，最大限度减少人员数量和流动；保证使用的手术器械、器具及物品等达到灭菌水平；严格遵循无菌技术原则；尽量轻柔地接触组织，保持有效止血，最大限度地减少组织的损伤，彻底去除坏死组织，避免形成死腔；手术中应当对患者追加合理剂量的抗菌药物；术中保持患者体温正常，防止低体温；冲洗手术部位时，应当使用温度为37℃的无菌生理盐水等液体；对于需要引流的手术切口，术中应当首选密闭负压引流，并尽量选择远离手术切口、位置合适的部位进行置管引流，以确保引流充分。

手术后：一期闭合的清洁切口应使用无菌敷料覆盖24~48h。切口有过度渗出时敷料应更换。接触手术部位或更换手术切口敷料前后应进行手卫生。更换切口敷料时，要严格遵守无菌技术操作原则及换药流程。术后保持引流通畅，根据病情尽早为患者拔除引流管；外科医师、护士要定时观察患者手术部位切口情况，出现分泌物时应当进行微生物培养，结合微生物报告及患者手术情况，对外科手术部位感染及时诊断、治疗和监测。

手术前和手术中都提到了抗菌药物的使用，我们来看一下围术期如何合理预防性使用抗菌药物。大多数清洁手术不需要预防性使用抗菌药物；根据手术种类、手术部位感染最可能的病原菌以及指南推荐选用抗菌药物的种类，大多数推荐使用的抗菌药物应在切皮前30~60min，或麻醉开始时首次静脉给药，但万古霉素和喹诺酮类药物应在切皮前120min给药；手术时间大于3h而所用抗菌药物又为短效者，或超过所用药物半衰期的两倍以上，术中应每3h追加一剂；术中失血量大于1 500mL，术中应追加一剂；需要做肠道准备的患者，术前一日分次、足量口服肠道不吸收抗菌药物即可，不需要提前数日给药；总的预防用药疗程通常不超过24h，个别情况可延长至48h。

（三）抗生素相关性腹泻：达摩克利斯之剑

抗生素与原子弹、雷达并列为"二战三大发明"。抗生素的发现拯救了无数的生命，但随着人们对抗生素的不断研究和使用，发现其除了治疗功能外，也出现了越来越多的副作用，有些严重到不得不引起重视。如本部分讨论的就是抗生素相关性腹泻（AAD），即应用抗菌药物后发生的与抗菌药物有关的腹泻。

据报道，有700多种药物可引起腹泻，其中25%为抗菌药物，其发病率在5%~25%。常发生于抗生素使用后5~10日，可以表现为轻度、自限性的腹泻，多为水样便、糊样便，常伴有痉挛性腹痛，也可以表现为严重危及生命的腹泻，出现发热、腹部绞痛、血便、假膜性肠炎。各年龄组均可发病，目前多数研究认为，抗生素的使用破坏了肠道正常菌群是引起腹泻最主要的病因，此外还有抗生素干扰糖和胆汁酸代谢以及抗生素的直接作用的原因。

那么如何诊断AAD呢？任何患者在接受抗生素治疗2个月内或住院72h以后发生腹泻，粪便为水样、糊样，每日大于或等于3次，连续2日以上，同时应排除慢性肠炎急性发作或急性胃肠道感染及非感染性原因所致的腹泻即为ADD。

AAD重型患者往往继发有特殊机会致病菌感染，常见致病菌包括难辨梭状芽孢杆菌、产酸克雷伯菌、金黄色葡萄球菌等，其中难辨梭菌（CD）最为常见。AAD核心预防控制措施包括合理应用抗生素和补充微生态制剂。合理应用抗生素包括严格控制广谱抗生素的使用，尽早进行病原学送检，并根据结果调整抗菌药物。根据经验治疗与微生物检测结果尽可能转换使用窄谱抗菌药物，必要时停用抗生素。补充微生态制剂是因为大量研究表明益生菌能有效预防AAD，常用的益生菌制剂包括乳酸杆菌、双歧杆菌、保加利亚乳杆菌和嗜热链球菌等。

除上述防控措施外，还可以使用饮食控制，比如增加糖类、牛奶的摄入，同时减少纤维素饮食的摄入，在三餐间足量饮水及安全烹饪消除食物中的病原微生物。此外注意做好清洁卫生。

（四）导尿管、中央导管相关感染：身体里"管子"惹的祸

现代医学技术的发展使各种各样的导管普遍应用于临床诊疗过程中，这些"管子"在带来治疗效果的同时，也可以"惹祸"，即增加了患者发生导管相关局部或全身感染的风险。最常见的导管有导尿管和中央导管。下面我们就来了解一下两种导管带来的感染与防控措施。

1. 导尿管相关尿路感染（CAUTI）

医院获得性尿路感染几乎都是CAUTI。导尿管是通过泌尿道插入并一端留置于膀胱、另一端与密闭收集系统相连的导管。CAUTI指患者留置导尿管后或者拔除导尿管48h内发生的泌尿道感染。尽管相比于其他医院感染来说，

CAUTI的发病率和病死率较低,但是泌尿道插管的高使用率可引起大量的感染负担并可引起感染并发症及死亡。CAUTI还是继发性菌血症的最主要原因。

一般CAUTI临床诊断至少具有以下体征或症状之一:排除其他原因的发热(体温大于38℃);尿急、尿频、尿痛等尿路刺激症状;或下腹触痛、肾区叩痛、耻骨压痛;尿培养阳性,病原微生物不超过2种。无症状的菌尿症至少具有以下体征或症状之一,患者无发热、尿路刺激等症状或体征,留取尿培养前的7日内有留置导尿管,一次尿培养呈阳性。

感染病原微生物是从哪里来的呢?主要来自直肠和阴道定植菌,以及污染的医务人员的手和器械沿导尿管内、外壁向上移行进入泌尿道。最常见的病原菌为大肠埃希菌和念珠菌属,同时尿路感染多重耐药菌是日渐突出的问题。

根据上述CAUTI感染途径和方式,其预防控制措施包括留置导尿管前、中、后三个环节。

(1)留置导尿管前预防控制措施:①留置导尿管前预防控制措施;②严格掌握留置导尿管的适应证;③仔细检查无菌导尿包,如发现导尿包过期、外包装破损、潮湿,不应使用;④一次性导尿包符合国家相关要求,不应重复使用;⑤根据患者年龄、性别、尿道等情况选择型号大小、材质等相适合的导尿管,最大限度降低尿道损伤和尿路感染;⑥对留置导尿管的患者,应采用密闭式引流装置;⑦应告知患者留置导尿管的目的,配合要点和置管后的注意事项;⑧不宜常规使用包裹银或抗菌导尿管。

(2)留置导尿管中预防控制措施:①医务人员应严格执行手卫生后,戴无菌手套实施导尿术;②严格遵循无菌操作技术原则留置导尿管,动作宜轻柔,避免损伤尿道黏膜;③正确铺无菌巾,避免污染尿道口;④应使用合适的消毒剂,充分消毒尿道口及其周围皮肤黏膜,防止污染(男性:洗净包皮及冠状沟,然后自尿道口、龟头向外旋转擦拭消毒;女性:按照由上至下,由内向外的原则清洗外阴,然后清洗并消毒尿道口、前庭、两侧大小阴唇,最后会阴、肛门);⑤导尿管插入深度适宜,确保尿管固定稳妥;⑥置管过程中,指导患者放松,协调配合,避免污染,如发现尿管被污染,应重新更换。

(3)留置导尿管后预防控制措施:①应妥善固定尿管,避免打折、弯曲,集尿袋高度低于膀胱水平,不应接触地面,防止逆行感染;②应保持尿液引流系统通畅和密闭性,活动或搬运时夹闭引流管,防止尿液逆流;③应使用个人专用收集容器或清洗消毒后的容器定期清空集尿袋中尿液。清空集尿袋中尿液时，应遵循无菌操作原则，避免集尿袋的出尿口触碰到收集容器的表面；④留取小量尿标本进行微生物病原学检测时，应消毒导尿管接口后，使用无菌注射器抽取标本送检。留取大量尿标本时可从集尿袋中采集，不应打开导尿管和集尿袋的接口采集标本；⑤不应常规进行膀胱冲洗或灌注，若发生血块堵塞或尿路感染时，可进行膀胱冲洗或灌注；⑥应保持尿道口清洁，大便失禁的患者清洁后还应进行消毒，留置导尿管期间，应每日清洁或冲洗尿道口；⑦患者沐浴或擦身时应注意对导管的保护；⑧长期留置导尿管应定期更换，普通导尿管更换时间为7～10天，特殊类型的导尿管更换时间按照说明书规定，更换导尿管时应同时更换导尿管集尿袋；⑨导尿管阻塞、脱出或污染时应立即更换导尿管和集尿袋；⑩患者出现尿路感染症状时，应及时留取尿液标本进行病原学检测，并更换导尿管和集尿袋；⑪应每天评估留置导尿管的必要性，应尽早拔除导尿管；⑫医护人员在维护导尿管时严格执行手卫生。

2. 中央导管相关血流感染（CLABSI）

随着医学技术的不断发展，各种血管内留置的导管应用越来越广泛，主要用途为输液、化疗、肠外营养、血液透析等。中央导管是血管导管的一种，其末端位置接近心脏或位于一些大血管之中，这些大血管常为主动脉、肺动脉、上腔静脉、下腔静脉、头臂静脉、颈内静脉、锁骨下静脉、髂外静脉、股静脉以及新生儿的脐动脉或脐静脉，中央导管广泛应用于输液、输血、采血、血流动力学监测等临床诊疗活动中。中央导管相关血流感染（CLABSI）是指患者留置中央导管48h后至拔出中央导管48h内发生的原发性，且与存在的其他部位感染无关的血流感染，首次满足以下三个标准之一即可诊断：

（1）至少1套或1套以上血培养中分离出公认的病原菌，包括金黄色葡萄球菌、大肠埃希菌、克雷伯菌属、肠球菌属、假单胞菌属、假丝酵母菌属等。且与其他部位的感染无关。

（2）同时满足下面三个条件：①不同时段抽取的2套或多套血培养，所分离出的微生物为常见共生菌，如凝固酶阴性葡萄球菌、草绿色链球菌、棒状杆菌属、芽孢杆菌属、气球菌属、微球菌属；②患者至少有发热（体温大于38℃）、寒战、低血压中的一种症状或体征；③症状和体征及阳性实验室结果与其他部位的感染无关。

（3）1岁之内的婴儿诊断需同时满足下面三个条件：①不同时段抽血的2套

或多套血培养，所分离出的微生物为常见皮肤共生菌；②患者至少有发热（肛温＞38℃）、低体温（肛温＜36℃）、呼吸暂停或者心动过缓中的一种症状或体征；③症状和体征及阳性实验室结果与其他部位的感染无关。

CLABSI是怎么发生的呢？其感染病原菌有4种可能来源，其中插管部位皮肤、导管接头是最为重要的感染来源。插管部位皮肤常见7日内发生的导管腔内微生物定植和CLABSI，7日以后则最常见于导管接头处发生CLABSI。

CLABSI的预防控制包括置管时的组合干预和置管后的维护干预组合：

（1）置管时的组合干预措施：①严格执行医务人员手卫生规范和无菌技术操作；②皮肤消毒剂首选氯己定乙醇溶液（氯己定浓度≥0.5%），氯己定俗称洗必泰。不能使用氯己定溶液时，可用含碘消毒液（碘浓度≥0.5%）或75%乙醇。皮肤消毒范围的直径应≥15cm以上，消毒至少2~3遍，消毒剂自然待干或遵说明书使用；③穿刺置管部位按照各类中央导管类型选择合适的部位，如长期CVC（隧道式中央静脉导管）首选锁骨下静脉、颈内静脉。PICC（经外周静脉穿刺中心静脉置管）首选贵要静脉、头静脉。同时因腹股沟部的细菌菌落数明显高于其他常用静脉周围皮肤，插管后发生感染的比率最高，所以尽量避免使用股静脉；④做到最大无菌屏障预防，包括戴清洁的帽子、口罩、无菌手套、穿无菌手术衣、铺从头到脚覆盖患者全身的大无菌巾，除了露出穿刺部位外。

（2）置管后的维护干预组合措施：①选择使用能满足患者治疗需要的最少导管腔数的导管，按照说明书要求输注特殊液体后及时更换，装置污染后立即更换；②合理选择或更换穿刺点的敷料，潮湿、松动及污染后立即更换；③保持连接端口清洁，连接药物前用前边所述合适消毒剂擦拭消毒≥15s，装置污染后立即更换；④每日评估，尽早拔管。

（五）皮肤软组织感染（SST）：容易忽略的毛病

皮肤软组织感染（SST）是指涉及皮肤和皮下软组织的感染，皮肤感染有脓疱、脓性引流液、水疱、疖，软组织感染包括坏死性肌膜炎、感染性坏疽、坏死性蜂窝织炎、感染性肌炎、淋巴腺炎或淋巴管炎。住院患者SST的患病率甚至可达到10%，感染部位以下肢多见，同时金黄色葡萄球菌是最常见的病原菌。在住院期间，医务工作者和患者往往更加关注与诊疗操作有关的风险，比如本节前边说到的呼吸机相关肺炎、手术部位感染、导尿管、中央导管相关感染等，和这些感染相比，SST就成了容易忽略的问题。尤其是在昏迷、瘫痪等长期卧床患者及新生儿、早产儿当中要特别关注SST。

皮肤软组织感染的预防控制措施包括医务人员的标准预防、诊疗器械消毒灭菌、环境清洁消毒以及医疗废物管理。同时，要积极防治易引起皮肤改变或损伤的原发疾病，如皮肤病、糖尿病、肾病、血液系统疾病、肝硬化、蚊虫叮咬等。在这类疾病中要注意保持皮肤完整性，避免抓破损伤，如有浅表伤口，要及时处理，防止继发感染。新生儿及早产儿在护理时手法应轻柔，保持婴儿皮肤干燥，经常更换体位，以防局部长期受压，及时更换尿布，同时做好暖箱和病房的清洁消毒工作。昏迷、瘫痪、老年等长期卧床患者定期检查受压部位皮肤，避免局部皮肤长期受压，协助定时变换体位，2~3h一次，必要时缩短变换体位的时间，因治疗需要不允许过多翻身者，应使用特殊床垫、器具防止褥疮发生，使用热水袋等要防止烫伤。此外在个人卫生方面要保持皮肤清洁干燥，衣服清洁无皱褶，被汗液、尿液等浸湿时及时更换，同时指导患者合理膳食，增加营养，增强皮肤抵抗力，提高自身免疫力。

三、医院感染防控"武林秘笈"

（一）手卫生：六脉神剑

在金庸的武侠世界中，人身主要由正经十二脉和奇经八脉构成，手上六条称为六脉。六脉神剑，有质无形，是一套将剑意转化为剑气的高深武学，出剑时剑气急如电闪，迅猛绝伦，以气走剑杀人于无形，堪称剑中无敌。洗手与卫生手消毒，具体揉搓步骤分六步[1]，六步将洗手液或手消毒剂覆盖双手所有皮肤，消灭接触到的病毒、细菌于无形，是预防医院感染及社区感染最具成本效益的措施，堪比"六脉神剑"的威力。

说起手卫生，大家第一反应可能就是用水洗手，或者用快速手消毒剂进行手消毒。严格来讲，手卫生为医务人员在从事职业活动过程中的洗手、卫生手

---

[1] 作者注：严格意义上医务人员手卫生规范是六步，普通人更推荐"七步洗手法"。

消毒和外科手消毒的总称。先来说说三者的定义：洗手，是指医务人员用流动水和洗手液（肥皂）揉搓冲洗双手，去除手部皮肤污垢、碎屑和部分微生物的过程；卫生手消毒是指医务人员用手消毒剂揉搓双手，以减少手部暂居菌的过程；外科手消毒是指外科手术前医护人员用流动水和洗手液揉搓冲洗双手、前臂至上臂下三分之一，再用手消毒剂清除或者杀灭手部、前臂至上臂下三分之一暂居菌和减少常居菌的过程。这里说的常居菌指能从大部分人体皮肤上分离出来的微生物，是皮肤上持久的固有寄居菌，不易被机械摩擦清除。如凝固酶阴性葡萄球菌、棒状杆菌属、丙酸菌属、不动杆菌属等。一般情况下不致病，在一定条件下能引起导管相关感染和手术部位感染等。暂居菌指寄居在皮肤表层，常规洗手容易被清除的微生物，直接接触患者或被污染的物体表面时可获得，可通过手传播，与医院感染密切相关。

1. 洗手

我们天天说洗手，但大家真的会洗手吗？首先我们要知道当手部有血液或其他体液等肉眼可见的污染时，或者可能接触艰难梭菌、肠道病毒等对速干手消毒剂不敏感的病原微生物时应洗手，让我们一起来看看正确的洗手方法。

（1）在流动水下，淋湿双手。

（2）取适量洗手液（肥皂），均匀涂抹至整个手掌、手背、手指和指缝。

（3）认真揉搓双手至少 15s，注意清洗双手所有皮肤，包括指背、指尖和指缝，具体揉搓步骤（步骤不分先后）可以归纳为"七步洗手法"，简称"内、外、夹、弓、大、立、腕"，具体如下：①内：掌心相对，手指并拢相互揉搓。②外：手心对手背沿指缝相互揉搓。③夹：掌心相对，手指交叉指缝相互揉搓。④弓：弯曲手指使关节在另一手掌心旋转揉搓。⑤大：右手握住左手拇指旋转揉搓。⑥立：五指并拢，指尖在掌心旋转揉搓。⑦腕：洗手腕、手臂，双手交换进行。以上步骤均需左右手交换进行，必要时增加对手腕的清洗。

（4）在流动水下彻底冲净双手，擦干，取适量护手液护肤。

（5）擦干宜使用纸巾。

2. 卫生手消毒

除了用水洗手外，我们还经常使用卫生手消毒，当手部没有肉眼可见污染时，宜使用手消毒剂进行卫生手消毒，让我们来一起看看如何正确卫生手消毒。

（1）取适量的手消毒剂于掌心，均匀涂抹双手。

（2）揉搓步骤同"七步洗手法"。

（3）揉搓时确保速干消毒剂完全覆盖双手所有皮肤表面，直至彻底干燥。

此外，当接触传染病患者的血液、体液和分泌物以及被传染性病原微生物污染的物品后，以及直接为传染病患者进行检查、治疗、护理或处理传染患者污物之后，应先洗手，然后进行卫生手消毒，两种手卫生方法联合使用。

3. 外科手消毒

除了这两种常用的手卫生方法外，还有一种外科手消毒方法，这种方法除了外科相关医务人员和一些特殊医学护理技术操作时用到，一般人很少用到，包含洗手和消毒两个步骤。

（1）洗手：①洗手之前应先摘除手部饰物，并修剪指甲，长度应不超过指尖。②取适量的洗手液清洗双手、前臂和上臂下三分之一，并认真揉搓。清洁双手时，可使用清洁指甲用品清洁指甲下的污垢和使用揉搓用品清洁手部皮肤的皱褶处。③流动水冲洗双手、前臂和上臂下三分之一。④使用干手用品擦干双手、前臂和上臂下三分之一。

（2）消毒步骤包含冲洗、免冲洗两种手消毒方法。

冲洗手消毒方法：①取适量的手消毒剂涂抹至双手的每个部位、前臂和上臂下三分之一，并认真揉搓3~5min。②在流动水下从指尖向手肘单一方向地冲净双手、前臂和上臂下三分之一，用经灭菌的布巾彻底擦干。③冲洗水应符合《生活饮用水卫生标准》GB 5749的规定。冲洗水水质达不到要求时，手术人员在戴手套前，应用速干手消毒剂消毒双手。④手消毒剂的取液量、揉搓时间及使用方法遵循产品的使用说明，一般不少于6mL。

免冲洗手消毒方法：①取适量的手消毒剂放置在左手掌上。②将右手手指尖浸泡在手消毒剂中（时间≥5s）。③将手消毒剂涂抹在右手、前臂直至上臂下三分之一，确保通过环形运动环绕前臂至上臂下三分之一，将手消毒剂完全覆盖皮肤区域，持续揉搓10~15s，直至消毒剂干燥。④更换左右手顺序重复上述步骤。⑤取适量的手消毒剂放置在手掌上。⑥揉搓双手直至手腕，揉搓步骤同"七步洗手法"，揉搓至手部干燥。⑦手消毒剂的取液量、揉搓时间及使用方法遵循产品的使用说明。

4. 手卫生的五个重要时刻

以上三种手卫生方法掌握了，但是我们还需要知道什么时候应该洗手。大家可能会问了，不是手脏了就应该洗手吗？不错，但是手什么时候会脏你真的知道吗？对医务人员洗手或卫生手消毒的指征可以高度概括为五个重要时刻，即二前三后。

（1）二前：①接触患者前。②清洁、无菌操作前，包括进行侵入性操作前。

（2）三后：①暴露患者体液风险后，包括接触患者黏膜、破损皮肤或伤口、血液、体液、分泌物、排泄物、伤口敷料等之后。②接触患者后。③接触患者周围环境后，包括接触患者周围的医疗相关器械、用具等物体表面后。

这里需要特别指出的是，戴手套前或脱下手套后，仍须执行手卫生。

相信以上的内容让大家对手卫生有了全面的认识，除此之外，正确的手卫生离不开手卫生所需的相关设施，而且这些设施还有许多规定和要求，下面让我们一起来了解一下吧。

首先来看看洗手池的要求吧，在医院里洗手池应专用，数量应足够，设置在方便医护人员进行手卫生的诊疗区域内。同时配备的水龙头也是有要求的，我们常见的水龙头有手触式和感应式开关，在医院里感染高风险部门和治疗室、换药室、注射室应配备非手触式水龙头，如脚踏式、膝碰式、肘式或感应式，有条件的医疗机构在诊疗区域均宜配备非手触式水龙头。大家不常见的外科手消毒设施还有额外要求，应配置专用洗手池。洗手池设置在手术间附近，水池大小、高度适宜，能防止冲洗水溅出，池面光滑无死角，易于清洁。洗手池应每日清洁与消毒。洗手池及水龙头数量应根据手术间的数量合理设置，每2~4间手术间宜独立设置1个洗手池，水龙头数量不少于手术间的数量，水龙头开关应为非手触式。水龙头间距大应避免洗手时手臂相互触碰。洗手池上方应悬挂外科手消毒流程，以指导正确进行外科手消毒。洗手池上方应配备计时器，以确保外科手消毒前洗手及消毒的最短时间。

此外，我们用的洗手液宜含有护肤成分，以免对手造成伤害，破坏皮肤屏障。盛放洗手液的容器宜为一次性使用。重复使用的洗手液容器应定期清洁与消毒。洗手液发生浑浊或变色等变质情况时及时更换，并清洁、消毒容器。使用的肥皂应保持清洁与干燥，实际工作中肥皂容易滋生微生物，对手造成二次污染，不宜选用。

洗完手，手卫生并没有结束，还需要干手用品或设施。目前最常使用的干手方法有纸巾、毛巾和烘手机，在医院，纸巾是首选干手方法。外科冲洗手消毒法后应使用经灭菌的布巾干手，布巾应一人一用。重复使用的布巾，用后应清洗、灭菌并按照相应要求储存。盛装布巾的包装物可为一次性使用，如使用可复用容器应每次清洗、灭菌，包装开启后使用不得超过24h。

除了洗手实施外，速干手消毒剂也是有着诸多要求的。首先医务人员要有良好的接受性，干手消毒剂宜含有护肤成分，无异味、无刺激性等。出液器应使用一次性包装，重复使用的出液器不应中途添加消毒剂，应每次用完清洁、消毒。此外，乙醇类消毒剂的出液器应具有防燃性能。

手是医院感染传播最主要的途径，众所周知的世界手卫生日即每年的5月5日，是由世界卫生组织于2009年倡议发起的，旨在强调在医疗护理过程中提高医护人员手部卫生、减少医源性感染的重要性。实际上，不管是医务工作者还是普通群众，洗手是每天都要做的一件事，也是一种健康的工作生活习惯。

（二）个人防护用品：金钟罩铁布衫

金钟罩铁布衫是中国功夫中最有名的护体硬气功了，传说练成金钟罩铁布衫的人不但可以承受拳打脚踢而丝毫无损，甚至普通的刀剑也伤不了他们，更甚者可达到罡气护体的程度，从而获得入水不溺、入火不焚、闭气不绝、不食不饥等常人难以想象的效果。个人防护用品是单独或联合使用，用于保护黏膜、皮肤和衣服接触感染原的各种屏障用品，包括手套、口罩、呼吸防护器、护目镜、面罩、防水围裙、隔离衣等。一旦正确使用，不管是SARS、禽流感、还是MERS、新型冠状病毒，任你病毒肆虐，我自傲然挺立，岿然不动。护体功效与金钟罩铁布衫相比有过之而无不及。这里说的正确使用和保护金钟罩铁布衫的罩门一样重要，即指医务人员在诊疗过程中可能接触患者血液或体液时需穿戴个人防护用品，在诊疗操作结束或离开病房前应脱卸并丢弃个人防护用品，脱卸个人防护用品时应避免污染衣服和皮肤。

1. 口罩

新冠肺炎疫情是我国成立以来发生的传播速度最快、感染范围最广、防控难度最大的一次重大突发公共卫生事件。同时，迫使人们对个人防护用品的认识达到了前所未有的高度，口罩成了人们最为熟悉的"盾牌"。为保护人们群众安全，避免病毒的传播，医学专家建议大家出行、在公共场所佩戴口罩。口罩成为防控疫情中的重点物资和抗疫情必备防护用品。说起口罩，你可能还不知道世界上最先使用口罩的就是中国。古时候，宫廷里的人为了防止粉尘和口气污染而开始用丝巾遮盖口鼻，人们认为用手或袖捂鼻子是很不卫生的，也不方便做其他事情，后来有人就用一块绢布来蒙口鼻，也就是原始的口罩。19世纪末，口罩开始应用于医护领域。20世纪中后期，载入史册的历次大流感中口罩在预防和阻断病菌传播方面数度扮演重要角色。2003年，"非典"的肆虐令口罩的使用和普及达到新的高潮，一度脱销。2009年，甲型H1N1流感让口罩再一次成为热点话题。2013年因雾霾天气的频繁出现，$PM_{2.5}$的危害被人们逐渐认识，使得防雾霾口罩颇为畅销。通过了解口罩的历史，相信我们可以很好理解口罩的定义了，口罩是一种卫生用品，一般指戴在口鼻部位用于过滤进入口鼻的空气，以达到阻挡有害的气体、气味、飞沫进出佩戴者口鼻的用具，以纱布或纸等制成。口罩对进入肺部的空气有一定的过滤作用，在呼吸道传染病流行时、在粉尘等污染的环境中作业时，戴口罩具有非常好的作用。

（1）种类和适用情况。

医用口罩国内分为三类，一次性使用医用口罩、医用外科口罩、医用防护口罩。一次性使用医用口罩的行业标准为YY/T 0969-2013标准适用于医护人员一般防护，仅用于普通医疗环境佩戴使用。医用外科口罩的行业标准为YY 0469-2011标准，适用于临床医务人员在手术部（室）工作或护理免疫功能低下患者、进行有体液喷溅的操作或侵入性操作时常用的医用口罩。医用防护口罩的行业标准为GB 19083-2010标准，适用于医疗工作环境下，接触经空气传播传染病患者、近距离（≤1m）接触飞沫传播的传染病患者或进行产生气溶胶操作时，过滤空气中的颗粒物，阻隔飞沫、体液、气溶胶等。此外，国际主要医疗卫生口罩标准有两类，美国医疗卫生口罩标准ASTM F2100-2004和欧盟医疗卫生口罩标准EN 14683:2014。

（2）佩戴方法要点。

三种口罩样式不同，但要点相同如下：①口罩外观应整洁、形状完好，表面不得有破损、污渍。②将口罩罩住鼻、口及下巴。系带式口罩下方带系于颈后，上方带系于头顶中部；挂耳式将口罩带挂于耳后；头戴式将下方系带拉过头顶，放在颈后双耳下，再将上方系带拉至头顶中部。③两手食指和中指指端放在鼻夹上，从中间位置开始，用手指向内按压鼻夹，并逐步向两侧移动，根据鼻梁形状塑造鼻夹。④可调整系带的松紧度使其紧密贴合于面部，戴好后应做佩戴气密性检查，快速呼气，若鼻夹附近有漏气应调整鼻夹，若漏气位于四周，应调整到不漏气为止。

（3）脱卸方法要点。

①脱卸时要先进行手卫生，不要接触口罩前面（污染面）。②松开系带或挂耳带。绑带式口罩先解下面的系带，再解上面的系带；头戴式先将颈部的下系带从脑后拉过头顶，再拉上系带摘除口罩，脱下整个过程确保不要接触口罩前面，用手仅捏住口罩的系带或挂耳带轻投入指定容器内。③脱卸完成后再进行手卫生。

佩戴及使用过程中应当注意的是，口罩只能一次性使用；不应一只手捏鼻夹，应使用双手食指对称地按压鼻夹以保证气密性；口罩在使用过程中变湿、损坏或明显被患者体液污染时，应当及时更换。

2. 手套

在医院我们常见的手套分为无菌手套和检查手套。无菌手套一次性使用，主要用于手术、换药、阴道分娩、放射介入手术、中心导管置管、全胃肠外营养和化疗药物准备等无菌操作以及接触患者破损皮肤、黏膜时。检查手套（非无菌、清洁）一次性使用，直接或间接接触患者的体液（血液、组织液等）、分泌物、排泄物、呕吐物及污染物品时使用。

手套分类和适用范围我们清楚了，再来看看脱或更换手套的时机吧。诊疗护理不同的患者之间应更换手套；操作完成后应脱去手套并洗手；操作时发现手套破损时，应及时更换。

医院一般诊疗过程中，除接触隔离以外，如果不接触血液、体液或污染环境，诸多行为并不需要常规使用手套。比如一些直接接触患者的诊疗活动，包括量血压、测体温、转运患者、皮下和肌内注射、常规静脉导管操作等。还有一些间接接触患者的诊疗活动，包括书写医疗文书、更换被服、移动患者设备、使用电话、收发患者餐具、发放口服药物、放置无创呼吸机和氧气插管等。

这里需要特别指出的是，无菌手套的佩戴及脱卸方法是有具体流程的，按照流程操作可以避免手套被污染。佩戴时打开对折的手套包，左手掀起左侧口袋的开口处，右手捏住手套翻折部分（手套内面）取出手套，对准左手五指戴上；右手掀起右侧口袋的开口处，左手戴着无菌手套的手指插入右手手套的翻边内面，对准右手五指戴上；然后将手套的翻转处套在工作衣袖外面。脱卸时用戴着手套的手捏住另一只手套污染面的边缘将手套脱下；戴着手套的手握住脱下的手套，用脱下手套的手捏住另一只手套清洁面（内面）的边缘，将手套脱下；用手捏住手套的里面丢至医疗废物容器内。

3. 隔离衣

隔离衣是用于防止体液（血液、组织液等）和其他感染性物质污染，实施双向防护作用的衣服。其穿戴指征为接触经接触传播的感染性疾病患者或其周围环境如传染病患者、多重耐药菌感染患者等时；对患者实行保护性隔离，如大面积烧伤、骨髓移植等患者的诊疗、护理时；可能受到患者体液（血液、组织液等）、分泌物、排泄物污染时；此外可根据医疗机构的内部规定，视人员进入目的及与患者接触状况穿戴。

接触多个确诊同类传染病患者时，隔离衣若无明显污染可连续使用，但接触未经确诊的疑似患者时，隔离衣应在接触每个患者之间进行更换；隔离衣被患者血液、体液、污物污染时和隔离衣破损时，应及时更换。穿脱隔离衣需要掌握其流程和方法，以期最大限度地减少可能发生的污染。

（1）穿隔离衣方法：①检查隔离衣有无破损，否则应更换。②右手提衣领，左手伸入袖内，右手将衣领向上拉，露出左手。③换左手持衣领，右手伸入袖内，露出右手，勿触及面部。④两手持衣领，由领子中央顺着边缘向后扣好颈带。⑤再扎好袖口。⑥将隔离衣一边（约在腰下5cm）处渐向前拉，见到边缘捏住。⑦同法捏住另一侧边缘。⑧双手在背后将衣边对齐。⑨向一侧折叠，一手按住折叠处，另一手将腰带拉至背后折叠处。⑩将腰带在背后交叉，回到前面将带子系好。

（2）脱隔离衣方法：脱隔离衣时最为重要，因为此时衣服外表面已经污染，脱时应注意避免污染。①进行手消毒，解开腰带，在前面打一活结。②解开袖带，带入袖袢内，充分暴露双手，进行手消毒（没有袖带忽略此步）。③解开颈后扣子。④右手伸入左手腕部袖内，拉下袖子过手。⑤用遮盖着的左手握住右手隔离衣袖子的外面，拉下右侧袖子。⑥双手转换逐渐从袖管中退出，脱下隔离衣。⑦左手握住领子，右手将隔离衣两边对齐，污染面向里悬挂污染区外；如果悬挂污染区外，则污染面向里。⑧不再使用时，将脱下的隔离衣污染面向内，卷成包裹状，轻投入指定容器内。⑨最后再次进行手卫生。

需要注意的是，隔离衣应在规定的区域内穿脱，重复性使用的隔离衣穿时勿使衣袖触及面部及衣领，应每日更换、清洗与消毒，隔离衣不防水且预计有感染性物质飞溅或喷出时，应在隔离衣外面套一件防水围裙，加强防护。

4. 医用一次性防护服

2020年我们在各种新闻媒体中可以看到，近距离接触新冠肺炎疑似及确诊患者的医务工作人员都穿着从头到脚包裹严密的白色医用一次性防护服。医用一次性防护服就是符合GB 19082-2009的要求，用于为医务人员在工作时接触到具有潜在感染性的患者体液（血液、组织液等）、分泌物等提供阻隔、防护作用的一次性防护服（以下简称防护服）。尤其是医务人员在临床接触甲类、按甲类传染病管理的乙类传染病及传播途径不明的新发传染病患者时所穿的一次性防护用品。其穿脱时需要配合帽子、口罩、眼罩、手套等防护用品一起使用，下面我们就来看看防护服的穿脱流程。

医务人员通过员工专用通道进入清洁区，认真洗手后依次戴医用防护口罩、一次性帽子、换工作鞋袜，有条件的可以更换刷手衣裤。在进入潜在污染区前穿工作服，手部皮肤有破损或疑似有损伤者戴手套进入潜在污染区。在进入污染区前，脱工作服换穿防护服，必要时加戴一次性医用外科口罩（共穿戴两层帽子、口罩）、戴护目镜/防护面罩、手套、鞋套。为患者进行吸痰、气管切开、气管插管等操作，可能被患者的分泌物及体内物质喷溅的诊疗护理工作前，应戴防护面罩或全面型呼吸防护器。

医务人员离开污染区进入潜在污染区前，应当先消毒双手，依次脱摘防护眼镜、外层一次性医用外科口罩、防护服、鞋套、手套等物品，分置于专用容器中，再次消毒手，进入潜在污染区，换穿工作服。离开潜在污染区进入清洁区前，先洗手与手消毒，脱工作服，摘去里层一次性帽子或布帽、里层医用防护口罩，再次洗手和（或）手消毒。离开清洁区前，沐浴更衣，并进行口腔、鼻腔及外耳道的清洁。脱防护服的每一步操作后都应立即进行手卫生。

需要注意的是，脱防护服时尤其重要，其外侧面为污染面，动作要轻柔，先将拉链拉到底，向上提拉帽子，使帽子脱离头部，脱袖子；由内向外慢慢卷动衣服，手不要接触衣服外侧面，外侧面也不要接触到身体任何干净的部位，污染面向里直至全部脱下后放入医疗废物袋内；周围应没有未穿戴个人防护用品的人员在场,避免对自己、他人和周围环境造成污染。一次性医用外科口罩、医用防护口罩、防护服等防护用品被患者血液、体液、分泌物等污染时应当立即更换。

5. 护目镜、防护面罩

护目镜、防护面罩都是对面部或眼睛进行防护的,适用于在进行诊疗、护理操作,可能发生患者体液(血液、组织液等)、分泌物等喷溅;近距离接触飞沫传播的患者;进行引发气溶胶的操作,如气管切开、气管插管、支气管镜检等。防护面罩可替代护目镜。污染后及时更换、清洁与消毒。

佩戴前先检查有无破损,佩戴装置有无松懈。然后抓住其耳围或头围戴上,调节舒适度。

脱卸时,用于固定眼罩的耳围或面罩的耳围/头围被认为是"清洁"的,前部被认为是污染的。抓住耳围或近头部的头围摘掉,不要触摸护目镜、防护面罩正面,轻投入指定容器中,操作完毕后立即进行手卫生。

6. 防水围裙

顾名思义,需要防范可能受到患者的体液(血液、组织液等)、分泌物及其他污染物质污染、进行复用医疗器械的清洗时,应穿防水围裙。

防水围裙分为重复使用的围裙和一次性使用的围裙。需要注意的是,重复使用的围裙,每班使用后应及时清洗与消毒。遇有破损或渗透时,应及时更换。一次性使用围裙应一次性使用,受到明显污染时应及时更换。前面有关隔离衣的内容提到过若预计可能有传染性物质飞溅或喷出,而使用的隔离衣或防护服不防水时,则应在隔离衣或防护服外面套一件防水围裙。

(三)呼吸道卫生与咳嗽礼仪:袖里乾坤

袖里乾坤,少林派七十二绝技之一。使用时衣袖拂起,拳劲却在袖底发出。殊不知衣袖之上,却也蓄有极凌厉的招数和劲力。呼吸道卫生与咳嗽礼仪是通过源头控制预防呼吸道病原微生物传播的一项综合措施,适用于所有具有呼吸道症状和体征的人员,包括医务人员、患者和探视者。最具代表性的方法就是咳嗽或打喷嚏时使用纸巾或手帕遮掩口鼻,立即弃置用过的纸巾,若接触呼吸道分泌物后应立即实施手卫生。但实际生活中大家往往来不及用物品遮掩，此时则应迅速抬起臂弯遮掩口鼻，使用手臂和衣袖形成有效遮挡，使飞沫控制在极小范围之内，逃不出呼吸道卫生与咳嗽礼仪实施者的"袖里乾坤"。若病情许可，当患者能够耐受并在适当时佩戴医用外科口罩，否则宜使呼吸道感染患者在候诊区内相互间保持1m以上的间距。

医疗机构应当在预检分诊或人员稠密区采用通俗易懂的方式向所有具有呼吸道症状或体征的人员，包括医务人员、患者及家属宣传呼吸道卫生与咳嗽礼仪。同时提供必要的手卫生设施，包括便捷有效的洗手设施和非手接触开启式垃圾桶。有条件的医院还可提供便捷有效的速干手消毒剂。此外，在呼吸道感染性疾病暴发或流行季节，鼓励具有呼吸道症状或体征的人员佩戴口罩并与其他人员保持至少1m以上的间距。

（四）保护性隔离：袈裟伏魔功

袈裟伏魔功，少林寺七十二绝技之一，以布满真气的袈裟用来防御，必要时挥动为武器。保护性隔离是用于抵抗力低或极易感染的特殊患者的护理区域，也称反向隔离。通过使用层流洁净病房的高效空气过滤器保持空气洁净，并相对房间外的走廊形成正压气流，如同真气布满的袈裟，最大限度地防御区域外空气进入，为严重免疫损伤患者（如接受异体造血干细胞移植患者）等提供安全的环境。患者在保护性隔离期间尽量待在病房内，因必要检查而离开病房时，应佩戴医用外科口罩或医用防护口罩等。

那么关键的正压气流是如何形成的呢？病房建设要符合《综合医院建筑设计规范》（GB 51039-2014）的要求，房间密闭性好，是气密室，防止室外空气渗入；进风口、出风口设计合理，高效过滤器中过滤后的洁净空气从房间上部进风口进入房间，经过病床，再从房间下部出风口排出，形成单一方向的气流定向，同时房间换气次数大于12次/小时，室内与走廊应保持大于2.5Pa的正压差。后勤部门定期保养备用的通风设备，如风扇和过滤网等，以便在紧急情况下能及时保证通风。

保护性隔离的日常维护和注意事项有哪些呢？首先每日使用清洁剂或消毒剂对物品表面进行湿式清洁，避免采取易起尘的清洁措施；同时家具等设施禁止过度装饰。其次，定期检查和擦洗缝隙和喷淋头。禁止在病房或走廊上铺地毯，禁止摆放鲜花、干花或盆栽植物。最后如果必须使用吸尘器清洁时，吸尘器应配有高效空气过滤装置。

（五）安全注射：一阳指

一阳指，出自金庸武侠小说，用此指法既可贴近点敌人穴道，也可从远处逼近身去，一中即离，一攻而退，是大理段氏的独门绝学，既可御敌，也可医治救人。安全注射是指对接受注射者无危害、对实施注射者尽可能减少危害、注射产生的废弃物对社会不造成危害。就像一阳指一般，实为克敌保身的无上妙术。

要想做到对接受注射者无危害，就要严格遵循无菌操作原则，应在清洁区域进行注射准备，一人一针一管一用，每次注射均使用一次性无菌注射器及针头。宜使用单剂量药瓶或安瓿，多剂量药瓶或安瓿不应用于多个患者，每次使用更换新的注射器及针头。输液及给药装置只能用于一位患者，不应多位患者共用，每次使用后合理处置。一次性使用无菌物品应一人一用一丢弃。

如何对实施注射者尽可能减少危害呢？那就要尽力做好锐器伤防护，在医疗过程中减少不必要的注射，鼓励采用口服、吸入等给药方式。还可以使用安全器具替代传统器具，安全器具是指用于抽取动静脉血液、其他体液或注射药物的无针或有针装置通过内在的设计降低职业暴露的风险，例如针头可回缩式注射器等。此外，还可以使用无针注射器，没有针头完全杜绝了针刺伤的发生，其原理是利用超声波或高速气流进行导入。同时，无针输液系统可以完全避免导管连接所导致的锐器刺伤，如无针螺口输液器、分隔膜无针密闭式输液接头、无针螺口注射器等。

使用完的锐器如何放置也很重要，要规范使用锐器盒，这就要求所有医疗区域必须设置锐器盒，且根据需要选择大小合适的锐器盒，正确组装使盖子不能够打开。锐器盒放置位置、高度适宜。锐器使用后立即放入锐器盒内不能弯曲、折断，禁止用手直接接触使用后的锐器，禁止双手回套针帽，可使用持针钳或固定装置去除针头。手术刀片必须使用工具移除。锐器盒盛放满四分之三时，立即密闭并更换，不能打开、清空和重复使用。锐器盒在移动、转运过程中如可能发生内容物外露、溢出，应将锐器盒放入第二层耐刺容器中。重复使用的锐器，应放在防刺、防渗漏的容器内运输和处理。

还有一个很重要的个人防护用品就是手套。戴手套可以降低医务人员血源性病原微生物感染的风险，一旦发生针刺伤，戴手套可以明显减少污染血液进入人体的量。使用双层手套可以降低内层手套被刺破的机会。但手套不推荐在常规注射时使用，要符合前文"个人防护用品——手套"部分所述适宜条件。

除了上述防止事故发生的主动安全措施外，当锐器伤发生后，应立刻启动职业暴露处理程序等被动安全措施，以期减小事故后果。第一时间遵循"一挤二洗三消毒"原则进行现场处置，在伤口处由近心端向远心端挤压，尽可能挤出损伤处的血液，用皂液和流动水彻底冲洗，禁止进行伤口的局部挤压和吮吸，再用消毒剂消毒伤口。处理完伤口后，报告医院感染管理部门或其他主管部门。主管部门对暴露程度、暴露源和暴露者进行登记评估，确定感染的危险性、暴露级别和是否需要实施暴露后预防给药，并进行暴露基线水平检测。确定暴露后合理选择预防方案。最后要进行随访和咨询，后续进行实验室检测和临床症状评估，并为暴露者提供心理咨询。

（六）无菌技术操作：七伤拳

七伤拳是崆峒派的绝世武功，此拳法出拳时声势煊赫，一拳中有七股不同的劲力，或刚猛，或阴柔，或刚中有柔，或柔中有刚，或横出，或直送，或内缩，敌人抵挡不住这源源而来的劲力，便会深受内伤。无菌技术操作是指在医疗、护理操作过程中，保持已灭菌的物品或区域不被微生物污染的技术和管理方法。想要做好无菌操作，要牢牢掌握七个原则，就如同七伤拳一般，使病原微生物抵挡不住源源而来的劲力，便会避免感染，早日治愈。

那么这七个原则有哪些呢？

1 环境清洁：操作环境清洁宽敞并定期消毒，进行无菌技术操作前半小时，须停止清扫地面等工作，减少人员走动，以降低室内空气中的尘埃。

2 操作准备：衣帽穿戴整洁，帽子要遮盖全部头发，口罩遮住口鼻下巴并修剪指甲，洗手。必要时穿好无菌衣，戴好无菌手套。

3 相关概念：时刻分清无菌区、非无菌区、无菌物品的概念。

4 物品放置：必须将清洁、污染和无菌物品分开放置，并有明显标志。存放清洁物品或无菌物品需远离污染区污染物品。保存无菌物品需要用灭菌的外包装。

5 保持无菌状态：必须严格注意导管或管路上的微生物数量。根据各自医院制定的政策和操作规程更换敷料，按时清洁导管和更换导管。

6 无菌操作：一物一人，一套无菌物品只能供一个病员使用。操作者身距无菌区20cm，取无菌物品时须用无菌持物钳（镊），不可触及无菌物品或跨越无菌区域，手臂应保持在腰部以上。无菌物品取出后，不可过久暴露，若未使用也不可放回无菌包或无菌容器内。疑有污染，不得使用。未经消毒的物品不可触及无菌物或跨越无菌区。

7 及时纠错：如不慎违反操作，尽可能立即纠正问题。如无菌物品不慎污染应立即更换，如果污染不能解决应及时报告上级；如手术操作不慎使与外界相通的胃肠道等腔道破损，手术分类就会从清洁手术或清洁污染手术变成污染手术，应给予更多的关注以防止感染发生。

（七）医疗废物管理：龙爪手

龙爪手是少林七十二绝技之一，为少林寺秘传指功，功成后手指坚硬逾钢，铁指开砖如泥，任何对手都逃不脱，手到擒来。《医疗废物管理条例》里明确规定医疗废物是指医疗卫生机构在医疗、预防、保健以及其他活动中产生的具有直接或间接感染性、毒性以及其他危害性的废弃物。同时《医疗废物分类目录》将医疗废物分为5类，分别是感染性废弃物（携带病原微生物具有引发感染性疾病传播危险的医疗废物）、病理性废弃物（诊疗过程中产生的人体废弃物和医学实验动物尸体等）、损伤性废弃物（能够刺伤或者割伤人体的废弃的医用锐器）、药物性废弃物（过期、淘汰、变质或者被污染的废弃药品）、化学性废弃物（具有毒性、腐蚀性、易燃易爆性的废弃化学物品）。医疗废物管理如同施展龙爪手般，让五类医疗废物无所遁形，将所有危害牢牢控制在手中。

医疗废物包装袋和锐器盒是我们在医疗废物管理中使用最为频繁的工具，二者应由医院统一采购供应，符合国家相关要求。其中，包装袋达到四分之三容量时，应及时打"鹅颈结"、用一次性锁扣等工具扎紧袋口，进行有效密封，防止再次被打开，同时禁止其用于收集生活垃圾以及其他用途。锐器盒量达到四分之三时，应及时关闭停止使用，每个产生锐器的房间或每辆治疗车均应配备锐器盒，同样禁止用于其他目的。

用毕的废物包装袋和锐器盒存放在医疗废物暂存间，暂存间应单独设置，与治疗室、办公室等清洁区域分开。暂存间应上锁或门始终保持关闭状态，防止医疗废物的丢失和人员误入而发生意外。此外，暂存间内应设置不同的收集容器以适应医疗废物的不同分类。医疗废物产生科室与医疗废物收集专职人员交接时，要求填写移交记录单，记录内容包括日期、部门、医疗废物类别及重量或数量，交接人员分别签名，记录单至少保存3年。

医疗废物院内转运也是重要环节，按照规定时间和路线，使用专用转运车运送，防遗撒、防渗漏。运送人员必须经过医院主管部门的培训，了解医疗废物的危害。在运送过程中应做好个人防护，包括工作服、塑胶材质手套，有喷溅暴露可能时应戴护目镜或防护面罩，必要时穿防水围裙、戴口罩。包装物或容器外若有污染，应加装一层包装袋并再次封口，转运时只抓握袋子的颈部，禁止用手托袋子底部或按压。医疗废物转运车专车专用，应易于清洗和排水，大小、高低合适，易于转运箱的装卸。车上应配备意外洒落处理工具箱，内含警示标志、处理流程图、未用过的包装袋、手套、锐器盒等。转运过程中如果包装袋或锐器盒破裂，袋内的医疗废物或锐器洒落在地上，立即上报主管部门和科室负责人，必要时请求派人现场支援。利用可移动的物品建立警戒范围，防止对路过的人员造成危害，运送人员应用清扫工具把医疗废物装入袋中，禁止直接用手把废弃物捡入袋内。如果周围环境物体表面被血液、体液等污染时，必须采用浓度为500mg/L的含氯消毒剂作用30min，再用清水拖地或擦拭。所有措施实施完毕后现场警戒解除，最后将用过的清扫工具进行充分清洁和消毒。如果使用转运箱转运，在运输前必须加盖扣紧并有效地封口，箱子表面应贴中文标签，内容包括医疗废物产生科室、类别、日期及需要的特别说明等。最后对转运车或转运箱每日进行清洁和消毒。

医疗废物在医院内需要有暂时贮存和统一交接的地方，不得露天存放医疗废物。该处应远离医疗区、食品加工区、人员活动区和生活垃圾存放场所，设有明显的医疗废物警示标识并方便医疗废物运送人员及运送工具、车辆的出入。暂存间设专（兼）职人员管理，必须防盗上锁，封闭严密，防止非工作人员接触，同时有防鼠、防蚊蝇、防蟑螂、防渗漏措施。地基高度应确保设施内不受雨水冲击或浸泡，地面和1m高的墙裙须进行防渗处理，地面有良好的排水性能。暂存点内墙壁和地面易于清洁和消毒，应有良好的照明设备和通风条件，避免阳光直射。暂时贮存病理性废弃物，应当具备低温贮存或者防腐条件的设施设备。医疗废物暂时贮存的时间不得超过两日，其设施、设备应当定期清洁和消毒。医疗废物暂存点与医疗废物处置单位交接时，应填写《危险废物转移联单》，双方签字并加盖单位公章后再进行移交，联单至少保存5年。

（八）标准预防：九阳神功

金庸武侠小说中的九阳神功，易筋洗髓，内力自生速度奇快，防御力无可匹敌，自动护体，反弹外力攻击，成就金刚不坏之躯，诸毒不侵。标准预防是基于患者的体液（血液、组织液等）、分泌物（不包括汗液）、黏膜和非完整皮肤均可能含有感染性因子的原则，针对医院患者和医务人员采取的一组预防感染措施。包括手卫生，根据预期可能的暴露选用手套、隔离衣、口罩、护目镜或防护面罩，安全注射，以及穿戴合适的防护用品处理患者污染的物品与医疗器械。一旦执行标准预防后，如同练就了九阳神功一般，自动护体，屏蔽致病微生物攻击。

标准预防是适用于所有医疗机构和所有患者的常规感染控制措施，是为了最大限度地减少医院感染的发生而采取的基本感染控制措施。标准预防集所有防护手段于大成，通过配备前面所讲述的各种防护手段，防止与已知或未知的有感染性因子物质直接接触。

（九）基于疾病传播途径的预防：斗转星移

斗转星移是金庸武侠中的一门借力打力之技，不论对方施出何种功夫，都能将之转移力道，反击到对方自身。基于疾病传播途径的预防是在标准预防的基础上，针对特定情况如确诊或疑似感染、定植有高传播性或具有重要流行病学意义病原微生物的患者，根据其传播途径采取相应的预防手段，从而阻断传播。基于病原微生物的传播途径，隔离方式分三类，即接触隔离、飞沫隔离和空气隔离。

1. 接触隔离

接触隔离的目的在于预防直接或间接接触患者或患者周围环境导致的病原微生物传播。适用于肠道传染病、经血传播疾病、多重耐药菌感染或定植患者。尽量单间安置患者，无单间时，可同一个病房安置感染或定植相同病原微生物的患者。如果不得不把需要接触隔离的患者与没有感染或定植同一病原微生物的患者安置在同一病房时，应遵循避免将留置各种管道、有开放伤口或免疫功能低等感染风险高的患者安置在同一个房间，同时床间距应不少于1m，床单元之间设立有效物理屏障如隔帘，最大限度降低直接接触的机会。隔离房间或隔离区域应有隔离标识，并有注意事项提示。

医务人员诊疗过程中要接触隔离患者的体液（血液、组织液等）、分泌物、排泄物等物质时，应戴一次性使用橡胶检查手套；接触污染物品后、离开隔离病室前应摘除手套，洗手和（或）手消毒。手上有伤口时应戴双层手套。进入隔离病室，从事可能污染工作服的操作时，应穿隔离衣；离开病室前，脱下隔离衣，按要求悬挂，每天更换清洗与消毒；或使用一次性隔离衣，用后按医疗废物管理要求进行处置。接触甲类及乙类按甲类管理的传染病应按要求穿脱医用一次性防护服，离开病室前脱去医用一次性防护服，医用一次性防护服按医疗废物管理要求进行处置。

接触隔离患者除必要的检查外，应限制其外出和院内活动，当患者必须进行外出检查、诊疗、手术、转科、转运等时，应通知相关接收部门或单位，同时采取有效措施，如包扎或覆盖患者被病原微生物感染或定植的区域减少对其他患者、医务人员和环境表面的污染。接收部门或单位应做好隔离准备，在隔离患者离开后，对患者接触过的周围环境和使用过的医疗设备仪器采取相应的清洁与消毒措施。不应穿着病区使用的污染防护用品转运病人，转运之前应脱掉和丢弃，到达目的地后穿戴清洁的个人防护用品继续处置患者。

此外，要加强接触隔离患者诊疗环境的清洁、消毒工作，尤其是高频接触的物体表面。遵循先清洁再消毒原则，当受到患者的血液、体液等污染时，应先去除污染物，再清洁与消毒。患者使用的低度危险医疗器械尽量专用，并及时消毒处理。轮椅、车床、担架、床旁心电图机等不能专人专用的医疗器械、器具及物品，须在每次使用后擦拭消毒。擦拭布巾、拖把、地巾宜集中处理，不能集中处置的也应每天进行清洗消毒，干燥保存。患者诊疗过程中产生的医疗废物，应按照医疗废物管理有关规定进行处置。患者出院或转往其他科室后，应执行终末消毒。环境表面检出相应病原微生物时，应增加清洁和消毒频率。

那么何时解除隔离状态呢？在感染的体征和症状消失或者按照常见传染病的隔离期解除隔离。多重耐药菌感染原则上应隔离至临床症状好转或治愈，如为耐万古霉素金黄色葡萄球菌感染，还需连续两次培养阴性。对于感染病毒的免疫抑制患者应延长隔离期，因为这些患者的排毒时间较长。

2. 飞沫隔离

飞沫隔离的目的在于预防确诊或疑似患者通过打喷嚏、咳嗽或说话产生的带有病原微生物的飞沫（>5μm），在空气中短距离（≤1m）移动到易感人群的口、鼻黏膜或眼结膜等导致的传播而采取的措施，但这些飞沫不能长时间保持活性在空气中悬浮很久。常见的需要飞沫隔离的病原微生物有新型冠状病毒COVID-19、SARS病毒、禽流感病毒、流感病毒、鼻病毒、腺病毒、脑膜炎双球菌、百日咳鲍特菌及A群链球菌等。飞沫隔离在患者安置时一样要尽可能将患者安置到单间病房，飞沫隔离标志为粉色，其余原则和接触隔离一致。

医护人员个人防护方面一般情况下应佩戴医用外科口罩，严格手卫生。与患者近距离（≤1m）接触或进行产生气溶胶的操作时，应戴帽子、医用防护口罩。进行可能产生喷溅的诊疗操作时，应戴护目镜或防护面罩，穿隔离衣，当接触患者及其体液（血液、组织液等）、分泌物、排泄物等物质时应戴一次性使用橡胶检查手套。患者之间、患者与探视者之间相隔距离在1m以上，探视者应戴医用外科口罩。患者所在病房要加强通风，必要时进行室内空气消毒。在患者转运方面，同接触隔离，病情允许时指导患者戴医用外科口罩和遵守呼吸道卫生与咳嗽礼仪。解除隔离原则同接触隔离。

3. 空气隔离

空气隔离的目的在于预防由悬浮于空气中、能在空气中远距离传播（>1m），并长时间保持感染性的飞沫核（<5μm）传播的一类疾病。包括专性经空气传播疾病（如开放性肺结核）和优先经空气传播疾病（如麻疹和水痘）。专性经空气传播是指在自然通风状态下，病原微生物只通过飞沫核沉积传播；优先经空气传播是指病原微生物可通过多种途径传播，但主要通过飞沫核传播。对新型冠状病毒COVID-19而言，在特定环境下和可以产生气溶胶的医疗操作过程中（气管插管、支气管镜检查、开放式吸痰、喷雾治疗、插管前手控通气、病人俯卧位、呼吸机脱机、非侵入式正压通气、气管造口术和心肺复苏），病毒可能会通过空气传播。

空气隔离患者，包括疑似或确诊呼吸道传染病患者和不明原因肺炎的患者，原则上应及时转运至有条件收治的定点医疗机构救治。无条件收治呼吸道传染病患者的医疗机构，对暂不能转出的患者，应安置在临时留观病室或空气隔离病室。病室确保相对独立，通风良好或安装了带有空气净化消毒装置的集中空调通风系统，并有手卫生设施。患者转运离开以后，安置病室应空置并通风1h，以使空气得到彻底的交换，必要时用紫外线灯或者气溶胶喷雾枪进行空气消毒。疑似或确诊经空气传播疾病患者在转运途中，病情容许时应戴医用外科口罩。转运时，工作人员应做好经空气传播疾病的个人防护，转运中避免进行产生气溶胶的操作。转运车辆应通风良好，条件允许时可采用负压转运车。转运完成后，应及时对转运车辆进行终末消毒。

有条件收治的定点医疗机构应将疑似或确诊经空气传播疾病患者安置在负压病区（房）中。负压病区（房）是指通过特殊通风装置，使病区（房）的空气由清洁区向污染区流动，使病区（房）内的压力低于室外压力。负压病区（房）排出的空气需经处理，确保对环境无害。病室与外界压差宜为30Pa，缓冲间与外界压差宜为15Pa。病区应相对独立，布局合理，分为清洁区、潜在污染区和污染区，三区之间应设置缓冲间，缓冲间两侧的门不应同时开启，无逆流，不交叉。病室内应设置卫生间。疑似患者应单人间安置，确诊的同种病原微生物感染的患者可安置于同一病室，床间距不小于1.2m。患者在病情容许时宜戴医用外科口罩，其活动宜限制在隔离病室内。如果出现暴发或者大量需要空气隔离的患者时，应将患者安置在独立的通风良好的房间；基于已知的临床表现和诊断，将推测为相同病原微生物感染的患者集中在远离其他患者的区域；使用临时便携式的解决方案（如排气扇、抽空气装置）创建一个负压环境；直接将空气排向室外，排风口应远离人群和空气的进风口，或直接通过高效空气过滤器后排放。此外，黄色空气隔离标志应贴在门上，注明关键的防护措施。

在医护人员个人防护方面需要注意的是，防护用品选用应按照分级防护的原则，选择适当的防护级别。一般防护（最低级别）适用于普通门（急）诊、普通病房医务人员，需佩戴外科口罩和穿工作服，必要时戴乳胶手套。一级防护适用于发热门诊与感染疾病科医务人员，需佩戴外科口罩、乳胶手套、工作帽，穿工作服、隔离衣。二级防护适用于进入疑似或确诊经空气传播疾病患者安置地或为患者提供一般诊疗操作，应穿一次性医用防护服，医用防护口罩、护目镜及手套。三级防护（最高级别）适用于进行产生气溶胶的操作时，如气管插管、支气管镜检查、开放式吸痰、喷雾治疗、插管前手控通气、病人俯卧位、呼吸机脱机、非侵入式正压通气、气管造口术和心肺复苏，在二级防护的基础上加用鞋套及佩戴更高级别的呼吸防护器。病房内如果有免疫力（曾经感染过或接受过疫苗注射）的医务人员，应限制易感的医务人员进入确诊或疑似麻疹、水痘、播散性带状疱疹或天花患者的病房。可能的话，易感的医务人员不应护理这些可以有疫苗预防的空气传播疾病患者。

四、医院感染防控的"导弹"与"核武器"：清洁、消毒与灭菌

在人类发展的历史长河中，流行病和感染一直威胁着人类的生命安全，在与之斗争的过程当中，人类逐渐掌握了预防的方法，其中非常重要的一点就是清洁、消毒与灭菌。从显微镜之父安东尼·列文虎克、手卫生之父伊格纳兹·塞麦尔维斯、微生物学奠基人罗伯特·科赫，到巴氏消毒创始人路易斯·巴斯德、现代消毒学之父约瑟夫·李斯特，再到全球第一家专业消毒剂公司德国舒美公司的创立，人类不断发现并总结完善了不同病原微生物的类型及对其有效的消毒灭菌方式，并逐步将之应用到了医院运行过程中的方方面面，进而保障医疗和患者安全。在医院感染防控方面清洁、消毒与灭菌就像"导弹"与"核武器"一样，所过之处病原微生物丧失战斗力或者全部被消灭。在本部分内容开始之前我们先来介绍这三个基本概念：清洁是指去除物体表面有机物、无机物和可见污染物的过程；消毒是指清除或杀灭传播媒介上病原微生

物，使其达到无害化的处理；灭菌是指杀灭或清除医疗器械、器具和物品上一切微生物的处理。

（一）危险性物品分类及灭菌、消毒水平选择

在医疗机构诊疗过程中，我们把与人体接触的物品、器材按其污染后导致感染的风险等级分为高度、中度和低度，不同等级的危险物品应分别选择灭菌或高、中、低消毒水平。高度危险性物品必须灭菌，中度危险性物品可根据需要选择高水平消毒或中水平消毒。

1. 高度危险性物品

高度危险性物品指进入人体无菌组织、器官、脉管系统，或接触破损皮肤、破损黏膜的物品或有无菌体液从中流过的物品，一旦被微生物污染，具有极高感染风险，如手术器械、穿刺针、腹腔镜、膀胱镜、活检钳、心脏导管、植入物、透析器、导尿管、无菌体腔内使用的超声探头等。

高度危险性物品必须灭菌。灭菌水平指杀灭一切微生物包括细菌芽孢，达到无菌保证水平。达到灭菌水平常用的方法包括热力灭菌、辐射灭菌等物理灭菌方法，以及采用环氧乙烷、过氧化氢、甲醛、戊二醛、过氧乙酸等化学灭菌剂在规定条件下，以合适的浓度和有效的作用时间进行灭菌的方法。

耐热、耐湿诊疗器械、器具和物品应首选压力蒸汽灭菌。根据排放冷空气的方式和程度不同，分为下排气压力蒸汽灭菌器和预排气压力蒸汽灭菌器两大类。下排气压力蒸汽灭菌还适用于液体的灭菌，灭菌程序一般包括前排气、灭菌、后排气和干燥等过程，灭菌器的灭菌参数一般为温度121℃，压力102.9kPa，器械灭菌时间20min，敷料灭菌时间30min。预排气压力蒸汽灭菌器的灭菌程序一般包括3次以上的预真空和充气等脉动排气、灭菌、后排气和干燥等过程，灭菌器的灭菌参数一般为温度132~134℃，灭菌时间4min。根据灭菌时间的长短，压力蒸汽灭菌程序包括常规压力蒸汽灭菌程序和快速压力蒸汽灭菌程序。快速压力蒸汽灭菌适用于裸露的耐热、耐湿诊疗器械、器具和物品的灭菌，其包括下排气、正压排气和预排气压力蒸汽灭菌。其灭菌参数如时间和温度由灭菌器性质、灭菌物品材料性质（带孔和不带孔）、是否裸露而定。但是快速灭菌程序不应作为物品的常规灭菌程序，应急情况下使用时，只适用

于裸露物品灭菌，使用卡式盒或者专用灭菌容器盛放，灭菌后的物品应尽快使用，不应储存，无有效期。需要注意的是，以上所有压力蒸汽灭菌方法不适用于油类和粉剂的灭菌，且所有灭菌器的具体操作方法应遵循生产厂家的使用说明或指导手册。

耐热、不耐湿、蒸汽或气体等不能穿透物品可采用干热灭菌，如玻璃、金属等医疗用品和油类、粉剂等制品，采用干热灭菌器进行灭菌时，其参数一般为150℃，150min；160℃，120min；170℃，60min；180℃，30min。设置灭菌温度应充分考虑灭菌物品对温度的耐受力，灭菌有机物品或用纸质包装的物品时，温度应≤170℃。灭菌温度达到要求时，应打开柜体的排风装置。需要注意的是，灭菌物品不应与灭菌器内腔底部及四壁接触，灭菌后温度降到40℃以下再开启灭菌器柜门。灭菌物品包体积不应超过10cm×10cm×20cm，油剂、粉剂的厚度不应超过0.6cm，凡士林纱布条厚度不应超过1.3cm，装载高度不应超过灭菌器内腔高度的三分之二，物品间应留有空隙。此外，灭菌操作应遵循生产厂家的使用说明或指导手册。

不耐热、不耐湿的诊疗器械、器具和物品的灭菌可采用低温甲醛蒸汽灭菌，如电子仪器、光学仪器、管腔器械、金属器械、玻璃器皿、合成材料物品等。低温甲醛蒸汽灭菌程序应包括预热，预真空、排气，蒸汽注入、温化、升温，反复甲醛蒸发、注入，甲醛穿透，灭菌（在预设的压力、温度下持续一定时间），反复蒸汽冲洗灭菌腔内甲醛，反复空气冲洗、干燥，冷却，恢复灭菌舱内正常压力。根据低温甲醛蒸汽灭菌器的要求采用合适浓度的复方甲醛溶液或福尔马林溶液，用量根据装载量不同而异，灭菌参数温度55~80℃，相对湿度80%~90%，灭菌维持时间为30~60min。灭菌物品应使用专用包装材料。装载时，灭菌物品应摊开放置，中间留有一定的缝隙，物品表面应尽量暴露。在灭菌器内经过甲醛残留处理的灭菌物品，取出后可直接使用。低温甲醛蒸汽灭菌器是专业设备，需要取得所在地省级卫生健康行政部门发放的卫生许可证，并使用专用灭菌溶液进行灭菌，不应采用自然挥发或熏蒸的灭菌方法。操作者应培训上岗，并具有相应的职业防护知识和技能。

不耐热、不耐湿的诊疗器械、器具和物品可采用环氧乙烷气体灭菌，如电子仪器、纸质制品、光学仪器、塑料制品、化纤制品、金属制品及陶瓷等诊疗用品。不适用于食品、液体、油脂类、粉剂类等物品。灭菌程序包括预热、预湿、抽真空、通入气化环氧乙烷达到预定浓度、维持灭菌时间、消除灭菌柜内环氧乙烷气体、解析灭菌物品内环氧乙烷的残留等过程。环氧乙烷灭菌器按照生产厂家的操作使用说明或指导手册，根据灭菌物品种类、包装、装载量与方式不同，选择合适的温度、浓度和时间等灭菌参数。采用新的灭菌程序、新类型诊疗器械、新包装材料使用环氧乙烷气体灭菌前，应验证灭菌效果。灭菌柜内装载物品周围应留有空隙，物品应放于金属网状篮筐内或金属网架上，纸塑包装应侧放，装载不超过总体积的80%。除金属和玻璃材质以外的灭菌物品，灭菌后应经过解析，解析时间：50℃，12h；160℃，8h；残留环氧乙烷应符合国家相关要求。解析过程应在环氟乙烷灭菌柜内继续进行，输入的空气应经过高效过滤（滤除≥0.3μm粒子99.6%以上），或放入专门的通风柜内，不应采用自然通风法进行解析，因为环氧乙烷是一种有毒的致癌物质。消毒员应经专业知识和紧急事故处理的培训，过度接触环氧乙烷后，应迅速移离中毒现场，立即吸入新鲜空气；皮肤接触后，用水冲洗接触处至少15min，同时脱去脏衣服；眼睛接触液态环氧乙烷或高浓度环氧乙烷气体至少冲洗眼睛10min，并应尽快就诊。每年对工作环境中环氯乙烷浓度进行监测并记录，在每日8小时工作中，环氧乙烷浓度TWA（时间加权平均浓度）应不超过1.82mg/m³（1ppm）。环氧乙烷灭菌气瓶或气罐应远离火源和静电，通风良好，无日晒，存放温度低于40℃，不应置于冰箱中，应严格按照国家制定的有关易燃易爆物品储存要求进行处理。同时，环氧乙烷灭菌器为专业设备，应取得所在地省级卫生行政部门发放的卫生许可证并由专业人员进行安装，包括专门的排气管道。

过氧化氢低温等离子体灭菌和环氧乙烷气体灭菌一样也可以用于不耐热、不耐湿的诊疗器械，应在专用的过氧化氯低温等离子体灭菌器内进行，一次灭菌过程包含若干个循环周期，包括抽真空、过氧化氯注入、扩散、等离子化、通风五个步骤。操作时应遵循过氧化氢低温等离子体灭菌生产厂家的操作使用说明书，根据灭菌物品种类、包装、装载量与方式不同，选择合适的灭菌程序，每种程序应满足相对应的温度、过氧化氯浓度和用量、灭菌时间等灭菌参数。灭菌前物品应充分清洗、干燥。包装材料应采用国家相关规范要求的非织造布和复合型组合袋等专用包装材料，不应该含有植物性纤维材质，如纸、海绵、棉布、木质类、油类、粉剂等。灭菌包不应叠放，不应接触灭菌腔内壁。灭菌器为专业设备，应取得所在地省级卫生行政部门发放的卫生许可证。

此外，内镜的灭菌可选用过氧乙酸灭菌器，使用时应遵循所在地省级卫生行政部门发放的卫生许可证的操作方法。此外，其适用范围还可以遵循所在地省级卫生行政部门发放的卫生许可证的适用范围做出调整。值得注意的是，此类方法灭菌物品没有包装，灭菌后应避免污染，尽快使用。

以上均为使用专业设备灭菌的方法，不耐热诊疗器械、器具与物品还可以选用戊二醛浸泡灭菌，但不应用于耐热、耐湿手术器械的浸泡灭菌，不应用于注射针头、手术缝合线及棉线类物品灭菌。灭菌常用2%浓度浸泡10h，使用前应监测戊二醛的浓度，灭菌物品在消毒前应彻底清洗、干燥。新启用的诊疗器械器具与物品消毒前先除去油污及保护膜，再用清洁剂清洗去除油脂、干燥。用于浸泡灭菌的容器，应洁净、密闭，使用前应先经灭菌处理。戊二醛应密封，避光，置于阴凉、干燥的环境中保存，其对人体有毒，使用环境应通风良好，对皮肤和黏膜有刺激性，使用时应注意个人防护，如不慎接触应立即用清水连续冲洗干净，必要时就医。此外，灭菌物品在使用前应使用无菌水冲洗干净。

2. 中度危险性物品

中度危险性物品是指与完整黏膜相接触，而不进入人体无菌组织、器官和血流，也不接触破损皮肤、破损黏膜的物品，如呼吸机管道、麻醉机管道、喉镜、气管镜、胃肠道内镜、肛表、口表、压舌板、肛门直肠压力测量导管等。中度危险性物品如口腔护理用具等耐热、耐湿物品，应首选压力蒸汽灭菌，其余不耐热的物品如体温计（肛表或口表）、氧气面罩、麻醉面罩应采用高水平消毒或中水平消毒。

高水平消毒能杀灭一切细菌繁殖体包括分枝杆菌、病毒、真菌及其孢子和绝大多数细菌芽孢。常用的方法包括采用含氯制剂、紫外线、过氧化氢、过氧乙酸、二氧化氯、碘酊、邻苯二甲醛、臭氧等以及能达到灭菌效果的化学消毒剂在规定的条件下，以合适的浓度和有效的作用时间进行消毒的方法。

中水平消毒能杀灭除细菌芽孢以外的各种病原微生物包括分枝杆菌。常用的方法包括采用碘类消毒剂（碘伏、氯己定碘等）、醇类和氯己定的复方、醇类和季铵盐类化合物的复方、酚类等消毒剂，在规定条件下，以合适的浓度和有效的作用时间进行消毒的方法。

（1）常用高水平消毒方法。

说起84消毒液大家应该不陌生，其本质属于氯和含氯消毒剂，为高水平消毒。适用于物品、环境物体表面（地面、墙面、高频接触物体表面）、分泌物、排泄物等的消毒。常用的含氯消毒剂有水剂、片剂和粉剂。使用时可采用浸泡法、擦拭法、喷洒法和干粉消毒法。浸泡法指将待消毒的物品浸没于装有含氯消毒剂溶液的容器中并加盖，对细菌繁殖体污染物品的消毒，用含有效氯500mg/L的消毒液浸泡10min以上；对经血液传播病原微生物、分枝杆菌、细菌芽孢污染物品的消毒，用含有效氯2 000~5 000mg/L消毒液，浸泡30min以上。擦拭法适用于大件物品或其他不能用浸泡消毒的物品，使用浓度、作用时间与浸泡法相同。喷洒法对一般污染物品表面，用含有效氯400~700mg/L的消毒液均匀喷洒，作用10~30min；对经血液传播病原微生物、结核杆菌污染表面的消毒，用含有效氯2 000mg/L的消毒液均匀喷洒，作用60min以上，喷洒后有强烈的刺激性气味，人员应离开现场。使用液应现配现用，使用时限≤24h。干粉消毒法适用于分泌物、排泄物的消毒，将含氯消毒剂干粉加入分泌物、排泄物中，使有效氯含量达到10 000mg/L，搅拌后作用2h以上；对医院污水的消毒，用干粉按有效氯50mg/L用量加入污水中，并搅拌均匀，作用2h后排放。最后需要注意的是，粉剂应于阴凉处避光、防潮、密封保存；水剂应于阴凉处避光、密闭保存，使用液应现配现用，使用时限≤24h。配制漂白粉等粉剂溶液时，应戴口罩、手套。未加防锈剂的含氯消毒剂对金属有腐蚀性，不应做金属器械的消毒；加防锈剂的含氯消毒剂对金属器械消毒后，应用无菌蒸馏水冲洗干净，干燥后使用。此外含氯消毒剂对织物有腐蚀和漂白作用，不应用于有色织物的消毒。

紫外线我们非常熟悉，是日光中含有的波长为10~400nm的光线，具有高水平消毒的功效，适用于空气以及各类环境物体表面消毒。用作空气消毒时，首先关门窗，保持消毒空间内环境清洁、干燥。在室内无人状态下，在电压为220V、相对湿度小于60%、温度为20~40℃，照射时间不少于30min。用作环境物体表面消毒时需在物体表面近距离（＜1m）直接照射，在电压为220V、相对湿度为60%、温度为20~40℃，紫外线灯功率为30W（波长253.7mm、强度不低于70μW/cm^2）时，照射时间不少于30min。采用紫外线灯悬吊式或移动式直接照射消毒时，灯管吊装高度距离地面1.8~2.2m，紫外线灯的辐照强度为平均≥1.5W/m^3。值得注意的是，紫外线强度是会衰减的，每年应至少用强度计或强度试纸检测1次。灯管定期用酒精擦拭，应保持表面清洁、无尘、无油污。紫外线对皮肤和眼睛有伤害，应避免直接照射人体，必要时戴防护镜和穿防护服进行保护。

煮沸消毒由来已久，我们做饭喝水常用煮沸法，但是要达到消毒水平需要将待消毒物品完全浸没水中，加热，水沸腾后维持≥15min，从水沸腾时开始计消毒时间，中途加入物品应重新计时。煮沸适用于金属、玻璃制品、餐饮具、织物或其他耐热、耐湿物品的消毒，消毒前物品应保持清洁，可拆卸物品应拆开；高海拔地区应适当延长煮沸时间；煮沸消毒用水宜使用软水。

流动蒸汽消毒大家也很熟悉，我们做饭时常用流动蒸汽加热食物，但是要达到消毒水平需要将待消毒物品放入流动蒸汽发生器、蒸锅等，当水沸腾后产生水蒸汽。蒸汽为100℃，相对湿度80%~100%时，作用时间15~30min，消毒作用时间应从水沸腾后有蒸汽冒出时算起。流动蒸汽消毒适用于医疗器械、器具和物品手工清洗后的初步消毒，餐饮具和部分卫生用品等耐热、耐湿物品的消毒。消毒物品应清洁干燥，垂直放置，物品之间留有一定空隙。高海拔地区因为气压问题和煮沸消毒一样应适当延长消毒时间。

过氧乙酸可用于耐腐蚀物品、环境等的消毒。使用前按产品使用说明书，根据有效成分含量按稀释定律用去离子水将过氧乙酸稀释成所需浓度。不同的使用方法对浓度和消毒时间要求不同。采用浸泡法时，将待消毒的物品浸没于装有0.5%（5 000mg/L）过氧乙酸的容器中，加盖，作用时间10min；采用擦拭法时，大件物品或其他不能用浸泡法消毒的物品用擦拭法消毒，消毒使用的浓度和作用时间同浸泡法；采用喷洒法时，环境消毒时用0.2%~0.4%（2 000~4 000mg/L）溶液喷洒，作用时间30~60min。需要注意的是，过氧乙酸不稳定，应贮存于通风阴凉处，远离可燃物质。用前应测定有效含量，原液浓度低于12%时不应使用。稀释液应现用现配，使用时限≤24h。过氧乙酸对多种金属和织物具有很强的腐蚀和漂白作用，浸泡消毒后，应及时用符合要求的水冲洗干净。此外，接触过氧乙酸时，应采取防护措施，如不慎溅入眼中或皮肤上应立即用大量清水冲洗。

含溴消毒剂适用于饮用水、游泳池水、污水和一般物体表面的消毒。不同的使用方法对浓度和消毒时间要求不同。采用浸泡法时，对芽孢使用1 000~2 000mg/L溶液，作用时间30min；采用擦拭法时，使用浓度和作用时间与浸泡法相同；采用喷洒法时，对芽孢使用1 000~2 000mg/L溶液，作用时间60min。需要注意的是应现配现用，阴凉、干燥处保存。

在前面高度危险性物品灭菌方法里提到的戊二醛，也可以用来浸泡消毒，适用范围和注意事项与前面介绍一致，不同的是消毒参数为2%浓度浸泡20~45min。

（2）常用中水平消毒方法。

含碘类消毒剂是以碘为主要杀菌成分的消毒剂，适用于手、皮肤、黏膜、伤口的消毒。常用种类有碘伏、碘酊（碘酒）、复方碘伏消毒液。

碘伏是由碘和表面活性剂通过络合方式而形成的不定型络合物，又叫络合碘。用于皮肤、黏膜擦拭消毒，用浸有碘伏消毒液原液的无菌棉球或其他替代物品擦拭被消毒部位。外科手消毒用碘伏消毒液原液擦拭揉搓持续至少3min。手术部位的皮肤消毒，用碘伏消毒液原液局部擦拭2~3遍，作用至少2min；注射部位的皮肤消毒，用碘伏消毒液原液局部擦拭2遍，作用时间遵循产品的使用说明。口腔黏膜及创面消毒，用含有效碘1 000~2 000mg/L的碘伏擦拭，作用3~5min。对阴道黏膜及创面的消毒，用含有效碘500mg/L的碘伏冲洗，作用时间遵循使用说明。需要注意的是碘伏对二价金属制品有腐蚀性，不应做相应金属制品的消毒，同时碘过敏者慎用。

复方碘伏消毒液主要适用于医务人员的手、皮肤消毒，有些可用于黏膜消毒。含有乙醇或异丙醇的复方碘伏消毒剂可用于手、皮肤消毒，原液擦拭1~2遍，作用1~2min，不可用于黏膜消毒。含有氯己定的复方碘伏消毒剂，用途同普通碘伏消毒剂，使用于腹腔冲洗消毒时应遵循使用说明。

碘酊（碘酒）是以碘和乙醇为主要有效成分，适用于注射及手术部位皮肤的消毒，不应用于破损皮肤、眼、口腔黏膜及碘酊过敏者的消毒。使用时用原液涂擦皮肤2遍，作用1~3min，待稍干后再用70%~80%（体积比）乙醇脱碘。

醇类消毒剂主要包含乙醇、异丙醇、正丙醇或含两种成分的复方制剂。适用于物体表面、诊疗器具及手和皮肤的消毒。使用时一般采用70%~80%（体积比）乙醇溶液擦拭皮肤或物体表面2遍，作用3min；或采用以上体积比的溶液加盖浸泡消毒30min以上。使用时需要特别注意的是醇类易燃，不应有明火，不应用于被血、脓、粪便等有机物严重污染表面的消毒，同时醇类过敏者慎用。

氯和含氯消毒剂在常用高水平消毒方法中已做了相关内容介绍，不同的是用法用量。中水平消毒浸泡法、擦拭法均使用500mg/L，浸泡或擦拭10min以上；喷洒法使用400~700mg/L溶液，均匀喷洒后作用10~30min。

过氧乙酸在常用高水平消毒方法中也做过相关内容介绍，不同的是用法用量。浸泡法、擦拭法浓度为0.1%~0.2%（1 000~2 000mg/L）。

含溴消毒剂在常用高水平消毒方法中也做过相关内容介绍，不同的是用法用量。浸泡法、擦拭法一般使用250~500mg/L，浸泡或擦拭作用30min；喷洒法一般使用500~1 000mg/L溶液，均匀喷洒，作用30min。

3. 低度危险性物品

低度危险性物品指与完整皮肤接触而不与黏膜接触的器材，如听诊器、血压计袖带等；病床围栏、床面以及床头柜、被褥；墙面、地面；痰盂（杯）和便器等。低度危险性物品应进行低水平消毒。

低水平消毒指能杀灭细菌繁殖体（分枝杆菌除外）和亲脂病毒的化学消毒方法以及通风换气、冲洗等机械除菌法。如采用季铵盐类消毒剂（苯扎溴铵等）、双胍类消毒剂（氯己定）等，在规定的条件下，以合适的浓度和有效的作用时间进行消毒。

其中单链季铵盐类消毒剂对消毒物品无损害，适用于环境、物体表面、皮肤与黏膜的消毒。最常用的有苯扎溴铵（新洁尔灭）和苯扎氯铵（洁尔灭）。一般使用1 000~2 000mg/L消毒液，浸泡或擦拭消毒作用15~30min。皮肤消毒时用消毒剂原液擦拭，作用时间3~5min。黏膜消毒采用1 000~2 000mg/L季铵盐类消毒液，作用时间遵循产品使用说明。

氯己定适用于手、皮肤、黏膜的消毒，对口腔、阴道或伤口创面的消毒，用有效含量≥2g/L氯己定水溶液冲洗，作用时间遵循产品使用说明。

通风我们在后文空气净化部分会详细讲述。

（二）常见致病微生物的消毒灭菌水平选择

除了前文所述根据物品污染后导致感染的风险高低选择相应的消毒或灭菌方法外，我们还可以根据物品上污染微生物的种类、数量选择消毒或灭菌方法。常见污染微生物包括亲脂病毒、亲水病毒、细菌繁殖体、真菌、分枝杆菌、隐孢子虫、芽孢和朊粒。对受到致病菌芽孢、真菌孢子、分枝杆菌和经血液传播病原微生物（乙型肝炎病毒、丙型肝炎病毒、艾滋病病毒等）污染的物品，应采用高水平消毒或灭菌；对受到真菌、亲水病毒、螺旋体、支原体、衣原体等病原微生物污染的物品，应采用中水平以上的消毒方法；对受到一般细菌和亲脂病毒等污染的物品，应采用达到中水平或低水平的消毒方法。

（三）环境表面的清洁与消毒

环境表面指医疗机构建筑物内部表面和医疗器械设备表面，前者如墙面、地面、玻璃窗、门、卫生间台面等，后者如监护仪、呼吸机、透析机、新生儿暖箱的表面等，这些物品表面通常直接或间接地与健康无损的皮肤相接触，按我们前面所讲述的物品危险等级分类属于低度危险性物品。

1. 风险区域划分

按风险等级可将医院所有部门与科室划分为低度风险区域、中度风险区域和高度风险区域，不同风险区域应实施不同等级的环境清洁与消毒管理。

低度风险区域是基本没有患者或患者只作短暂停留的区域，如行政管理部门、图书馆、会议室、病案室等。环境清洁等级为清洁级，推荐采用湿式卫生方式，频率1~2次/天，要求达到区域内环境干净、干燥、无尘、无污垢、无碎屑、无异味等。

中度风险区域是有普通患者居住，患者体液、血液、排泄物、分泌物对环境表面存在潜在污染可能性的区域。如普通住院病房、门诊科室、功能检查室等。环境清洁等级为卫生级，一样采用湿式卫生方式，也可采用清洁剂辅助清洁，频率2次/天，要求达到区域内环境表面菌落总数≤10CFU/cm^2。

高度风险区域是有感染或定植患者居住的区域以及对高度易感患者采取保护性隔离措施的区域，如感染性疾病科、手术室、产房、重症监护病区、移植病房、烧伤病房、早产儿室等。环境清洁等级消毒级，采用湿式卫生方式，也可采用清洁剂辅助清洁，高频接触的环境表面如床栏、床边桌、呼叫按钮、监护仪、微泵、床帘、门把手、计算机等，实施中、低水平消毒，频率≥2次/天，要求达到区域内环境表面菌落总数≤5CFU/cm^2。

以上三类风险区域的环境表面一旦发生患者体液、血液、排泄物、分泌物等污染时应立即实施污点清洁与消毒。凡侵入性操作、吸痰等高度危险诊疗活动结束后，应立即实施环境清洁与消毒。如遇发生感染暴发，如不动杆菌属、艰难梭菌、诺如病毒等感染暴发，或环境表面检出多重耐药菌，如耐甲氧西林金黄色葡萄球菌（MRSA）、产超广谱β-内酰胺酶（ESBLs）细菌以及耐碳青霉烯类肠杆菌科细菌（CRE）等耐药菌时，应强化清洁与消毒。应增加清洁与消毒频率，并根据病原微生物类型选择消毒剂。强化清洁与消毒时，应落实接触传播、飞沫传播和空气传播的隔离措施。

2. 环境表面清洁与消毒原则

首先，应遵循先清洁再消毒的原则，并采取湿式卫生的清洁方式。在诊疗过程中发生患者体液、血液等污染时，应先消毒后清洁，可用吸湿材料蘸有500mg/L的含氯消毒剂覆盖在污染物上，作用30min后用覆盖物包裹污染物，按感染性医疗废物处置。同时不应将使用后或污染的擦拭布巾或地巾重复浸泡至清洁用水、使用中清洁剂和消毒剂内。其次，清洁病房或诊疗区域时，应有序进行，由上而下，由里到外，由轻度污染到重度污染，如病房有多名患者共同居住，应遵循清洁单元化操作。再次，环境表面不宜采用高水平消毒剂进行日常消毒，如使用中的新生儿床和暖箱内表面，日常清洁应以清水为主，不应使用任何消毒剂。最后，对高频接触、易污染、难清洁与消毒的表面，可采取屏障保护措施，用于屏障保护的覆盖物（如塑料薄膜、铝箔等）实行一用一更换。另外，对精密仪器设备表面进行清洁与消毒时，应参考仪器设备说明书，关注清洁剂与消毒剂的兼容性，选择适合的清洁与消毒产品。

3. 清洁单元化操作

清洁单元指邻近某一患者的所有相关高频接触表面的组合，如该患者使用的病床、床边桌、监护仪、呼吸机、微泵等视为一个清洁单元。清洁单元化操作即清洁工作所涉及的清洁用具（拖布、抹布、水桶等）与清洁剂、消毒剂应按单元使用，单元和单元之间不能交叉使用，使用后的清洁用具应清洁消毒后方可再次使用。对于进行接触隔离的患者，以每一位患者为一个清洁单元；处于同一病房的接触隔离预防的患者，视该病房为一个清洁单元；普通病房允许每3间病房为一个清洁单元。清洁工具包括抹布、拖把等。推荐使用一次性清洁消毒湿巾。抹布、拖把推荐使用超细纤维材料。拖把要使用可脱卸式拖把头。清洁工具应按照工作区域的划分，用明显的标识区别，分区使用。例如，棕色标记为卫生间，白色标记为病房，蓝色标记为公共区域。抹布、拖把头宜采用机械清洗、热力消毒、机械干燥、装箱备用的处理流程。热力消毒要求80℃持续时间10min，90℃持续时间1min，或93℃持续时间30s。

4. 床单元的清洁与消毒

床单元是医院为住院患者所提供的用以检查、诊疗、护理、休息、睡眠、饮食的基本家具、设施、设备的总称，是病房重要组成部分。床单元包括病床、床垫、床褥、枕芯、被芯、枕套、被套、大单等。床单、被套、枕套等直接接触患者的床上用品，应一人一更换，患者住院时间超过一周时，应每周更换，被污染时应及时更换。更换后的用品应及时清洗与消毒。被芯、枕芯、褥子、病床隔帘、床垫等间接接触患者的床上用品，应定期清洗与消毒，被污染时应及时更换、清洗与消毒。患者出院时应进行终末消毒，病床的终末消毒可采用集中清洁消毒方法，如床清洗消毒器和流动蒸汽床单元消毒器。若无法对病床进行集中处置，医院可以选用符合国家要求的床单元消毒机在床旁进行终末消毒。另外，使用此类消毒机不能完全代替床单元的清洁。

5. 医用织物洗涤与消毒

最后还要介绍一下医用织物洗涤与消毒。医用织物指医院内可重复使用的纺织品，包括患者使用的衣物、床单、被罩、枕套；工作人员使用的工作服、帽；手术衣、手术铺单；病床隔帘、窗帘以及环境清洁使用的布巾、地巾等。按类别可分为感染性织物、脏污织物和清洁织物。感染性织物指医院内被隔离的感染性疾病（包括传染病、多重耐药菌感染/定植）患者使用后，或者被患者血液、体液、分泌物（不包括汗液）和排泄物等污染，具有潜在生物污染风险的医用织物。脏污织物指医院内除感染性织物以外的其他所有使用后的医用织物。清洁织物指经洗涤消毒等处理后，外观洁净、干燥的医用织物。

回收时，脏污织物宜采用可重复使用的专用布袋或包装箱（桶）收集，也可用一次性专用塑料包装袋盛装；其包装袋和包装箱（桶）应有文字或颜色标识。确认的感染性织物应在患者床边密闭收集，盛装感染性织物的收集袋（箱）宜为橘红色，有"感染性织物"标识；有条件的医院可使用专用水溶性包装袋，专用水溶性包装袋的装载量不应超过包装袋的三分之二，并应在洗涤、消毒前持续保持密封状态。盛装使用后医用织物的包装袋应扎带封口，包装箱（桶）应加盖密闭，用于盛装使用后医用织物的专用布袋和包装箱（桶）应一用一清洗消毒；医用织物周转库房或病区暂存场所内使用的专用存放容器应至少一周清洗一次，如遇污染应随时进行消毒处理。

运送时医院洗衣房应分别配置运送使用后医用织物和清洁织物的专用运输工具，不应交叉使用。专用运输工具应根据污染情况定期清洗消毒；运输工具运送感染性织物后应一用一清洗消毒。社会化洗涤服务机构应分别配置运送使用后医用织物和清洁织物的专用车辆和容器，采取封闭方式运送，不应与非医用织物混装混运。

洗涤周期包括预洗、主洗、漂洗、中和四个步骤。洗涤时脏污织物应遵循先洗涤后消毒原则，感染性织物当被朊粒、气性坏疽、突发不明原因传染病的病原微生物或其他有明确规定的传染病病原微生物污染，以及被多重耐药菌感染或定植患者使用后，若需重复使用应先消毒后洗涤。

（四）医院空气净化

空气净化指降低室内空气中的微生物、颗粒物等使其达到无害化的技术或方法。在前文所述低度危险性物品常用低水平消毒方法中我们谈到过通风，通风是医疗机构空气净化常用方式，此外还包括集中空调通风系统、空气洁净技术、紫外线消毒和化学消毒法。

1. 通风

通风是对整个房间进行通风换气，其原理是用一定量的清洁空气进入房间，稀释室内污染物，使其浓度达到卫生规范的允许浓度，并将等量的室内空气连同污染物排到室外。其包括自然通风和机械通风。

普通病房首选自然通风；自然通风不良，宜采取机械通风。自然通风应根据季节、室外风力和气温，适时进行通风。机械通风是通过安装通风设备，利用风机、排风扇等运转产生的动力，使空气流动。机械送风与自然排风适用于污染源分散及室内空气污染不严重的场所。机械送风口宜远离门窗。自然送风与机械排风适用于室内空气污染较重的场所。室内排风口宜远离门，宜安置于门对侧墙面上。机械送风与机械排风适用于卫生条件要求较高的场所。根据通风的需要设定换气次数或保持室内的正压或负压。应充分考虑房间的功能要求、相邻房间的卫生条件和室内外的环境因素，选择通风方式及室内的正负压。应定期对机械通风设备进行清洁，遇污染及时清洁与消毒。需要注意的是自然通风时应门窗同时打开，形成对流，确保自然通风效果。病房应至少每日上、下午各通风1次，每次不少于30min。

2. 集中空调通风系统

集中空调通风系统指为使房间或封闭空间空气温度、湿度、洁净度和气流速度等参数达到设定的要求，而对空气进行集中处理、输送、分配的所有设备、管道及附件、仪器仪表的总和。应确保新风为室外新鲜空气。新风口应远离建筑物排风口和开放式冷却水塔，严禁间接从空调通风的机房、建筑物楼道及天棚吊顶内吸取新风。新风口和回风口应安装防鼠、防虫设施，应经常擦洗，保持清洁、无尘、无霉斑。空调机房内应保持干燥清洁，严禁堆放无关物品。在空气/飞沫传播疾病流行期间，应根据防控的需要关闭回风，避免建筑物内各房间、各区域的空气在空调系统内相互混合送入室内。在空调运行时，室内应合理自然通风。过滤网每周清洗或更换一次，更换时应先消毒后更换。

3. 空气洁净技术

空气洁净技术指通过采用空气过滤、恒温恒湿和气流组织三项技术，达到室内空气净化、舒适的目的。使用之前应按照国家规定进行验收，验收合格以后方可使用。维护与保养方面要求空气处理机组、新风机组应定期检查，保持清洁。新风机粗效滤网宜每2天清洁一次；粗效过滤器宜1~2个月更换一次；中效过滤器宜每周检查，3个月更换一次；亚高效过滤器宜每年更换。发现污染和堵塞及时更换。末端高效过滤器宜每年检查一次，当阻力超过设计初阻力160Pa或已经使用3年以上时宜更换。排风机组中的中效过滤器宜每年更换，发现污染和堵塞及时更换。定期检查回风口过滤网，宜每周清洁一次，每年更换一次。如遇特殊污染应及时更换，并用消毒剂擦拭回风口内表面。

4. 紫外线消毒

紫外线消毒适用于无人状态下的室内空气消毒，我们在常用高水平消毒方法中详细介绍过。此外还有循环风紫外线空气消毒，适用于有人状态下的室内空气消毒。消毒器由高强度紫外线灯和过滤系统组成，可以有效杀灭进入消毒器空气中的微生物，并有效地滤除空气中的尘埃粒子。机型的选择应与所安装的房间体积匹配，所用机器的循环风量应达到房间体积的8倍以上。柜机的安装应选择人员走动少且为房间的下风处或重污染区域。壁挂机安装应处于房间清洁区或操作台面的对侧墙面或侧墙。使用前应关闭门窗，以避免将室外空气吸入，加大室内的尘埃浓度。房间需要开窗通风换气时，应先关闭空气净化消毒器。使用空气净化消毒器的房间应保持室内清洁干燥，日常卫生应采取湿式卫生。维护方面根据使用频率与环境清洁状况，定期清洁滤网与格栅并定期更换滤芯（活性剂等）。如暴发经空气/飞沫传播疾病时，在清洁的基础上，可采用消毒剂溶液浸泡消毒滤网。在清洁过程中，相关人员应做好个人防护，预防滤网上尘埃的吸入以及污水的喷溅。紫外线消毒要做好个人防护，用品包括具有侧面防护或面部防护的紫外线防护眼罩以及紧密编织的织物做成的衣服、不透明的覆盖物。

5．化学消毒法

我们常用的化学消毒法有超低容量喷雾法和熏蒸法，适用于无人状态下的室内空气消毒。消毒前关好门窗，将室内易腐蚀的仪器设备，如监护仪、显示器等物品盖好。超低容量喷雾法是通过气溶胶喷雾枪等设备将消毒液雾化成20μm以下的微小粒子，在空气中均匀喷雾，使之与空气中微生物颗粒充分接触，以杀灭空气中的微生物。通常采用3%过氧化氢、5 000mg/L过氧乙酸、500mg/L二氧化氯等消毒液，按照20～30mL/m³的用量加入电动超低容量喷雾器中，接通电源，即可进行喷雾消毒。喷雾时消毒人员应做好个人防护，佩戴防护手套、口罩，必要时戴防毒面罩，穿防护服，同时按先上后下、先左后右、由里向外、先表面后空间，遵循循序渐进的顺序依次均匀喷雾。作用时间方面过氧化氢、二氧化氯为30～60min，过氧乙酸为1h。熏蒸法利用化学消毒剂具有的挥发性，在一定空间内通过加热或其他方法使其挥发达到空气消毒。采用0.5%～1.0%（5 000～10 000mg/L）过氧乙酸水溶液（1g/m³）或二氧化氯（10～20mg/m³），加热蒸发或加激活剂，或采用臭氧（20mg/m³）熏蒸消毒，消毒剂用量、消毒时间、操作方法和注意事项等应遵循产品的使用说明。以上两种方法消毒完毕后都要打开门窗彻底通风。

五、"超级细菌"的防控

(一) 什么是"超级细菌"?

2010年10月26日,一则新闻"我国发现三起超级细菌感染病例"引起了公众极大的关注。在此之前,同年8月起,印度、巴基斯坦、英国等地陆续发现NDM-1耐药基因细菌俗称"超级细菌"感染病例,引起全球广泛关注。那么"超级细菌"是什么呢?事实上,"超级细菌"并不是特指某一种细菌,医学界对它的定性是多重耐药性细菌(MDRO),泛指那些对抗生素已经产生了耐药性的细菌,具体讲是指对通常敏感的常用3类或3类以上抗菌药物(每类中至少有1种)同时呈现耐药的细菌,多重耐药也包括泛耐药(XDR)和全耐药(PDR)。泛耐药指对除了1~2类抗菌药物之外的所有其他抗菌药物种类(每类中至少有1种)不敏感,即只对1~2类抗菌药物敏感;全耐药指对目前所有抗菌药物分类中的药物均不敏感。因为这些细菌对抗生素具有顽强的抵抗能力,难以被杀灭,所以才会对人体产生致命的伤害。

下面我们来介绍一下医院都有哪些常见多重耐药菌。

金黄色葡萄球菌我们在前文已经介绍过,其耐药菌株英文缩写为MRSA,即耐甲氧西林金黄色葡萄球菌,指对现有β-内酰胺类抗菌药物如青霉素类、头孢菌素类和碳青霉烯类耐药的金黄色葡萄球菌,是最常见的多重耐药菌之一,同时也是引起医院相关性和社区相关性感染的重要致病菌之一。MRSA于1961年在英国首次发现,其临床分离率不断增加,至今几乎遍布全球,成为严重公共卫生威胁。MRSA由于其高发病率和高致死率,已被列为三大最难解决感染性疾病的首位。MRSA定植和感染患者是医院内MRSA的最重要宿主。在烧伤科、骨科、ICU和长期护理机构等科室,MRSA定植率比较高。其重要的传染源为没有明显感染征象的带菌者,可以通过接触传播把MRSA进一步传播给其他患者或医护人员。

肠球菌我们在前文已经介绍过,其耐药菌株英文缩写为VRE,即耐万古霉素肠球菌,指对万古霉素等糖肽类抗生素获得性耐药的菌,常见于屎肠球菌和粪肠球菌。VRE于1988年在英国伦敦某医院首次发现并分离,至今已经在世界各地流行。易感人群包括有VRE定植的患者、长期入住ICU病房的患者、留置中央导管的患者、外科胸腹腔大手术后的患者、严重免疫抑制患者、曾口服或静脉接受万古霉素治疗的患者（在医院内应用万古霉素已确证是VRE产生和引起暴发流行的危险因素）。

鲍曼不动杆菌在前文已经介绍过，其耐药菌株英文缩写为MDR-AB，即多重耐药鲍曼不动杆菌，判断其耐药与否应通过抗假单胞菌头孢菌素、抗假单胞菌碳青霉烯类、含有β-内酰胺酶抑制剂的复合制剂（包括哌拉西林/他唑巴坦、头孢哌酮/舒巴坦、氨苄西林/舒巴坦）、喹诺酮类、氨基糖苷类这5类抗菌药物药敏结果。另外，还有泛耐药鲍曼不动杆菌XDR-AB，即指仅对1～2种潜在有抗不动杆菌活性的药物［主要指替加环素和（或）多黏菌素］敏感的菌株。此外，还有全耐药鲍曼不动杆菌，英文缩写为PDR-AB，指对目前所能获得的潜在有抗不动杆菌活性的抗菌药物（包括多黏菌素、替加环素）均耐药的菌株。鲍曼不动杆菌具有在体外长期存活能力，易造成病区定植并克隆播散，常引起医院内肺炎（HAP）、呼吸机相关肺炎（VAP）、血流感染、中枢神经系统感染、泌尿系统感染、腹腔感染、皮肤软组织感染等。

铜绿假单胞菌在前文已经介绍过，其耐药菌株英文缩写为MDR-PA，判断其耐药与否应通过头孢菌素类（如头孢他啶或头孢吡肟）、碳青霉烯类（如亚胺培南）、含β-内酰胺酶抑制剂的复合制剂（如头孢哌酮/舒巴坦）、喹诺酮类（如环丙沙星）和氨基糖苷（如阿米卡星）这5类抗菌药物药敏结果。其耐药率居高不下，全球细菌耐药监测数据（SENTRY）显示其对常用抗菌药物的耐药率也逐年升高。尤其是对亚胺培南和美罗培南的耐药菌株及全耐药（PDR）菌株的出现对临床治疗提出了更大的挑战。铜绿假单胞菌多为机会致病菌，常在患者体内或者医院环境中寄植，感染多继发于免疫功能低下的患者。尤其曾经长期使用第三代头孢菌素、碳青霉烯类或者含酶抑制剂青霉素等抗菌药物，致菌群失调，当患者存在危险因素时，则发生MDR-PA下呼吸道感染的机会更多。

肠杆菌科细菌在前文也已经介绍过，其最常见的耐药菌株名称为产ESBLs肠杆菌科细菌。ESBLs是指超广谱β-内酰胺酶，是指能够水解第三代头孢菌素的β-内酰胺酶，能够介导对头孢菌素类、青霉素类和氨曲南耐药。产ESBLs的菌株常呈多重耐药，同时对喹诺酮类、氨基糖苷类、磺胺类和（或）四环素类耐药。ESBLs主要在大肠埃希菌和肺炎克雷伯菌中发现，也常见于肠杆菌属、沙雷菌属、变形杆菌属、枸橼柠檬酸菌属等其他肠杆菌科细菌。抗生素的不适当治疗使用是产ESBLs细菌的独立预测因素，如第三代头孢菌素经验性用药可导致更多产ESBLs细菌的出现，从而引起产ESBLs细菌的流行。

肠杆菌科细菌中还有一种耐药菌株的存在，即耐碳青霉烯类肠杆菌科细菌，其英文缩写为CRE。碳青霉烯类抗生素如亚胺培南、美罗培南等目前被认为是治疗多重耐药菌的最后防线，但CRE能产生水解碳青霉烯类抗菌药的碳青霉烯酶，同时对目前常用的抗生素，如氨曲南、头孢曲松、哌拉西林/他唑巴坦的耐药率均为100%，对头孢西丁、头孢他啶、头孢吡肟的耐药率均在90%以上，基本处于无药可用的状态。我国CRE发生率较低（<5%），但呈逐年上升趋势，主要感染类型包括泌尿道感染、伤口感染、医院获得性肺炎、呼吸机相关性肺炎、血流感染、导管相关感染等。CRE与其他多重耐药菌感染相似，易感人群为疾病危重、入住ICU、长期使用抗菌药物、插管、机械通气的患者。CRE感染患者病死率高，有研究报道高达40%~50%。

（二）"超级细菌"的防控

要想防控MDRO，就要知道它的传播源及传播途径。医院内MDRO的传播源包括生物性和非生物性传播源。主要的生物性传播源为MDRO感染患者及携带者，非生物性传播源为被MDRO污染的医疗器械、环境等。MDRO传播途径呈多种形式，其中接触传播（包括直接接触和通过媒介的间接接触）是MDRO医院内传播的最重要途径。其他途径如飞沫传播可见于口咽部及呼吸道有MDRO定植或感染的患者咳嗽时发生；空气传播可见于空调出风口被MDRO污染时发生；此外，导致MDRO传播风险增加的情况可见于其他产生飞沫或气溶胶的操作。

针对以上MDRO传播源和传播途径，其医院感染预防与控制措施包括手卫生管理、隔离预防措施的实施、环境和设备清洁消毒的落实、抗菌药物合理应用与管理及特殊防控措施。

手卫生能有效切断主要接触传播途径之一的经手传播病原微生物，降低患者医院感染发病率，其详细内容可见前文"医院感染防控'武林秘笈'"所述。

实施接触隔离预防措施能有效阻断MDRO的传播。医疗机构应按《医院隔离技术规范》要求做好接触隔离。其详细内容同样见前文"医院感染防控'武林秘笈'"所述。需要注意的是不应将MDRO感染/定植患者与留置各种管道、有开放伤口或免疫功能低下的患者安置在同一房间。主动筛查发现的MDRO定植患者也应采取有效隔离措施。MDRO感染患者、定植者的隔离期限尚不确定，原则上应隔离至MDRO感染临床症状好转或治愈，如为耐万古霉素金黄色葡萄球菌感染，还需连续两次培养阴性。

加强MDRO感染/定植患者诊疗环境和设备的清洁、消毒工作，尤其是高频接触的物体表面。详见前文"医院感染防控的'导弹'与'核武器'：清洁、消毒与灭菌"中"环境表面的清洁与消毒"所述。

其他特殊防控措施包括去定植，可采用含氯己定的制剂进行擦浴；若鼻腔定植MRSA，可使用黏膜用莫匹罗星去定植；对于其他部位，目前尚无有效去定植措施。去定植常在主动筛查之后进行。有报道，使用过氧化氢蒸汽发生器进行熏蒸，能有效阻断耐碳青霉烯类不动杆菌属细菌在环境中的传播。如短时间内发生3例及以上患者检出同种、同基因型MDRO，可认为MDRO感染暴发。此时识别感染和定植者至关重要，除常规临床标本检测发现MDRO感染者外，主动筛查是防范MDRO医院内传播、降低易感人群医院感染风险和改善预后的重要预防措施之一。MDRO感染暴发且采取常规措施仍难以控制时，可以考虑暂时关闭病房（区）。只有将病房（区）彻底关闭后才能对仪器、设备彻底消毒；同时对环境进行清洁消毒，对所有可能有MDRO污染的设备进行全面清洗、维护。

最后谈谈抗菌药物合理应用与管理。抗菌药物选择性压力是细菌产生耐药性的主要原因，合理、谨慎地使用抗菌药物可以减轻抗菌药物选择性压力，延缓和减少MDRO的产生。抗菌药物合理应用原则包括：①严格掌握应用指征，如根据患者的症状、体征及血/尿常规等实验室检查结果，初步诊断为细菌性感染者；以及经病原学检查，确诊为细菌性感染者，方有指征应用抗菌药物。②尽早实施目标性治疗，尽量在抗菌治疗前及时留取相应合格标本送病原学检测，尽早查明感染源，争取目标性抗菌治疗。在获知病原学检测结果前或无法获取标本时，可根据患者个体情况、病情严重程度、抗菌药物用药史等分析可能的病原微生物，并结合当地细菌耐药性监测数据，及时开始经验性抗菌治疗。获知病原学检测结果后，结合临床情况和患者治疗反应，调整给药方案，进行目标性治疗。③正确解读临床微生物检查结果，对于细菌培养结果，须综合标本采集部位和采集方法、菌种及其耐药性，以及抗菌治疗反应等鉴别感染菌和定植菌。由于细菌耐药监测数据可能高于临床实际情况，须遵循以循证医学证据为基础的感染诊治指南，结合患者实际情况作出客观分析，合理选择抗菌药物治疗方案，减少广谱抗菌药物的应用或联合使用抗菌药物。④根据抗菌谱、抗菌活性、药物经济学以及药物药代动力学/药效学（PK/PD）特点等，合理选择抗菌药物品种、剂量、给药间隔、给药途径以及疗程。优先选择窄谱、高效、价廉的抗菌药物，避免无指征联合用药和局部用药，尽量减少不必要的静脉输注抗菌药物。⑤规范预防用药，严格掌握预防性使用抗菌药物指征和围手术期预防应用抗菌药物的指征。

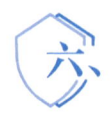

六、医务人员的职业安全

医院是患者就诊、治疗与康复的场所，随着现代医学科学技术日新月异的发展，各类侵入性操作在临床广泛应用，医务人员在频繁接触血液、体液、分泌物和排泄物等过程中，极易被带有血液、体液的针头、刀片等锐利器械刺伤或发生黏膜暴露。与此同时，新的传染病的逐年递增以及一些老旧传染病的死灰复燃，使医务人员更加频繁地暴露于各种病原微生物的感染风险之中。以上种种因素使医疗环境日趋复杂，为了保障医务人员的职业安全，在面对各种各样职业风险时要做好防护措施，如果发生职业暴露或者锐器刺伤，要第一时间采取正确的处理方式，最大限度地减少或消除危险发生后的不良后果。

下面我们来详细讲述一下发生血源性病原体锐器伤与黏膜暴露后的防护措施。血源性病原体指存在于血液和某些体液中能引起人体疾病的病原微生物，例如艾滋病病毒（HIV）、乙型肝炎病毒（HBV）、丙型肝炎病毒（HCV）和梅毒等。

常见引起锐器伤的器具有一次性注射器空心针、缝合针、手术刀、静脉导管针、采血针等。刺伤易发生的环节包括穿刺、处理锐器、转运锐器、传递、清洁、激活安全装置、回套、运输/处理标本、连接输液接头等。在本章第三部分"医院感染防控'武林秘笈'"中，我们讲述过安全注射的相关内容，其中就包括了对实施注射者尽可能减少危害的相关方法，以及被污染的锐器刺伤后的处理办法。当发生黏膜或破损的皮肤职业暴露后应用清水反复冲洗被污染的口腔、鼻腔黏膜或污染的皮肤，或用干净的清水、生理盐水或无菌洗液冲洗被污染的眼睛。最后要根据可能感染的血源性病原体采取进一步的应急处理。

人类免疫缺陷病毒（HIV）职业暴露后感染HIV的相关危险因素有皮肤黏膜接触血液、体液量的大小；接触时间长短；造成表皮损伤的针头粗细、类别；刺伤的深度；所接触的病毒滴度高低；暴露人员的免疫功能强弱等。在我国艾滋病病毒职业暴露级别分为三级。在暴露源为体液、血液或者含有体液、血液的医疗器械、物品时，一级暴露指暴露源沾染了有损伤的皮肤或者黏膜，暴露量小且暴露时间较短。二级暴露为暴露源沾染了有损伤的皮肤或者黏膜，暴露量大且暴露时间较长；或者暴露类型为暴露源刺伤或者割伤皮肤，但损伤程度较轻，为表皮擦伤或者针刺伤。三级暴露为暴露源刺伤或者割伤皮肤，但损伤程度较重，为深部伤口或者割伤物有明显可见的血液。暴露源的病毒载量水平分为轻度、重度和暴露源不明三种类型。经检验，暴露源为艾滋病病毒阳性，但滴度低、艾滋病病毒感染者无临床症状、CD4（一种免疫细胞）计数正常者，为轻度类型；滴度高、艾滋病病毒感染者有临床症状、CD4计数低者，为重度类型；不能确定暴露源是否为艾滋病病毒阳性者，为暴露源不明型。医疗卫生机构应当根据暴露级别和暴露源病毒载量水平对发生艾滋病病毒职业暴露的医务人员实施预防性用药方案。方案分为基本用药程序和强化用药程序。基本用药程序为两种逆转录酶制剂，使用常规治疗剂量，连续使用28天。强化用药程序是在基本用药程序的基础上，同时增加一种蛋白酶抑制剂，使用常规治疗剂量，连续使用28天。预防性用药应当在发生艾滋病病毒职业暴露后尽早开始，最好在4h内实施，最迟不得超过24h；即使超过24h，也应当实施预防性用药。发生一级暴露且暴露源的病毒载量水平为轻度时，可以不使用预防性用药；发生一级暴露且暴露源的病毒载量水平为重度或者发生二级暴露且暴露源的病毒载量水平为轻度时，使用基本用药程序。发生二级暴露且暴露源的病毒载量水平为重度或者发生三级暴露且暴露源的病毒载量水平为轻度或者重度时，使用强化用药程序。暴露源的病毒载量水平不明时，可以使用基本用药程序。目前国际上其他国家主要指南推荐意见各不相同。医务人员发生艾滋病病毒职业暴露后，医疗卫生机构应当给予随访和咨询。随访和咨询的内容包括在暴露后的第4周、第8周、第12周及6个月时对艾滋病病毒抗体进行检测，对服用药物的毒性进行监控和处理，观察和记录艾滋病病毒感染的早期症状等。

乙肝病毒（HBV）感染者在我国约有8 600万，HBV具有很高的传染性，其传播途径主要包括血液和血液制品，还包括唾液、羊水、精液、阴道分泌物、脑脊液、腹水、心包液、胸腔积液等，以及其他软组织和器官。乙肝疫苗对人体有保护作用，在全程接种三针乙肝疫苗后（分别在第0、1、6个月完成），成人保护率为88%~95%。在最后一针注射后1~2个月内只要HBSAB（乙肝表面抗体）≥10~20mIU/mL（毫国际单位/每毫升）即具有保护作用，即使暴露于乙肝患者也没有必要复种。黏膜和不完整的皮肤发生职业暴露也可能感染HBV，但完整的皮肤暴露后没有感染的风险。发生HBV职业暴露后，如果医务人员已注射乙肝疫苗并已经产生抗体，则没有感染HBV的危险。对无抗体保护的敏感者，发生锐器伤后应采取注射乙肝免疫球蛋白（HBIG）和接种乙肝疫苗的措施。如果接受了乙肝疫苗注射，应在完成注射后1~2个月内检测乙肝抗体。

丙肝病毒（HCV）发生暴露后没有针对性的药物可用于预防感染，目前没有针对HCV的疫苗，同时免疫球蛋白和抗病毒药物均不推荐用于暴露后预防。发生职业暴露后应尽快进行基线检测，包括HCV抗体和肝功能检测。暴露后4~6个月进行追踪，检测HCV-RNA，以确定是否感染HCV，并及时报告任何可疑的肝炎症状或体征。

梅毒职业暴露后感染的概率非常低。如果暴露源梅毒特异性抗体抗TPHA（+），推荐苄星青霉素240万U（单位），单次肌内注射。青霉素过敏者，可选用大环内酯类抗生素，口服，连服14日。暴露后3个月、6个月应检查TPHA。

在本章第三部分"医院感染防控'武林秘笈'"中，我们讲述过基于疾病传播途径的预防（接触隔离、飞沫隔离和空气隔离），空气隔离相对于接触隔离和飞沫隔离来说难度较高，这里着重讲一下常见空气传播疾病暴露后的预防，包括肺结核、麻疹和水痘。

肺结核职业暴露后，对于未受感染的人可以接种卡介苗（BCG）以产生获得性免疫力；存在发病高危因素者，应服用化学药物预防，如异烟肼（300mg/d），持续1年，由于其对肝脏有损害，疗程中要求监测肝功能。

麻疹职业暴露后，易感人群在暴露后72h内注射麻疹疫苗。如有疫苗注射禁忌证则应在6日内注射麻疹免疫球蛋白。

水痘职业暴露后，易感人群在暴露后120h内注射水痘疫苗。如果职业暴露者有疫苗注射禁忌，如孕妇、免疫功能低下患者，应在96日内注射水痘免疫球蛋白或其替代产品。

除了以上内容，实验室生物安全也是医务人员职业安全的重要内容，可参考本书其他章节进行了解。

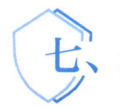

七、近年来发生的医院感染事件与反思

（一）2019年国内某医科大学附属医院新生儿感染事件

2019年4月，国内某医科大学附属医院发生一起医院感染暴发事件，导致多名新生儿死亡。经查明，该事件是一起由肠道病毒——埃可病毒11型引起的医院感染暴发事件，共导致19例感染，其中5例死亡。这次事件性质恶劣，后果非常严重。

事件具体情况是这样的，自2019年4月1日起，该医院新生儿科陆续出现多例患儿不明原因发热，至4月14日停止接收患儿。在此期间，医院共收治患儿120例，其中27例出现不同程度发热症状。4月9日起，医院开始分批向外院转送患儿，先后安排37例患儿转至其他医院治疗，但未如实告知接收医院转诊原因。4月3—20日期间，有5例新生儿相继死亡。此次事件暴露出当地卫生健康行政部门和部分医疗机构"以病人为中心"的理念淡化、质量安全意识缺失、医德医风教育不足等一系列问题。

经专家组调查发现，该医院存在诸多的问题。

首先是医院感染管理制度不健全、落实不到位。医院对医院感染管理工作重视不够，对《医院感染管理办法》及有关管理规定执行不力，存在医疗安全隐患。医院感染专职人员配置不足，难以保证工作的连续性。医院感染管理委员会流于形式，未提出具有针对性的问题和解决问题的方案，未真正发挥决策作用。相关培训和医院感染暴发演练不到位，一些医务人员对医院感染相关制度不知晓，工作人员对医院感染暴发报告和处置相关规定不熟悉。

其次是医院感染防控意识和敏感性不强。医院未按照《医院感染管理办法》的规定进行有效的医院感染监测，未及时发现医院感染病例和医院感染隐患。2018年至2019年4月未开展新生儿科目标性监测，未及时发现医院感染的危险因素并进行风险管理。违反规定将患儿分批转院，未如实告知接收医院转诊原因。4月1—14日，该医院多例患儿陆续出现不明原因发热症状，明显高于既往平均水平，但医院感染意识淡薄、敏感性不强、处置措施不力。

最后是医院感染管理不科学不规范。出现疑似医院感染病例后，医院没有按照规定程序及时报告，违反规定对"疑似医院感染"患儿采取转送外院的处理措施。省调查组进驻后,仍发现该院部分喉镜、雾化机等医疗用品和设施的清洁消毒不规范,配奶过程存在洁污交叉,日常消毒和感染防护工作不到位等问题。

此外,针对此次事件的处理也是极其严厉的,对该医院、医院所在市、区两级卫生健康局主要负责人、相关责任人予以处理,该医院三级甲等医院资格被撤销、收回证书和标识,责令该医院针对存在的问题限期整改。

新生儿医院感染常见败血症、皮肤软组织感染、胃肠道感染、呼吸道感染及导管相关性感染。病原微生物主要为机会致病菌,如表皮葡萄球菌、大肠埃希氏菌、肺炎克雷伯菌、金黄色葡萄球菌、白色链珠菌、产碱假单胞菌、铜绿假单胞菌、奇异变形杆菌等,以及肠道病毒等。

为什么新生儿医院感染频繁发生?

首先是新生儿人群的特殊性,新生儿的非特异性和特异性免疫功能均不成熟,早产儿上述功能更差,更容易发生感染。同时在治疗过程中易感因素多,尤其是早产儿,侵袭性操作多,体重极轻,免疫力弱,易受到病原微生物侵袭,感染控制难度大。

其次是新生儿在治疗过程中涉及医疗生活物品较多,物品管理如奶具清洗及管理、暖箱/呼吸机管理、患儿衣物及医疗废物管理等易出现不规范,同时也容易发生消毒不及时、不到位,隔离措施执行力不够,如配奶操作有污染,奶瓶、奶嘴消毒、保存不合格;沐浴用品、操作台、沐浴时的护垫、游泳桶、游泳圈等在共用中消毒不及时,或未达到消毒与隔离的要求;诊疗用品如暖箱、呼吸机面板和管路、监护仪等消毒不及时、不到位。种种因素导致交叉感染风险高。

最后是新生儿医院感染控制规范缺位,目前国家出台的政策法规仅有《医院感染管理办法》《消毒技术规范》《新生儿病室建设与管理指南(试行)》,缺乏新生儿这类特殊群体医院感染防控指南或法规。这就导致医院内感染控制规章制度老化,未能及时适应新形势,个别医疗机构感控意识不强,问题发现不及时,导致控制不力。

那么我们该如何预防新生儿院感发生呢?

首先是环境管理。病房应相对独立,设医疗区、抢救区、NICU、隔离室、配奶间、沐浴间、治疗室等,各区域划分明确,标识清晰。无陪病房每张床位占地面积不少于$3m^2$,床间距不少于$1m$;有陪护病房应一患一房,使用净面积不低于12m²。足月新生儿的适宜温度为22~26℃，早产新生儿适宜的温度为24~28℃，相对湿度保持在60%~65%。配备足够的手卫生设备。保持室内空气清新，按Ⅱ类环境要求配备空气消毒装置，每日空气消毒两次，物表擦拭消毒两次，婴儿床、暖箱、蓝光箱、辐射台每日清洁，如有污染，随时消毒，同一患儿长期连续使用的暖箱，应当每日进行清洁，每7日更换一次暖箱，用毕终末消毒，清洁保存备用。接触患儿皮肤、黏膜的器械、器具及物品如雾化吸入器、面罩、体温表、听诊器应一人一用一消毒，连续使用的氧气湿化瓶、雾化器等必须每日清洁消毒，用毕终末消毒，干燥保存。每周大扫除1次，墙面、门窗应保持清洁干燥，无污迹、霉斑，地面保持清洁，每日消毒湿拖2次，一室一拖布。拖布分区使用，用后清洁消毒，晾干保存。

其次是工作人员管理。上岗前应接受相应教育及培训，经考核合格以后方可上岗。严格新生儿病房出入管理，非本室工作人员，未经允许不得入内。在诊疗活动中应遵循标准预防，出入病房需更衣、换鞋、戴帽子，保持工作服、帽子整洁，并于每周定时更换清洗，如有污染，随时更换。拖鞋每周清洗消毒1次。工作人员至少每年健康检查1次，患有皮疹、腹泻、呼吸道感染症状或体征等有传播风险的感染性疾病时，应针对传播途径采取相应隔离措施，避免感染性疾病的传播。严重者应暂时离岗，待传染期结束时再返岗。医务人员严格执行手卫生制度，落实防护制度。新生儿患者操作顺序要遵从非感染区到感染区；辐射台上患儿到暖箱中患儿再到婴儿床上患儿；早产儿到低出生体重儿再到足月正常体重儿。必要时，如多重耐药菌暴发时，开展医务人员相关病原微生物携带的筛查工作。

再次是对患儿的管理。患儿要实施分区管理，感染、疑似患儿安置在相应的隔离区域，落实相应的消毒隔离措施。加强基础护理，新生儿用物均一人一用，衣被毛巾实行一人一用一消毒，床单、奶巾，婴儿衣服除每日更换外随脏随换。配奶时应严格无菌操作，乳具一婴一用一消毒，盛放奶瓶、奶嘴的容器、保存奶制品的冰箱应当每日清洁与消毒。做好口腔、脐部、眼部护理，注意保暖，防止受凉，有呕吐、痰液的应及时消除。严格执行无菌操作原则，吸痰动作要轻柔，防止黏膜损伤，尽量减少侵袭性操作。抗生素使用方面要注意，长期使用抗生素会使机体防御屏障的正常菌群遭到破坏，增加革兰阴性菌和真菌感染机会。尽量使用一种抗菌药物，减少联合用药，并要考虑药物对新生儿肝、肾的不良反应，根据药敏结果选择用药，使用敏感、有效、无毒、廉价的抗生素，避免滥用。

最后是对家属的管理。病房实行无陪护制，若非必要谢绝探视。禁止患有皮疹、腹泻、有呼吸道感染症状或体征的人员探视。社区某种疾病流行或高发时，对探视人员进行筛查，限制探视或提升防护级别。若患儿病情特殊需家属入病房探视者，需换鞋、穿隔离衣、戴口罩和帽子、洗手后，进入病房。对患者家属要进行健康教育，如母乳喂养知识宣教，母乳的取得与保存，新生儿生活环境要求，新生儿护理常识等。同时做好探视人员登记工作。

此外，医院感染管理部门日常要做好医院感染监测工作、手卫生依从性监测、环境卫生学监测及消毒效果监测。

（二）2019年国内某市人民医院血液透析患者感染丙肝事件

2019年4—5月，某市人民医院发生一起血液净化中心血液透析患者感染丙肝事件，事件共导致69例患者感染丙肝。经调查认定，该事件是一起因感染预防与控制工作制度落实不到位等引起的严重院内感染事件，这次事件性质恶劣，后果非常严重。

事件具体过程是这样的，4月12日，该市人民医院血液净化中心1名血液透析治疗患者因出现消化道临床症状，分别于4月15日、19日送检丙肝抗体和丙肝病毒核酸检测，检测结果均为阳性。该医院遂对血液透析患者进行乙肝、丙肝病原学检查，至5月12日，接受病原学检查的38例患者中有11例丙肝抗体检测结果阳性。5月13日，该市向市卫生健康委报告该院疑似发生院内感染。经筛查，在该医院接受血液透析治疗的全部161例患者中，共确诊新增诊断丙型肝炎病毒感染患者69例。

此次事件暴露出当事医院"以病人为中心"观念淡薄，盲目追求规模扩张，疏于质量安全管理，重大风险防范意识不强，感染防控措施执行不力，对存在的问题不整改，长期"带病"运行等一系列问题。经专家组调查发现，该医院存在诸多的问题。

首先，血液净化中心布局流程不合理。普通透析区、乙肝患者透析区、丙肝患者透析区和其他需隔离患者的透析区域之间未建立规范的物理隔离，各隔离透析区共用通道和护士工作站，隔离透析区内物品未专区专用。透析治疗区域内洗手池设置数量少、距离远，有的隔离透析区内无洗手池。

其次，血液净化中心人力配备和能力不足。2019年2月血液净化中心的透析机由32台增加至49台，血液透析治疗量显著增加，但医生和护士并未相应增加，且多名护士未经过血液净化专业培训。仅有兼职工程师1名，未达到设置20台以上的透析机应当配备1名专职技师的要求。

再次，感染防控制度措施执行不力。该院161例血液透析患者中，有31例未按规定进行每6个月一次的例行传染病标志物复查。需隔离透析的传染病患者未按要求在隔离透析治疗区进行专机透析，隔离透析患者和非隔离透析患者在不同透析治疗区之间流动，混用透析机。各透析治疗区之间护士和所用透析机未做到相对固定。肝素使用量与实际透析工作量存在较大差距，存在用药不规范和不安全注射的风险。手卫生制度不落实，存在以使用手套代替洗手的现象。消毒隔离制度执行不力，环境及物体表面保洁不到位。

最后，未执行医院感染监测与传染病报告制度。未按照《医院感染管理办法》的规定规范实施感染监测，未及时发现感染病例和感染隐患，确诊传染病病例未在规定时间内及时上报。

此外，针对此次事件的处理也是极其严厉的，对相关责任人进行了严肃查处。对该医院党委书记、院长和分管副院长予以免职，并进一步调查处理；对该市卫生健康委相关负责人和医院相关责任人予以相应处理。责令该医院血液净化中心停业整顿，并将透析患者分流至其他医院继续治疗。对涉事5名医师、14名护士分别处以暂停执业6个月至1年执业活动，甚至吊销执业证书的处罚。取消该院三级乙等资格，按二级综合医院管理，整改期1年。

针对以上问题，我们不难归纳出预防血液透析患者感染需要血液净化室布局流程合理、设施设备齐全、人力资源充足、医院感染防控制度措施落实到位、做好医院感染监测与传染病报告等。

具体来讲，血液净化室工作区域包括候诊区、接诊区、透析治疗区、治疗室、水处理间、储存室、污物处理区。开展透析器复用的，还应当设置复用间。其中很重要的一点就是透析治疗区应分为普通透析治疗区和隔离透析治疗区，两区相对独立。在隔离透析治疗区进行治疗的HBV/HCV/HIV/梅毒感染者必须分区分机进行专区专机透析，相互不能混用，不得复用透析器，同时感染病区的机器不能用于非感染病患者的治疗。护理人员应相对固定，感染者的护理人员不能同时护理非感染患者，应配备感染患者专用的透析操作用品车。感染者使用的低度危险性物品如血压计、听诊器、病历、治疗车、机器等应有标识。新收入血液透析患者要进行HBV、HCV、HIV和梅毒的相关检查，治疗中患者应进行每6个月一次的例行传染病标志物复查。

人力资源配置上要求至少配备2名执业医师，其中至少1名具有肾脏病学专业中级以上专业技术职务任职资格。配置10台以上透析机的血液透析室至少配备6名执业护士。不足10台透析机的，每台透析机至少配备1名护士。应至少配备1名工程师/技师。医师、护士和工程师/技师都应具有3个月及以上三级医院血液透析工作经历或培训经历。医疗和护理组负责人必须具备肾脏病学和透析专业知识，具备1年以上血液透析工作经历。应根据需要配置一定数量的保洁人员，保洁人员应经规范化培训后上岗，并定期培训考核。

医院感染防控方面要求严格执行手卫生、标准预防、环境表面清洁消毒、空气净化，详见本章第三、四部分内容。此外，还要做好透析用水细菌数、内毒素等国家要求的项目监测、环境卫生学监测、导管相关性血流感染监测。

（三）关于不安全注射的三个事件

事件一 2018年3月，美国明尼苏达州某诊所一名护士被爆出用相同针筒向多名病人注射，致使多达161名患者面临感染艾滋病或肝炎的风险。该名护士对每位病人都会用已经消毒的新注射针头，但有时会用同一个针筒向多名病人注射。尽管病人被传染疾病的风险很低，但该机构仍然联络了从10月以来曾经接受该名护士注射的161名病人，免费为他们检查是否感染疾病，并就事件致歉，同时涉事护士已被诊所解雇。

事件二 2017年12月，韩国某医院新生儿科，同一瓶脂肪乳剂向多名患儿注射导致4名婴儿同日死亡，而且该违规注射是1993年建院以来的惯例操作。新生儿死亡前日注射的脂肪乳剂受到弗氏柠檬酸杆菌污染，病菌是在护士配药过程中产生的。该医院新生儿重症监护病房主任等4名医生和护士长等3名护士犯有业务过失致死罪，被移送检方。

事件三 2017年1月，国内某中医院，因处理部分血液标本时重复使用吸管，造成交叉污染，经疾控机构检测，导致5例治疗者确诊感染艾滋病病毒，造成重大医疗事故，导致该事故的检验科技术人员被追究刑事责任。有关部门对该医院相关责任人做出严肃处理：免去院长的行政职务和党委副书记职务，给予党内严重警告处分；免去党委书记的党内职务和副院长的行政职务；撤销分管副院长职务，免去其党委委员并给予党内严重警告处分；撤销检验科主任职务；免去医务部主任职务；免去医院感染管理科科长职务。

以上三个医院感染事件都反映了一个问题，即不安全注射。包括一次性器具的不规范复用，如复用或共用整个注射器，包括针头、针管；不复用或共用针头，而复用或共用针管；同一个注射器给同一个人复用；复用加共用，如抽取溶媒液等。还有药液/溶液不规范的贮存保管启用；不规范地复用、共用。最关键的还有执行主体意识的淡薄、侥幸的心理和随意的行为。

临床诊疗离不开形形色色的穿刺或注射，带给人们诊疗效果的同时，还带来了附加的风险。在本章医院感染防控"武林秘笈"中详细讲述过安全注射的相关内容，其措施要点里明确要求一人一针一管一用，包括配药、皮试、胰岛素注射、免疫接种等，禁止只换针头不换注射器；尽可能使用单剂量注射用药，单剂量用药不得分次或多人使用，或将剩下的药品收集起来备用；多剂量用药无法避免时，应保证一人一针一次使用，严禁用过的针头再次回抽；药品保存应遵循厂家的建议，不得保存在与患者密切接触的区域，疑有污染时应立即丢弃。

三个事件中，表面上都是因为不安全注射导致的医院感染暴发，实际上还体现了隐藏在背后的安全注射管理存在的诸多问题。这就要求医院感染第一责任人——科主任、护士长严格管理，尤其是护士长有义务对护理人员进行医院感染防控知识培训，对违规操作一经发现立刻教育整改。护理管理者要协同医院感控职能部门相关人员，定期和不定期相结合，对临床一线医护人员强化安全注射理念，做好督查督导。作为一线操作者本身要为自己和身边同事敲响警钟，违规操作就涉嫌犯罪，努力培养医疗工作中的慎独职业精神，无论有人监督还是无人监管的情况下都要谨遵一人一针一管，严防院内交叉感染。

总而言之，安全注射就是针尖上的感染控制，要时刻保持警惕。针尖虽小，但是针尖背后的事情很多，要想保证针尖上的安全，就必须保证针尖背后的行为安全。针尖上的感染控制，管好了是故事，管不好是事故。

八、方舱医院的院感防控

在新冠肺炎疫情暴发之前，大部分人可能都没有听说过方舱医院这一概念。方舱医院是以医疗方舱为载体，医疗与医技保障功能综合集成的可快速部署的成套野外移动医疗平台。方舱医院一般由医疗功能单元、病房单元、技术保障单元等部分构成，是一种模块化卫生装备，具有紧急救治、外科处置、临床检验等多方面功能。方舱医院的发展始于20世纪60年代，美军为了适应越南战争的需要，率先将自给式可运输的野战医院投入战场使用，给野战卫生装备提供了新的应用手段，是野战医院方舱化道路的开端。2020年2月，为了应对武汉发生的新冠肺炎疫情，国家卫健委及相关单位在武汉建立了武汉火神山医院、武汉雷神山医院，以及13所方舱医院。方舱医院是此次抗击新冠肺炎疫情中很关键的一环，在防与治两个方面发挥了不可替代的重要作用。同时，方舱医院也进入了人民群众的视野。

当时疫情形势十分严峻，家庭聚集性病例不断增加，武汉市新冠肺炎确诊病例数量不断攀升，医疗资源特别是收治确诊病例患者的病床数量严重不足，相当部分的确诊病例患者无法及时收入院隔离治疗，造成社区交叉感染，导致疫情扩散、蔓延。方舱医院的建立在短时间内迅速解决了床位不足的问题，大幅加快了病人的收治力度，有效降低了轻症向重症的转化率。

从2020年2月3日启动建设，到2月5日首批3家方舱医院建成，武汉基本上以每1.5天新建一座方舱医院的速度在推进。至2月22日，武汉共有16座方舱医院在运行。全国支援武汉的医疗队达280支，35 237人；其中进入方舱医院的有79支，8 212人。

在方舱医院启动10天后的2月16日，国家发展改革委紧急下达2.3亿元资金，专项用于补助武汉市方舱医院完善设施、增添必要的医疗设备。

从2月3日首家方舱医院建设开始，到27日出现"床等人"现象，历时仅20多天，就彻底改变了"一床难求"的局面。据统计，各家方舱医院在运行30余天里，收治新冠肺炎轻症患者12 000多人，成为名副其实的生命之舱。2020年3月3日，湖北有序推进医疗秩序分区分级管理，分类分步实施，根据疫情防控实际逐步缩减新冠肺炎收治的定点医院，有序关停方舱医院，分批分布逐步恢复正常医疗秩序。2020年3月10日下午3点半，随着最后一批49名患者从洪山体育馆走出，运行了35天的武昌方舱医院正式休舱。至此，武汉市所有方舱医院均已休舱，圆满完成历史使命。

方舱医院各种功能齐全，由病房区、影像检查区、临床检验区、病毒核酸检测区、重症观察救治区等构成。方舱医院的改造内容包括室外市政设施、污水处理设施、建筑内部分隔、建筑内部设施设备、对外交通通道、人员物资进出通道、相邻环境防护与改善、卫生防疫、生物安全、安全防护等方面。在建筑平面布局及分区隔离方面，总体要求建筑平面"三区两通道"（污染区、半污染区、清洁区；医务人员通道、患者通道）的格局，医患分离、洁污分离的交通组织，负压通风系统以及平面的隔离防护。

方舱医院在医院感染防控方面需要建立院感组织构架、完善院感工作小组工作职责、加强不同区域环境卫生管理、做好人员及防护用品管理、污染物品管理、职业暴露处置、患者转运、患者出入院和居家管理、医疗队生活驻地管理以及医疗废物管理。

在组织构架方面设置方舱医院院感委员会，由医院院长、医疗副院长、护理副院长、院感副院长、后副院长、院感办主任、病区护士长、病区行政主任组成。下设院感工作小组，由院感副院长牵头，人员包括院感办主任、病区护士长、院感医生、院感护士及后勤部门联络人，具体负责方舱医院院感防控工作。院感工作小组每日巡查方舱医院全部区域，指导和监督日常院感工作。区域环境卫生管理按照不同分区采取合适的消毒方式进行，消毒方法我们在本章"医院感染防控的'导弹'与'核武器'：清洁、消毒与灭菌"中已详细介绍过。人员及防护用品使用严格按照要求执行，具体方法我们前面也介绍过。污染物品中使用后的一次性医疗用品按照传染病医疗废物处置，重复使用的医疗用品按规定自行消毒或送消毒供应中心集中清洗消毒。职业暴露处置除按本章前面介绍过的"医务人员的职业安全"中要求的局部处理外，还需进行隔离医学观察。患者转运时要做好医务人员个人防护，并做好转运工具终末消毒。患者出入院由指挥部统一管理，专家审核入院标准，患者出院后继续居家隔离或集中隔离医学观察14天。医疗队生活驻地单人单间管理，保持人员距离，避免聚集，同时做好驻地各个环节的清洁消毒工作。在医疗废物管理方面，除了严格按照相关法律法规做好处置及登记外，还应在每个包装袋、锐器盒外粘贴中文标签，标签内容包括医疗废物产生单位、产生部门、产生日期、类别，并在特别说明中标注"新型冠状病毒肺炎"或者简写为"新冠肺炎"。

采用大规模的方舱医院来防控疫情,是我国公共卫生防控与医疗的一个重大创举,以往没有任何国家采用过,在人类抗击传染病历史上也没有先例。在全球疫情蔓延的情况下,鉴于中国在防控疫情方面积累了非常重要的经验,产生积极成效,世界各国也相继借鉴学习了中国方舱医院的经验,采取及时有效的防控措施。比如德国的开姆尼茨会展中心,西班牙的巴塞罗那Fira展览中心和马德里国际会展中心,英国的ExCel展览中心和Parcy Scarlets体育场,美国纽约市的贾维茨会展中心,塞尔维亚的贝尔格莱德会展中心,菲律宾的马尼拉黎刹纪念体育馆,智利的圣地亚哥Espacio Riesco会议中心以及印度的英迪拉·甘地体育馆等都被改建为方舱医院抗击新冠肺炎疫情。

九、家庭感染预防与控制

由于抗菌药物、疫苗在20世纪中期的研制与发展,生活水平和医疗技术的提高,多数感染病的发病率明显呈下降趋势。然而,随着时间的推移,许多新发现的感染病又陆续出现,如艾滋病(AIDS)、人感染高致病性禽流感、严重急性呼吸综合征(SARS)、埃博拉出血热、新型冠状病毒肺炎(COVID-19)等。让人更为担心的是已经控制住的老旧感染病如结核病、登革热、疟疾等再度呈增长趋势。人们慢慢认识到,感染病仍然是一个重要的公共卫生问题。

新发现的感染病和再发感染病(REID)在国际上习惯用新发感染病指代两者。目前全球流行的新发感染病包括病毒引起的新型冠状病毒肺炎(COVID-19)、甲型病毒性肝炎、埃博拉出血热、肾综合征出血热、丁型病毒性肝炎、获得性免疫缺陷综合征(AIDS)、戊型病毒性肝炎、丙型病毒性肝炎、人禽流感、脑炎、脑膜炎、严重急性呼吸综合征(SARS)、甲型H1N1流感、Lujo病毒感染、发热伴血小板减少综合征、中东呼吸综合征、人禽流感等。除此之外,我们在本章第五部分讲述的"超级细菌",即多重耐药菌也属于一种特殊的新发感染病。

人群对新发感染病缺乏免疫力,普遍易感,因此其传播速度快,流行范围广,新型冠状病毒肺炎(COVID-19)、SARS、人禽流感及甲型H1N1流感均在较短时间内形成了全球大流行。其传播途径多样,传染性较强,给防治带来极大难度，其中家庭感染预防与控制在感染病防控早期起到了不可忽视的作用。

（一）传染病预防概述

感染性疾病是指由病原体感染所致的疾病，包括传染病和非传染性感染性疾病，来自宿主体外病原体引起的感染称为传染。构成传染病流行过程的三个基本环节为传染源、传播途径和易感人群。传染病预防就要针对这三个环节进行管理。

1. 传染源的管理

早期发现传染源才能及时进行管理，这对感染者个体及未感染的群体均很重要。传染病报告制度是早期发现、控制传染病的重要措施，可使防疫部门及时掌握疫情，采取必要的流行病学调查和防疫措施。《中华人民共和国传染病防治法》以及《突发公共卫生应急事件与传染病监测信息报告》，将39种法定传染病依据其传播方式、速度及对人类危害程度的不同，分为甲类、乙类和丙类，实行分类管理。

甲类包括：鼠疫和霍乱。为强制管理的烈性传染病，要求发现后2h内通过传染病疫情监测信息系统上报。

乙类包括：新型冠状病毒肺炎、传染性非典型肺炎、艾滋病、病毒性肝炎、脊髓灰质炎、人感染高致病性禽流感、麻疹、流行性出血热、狂犬病、流行性乙型脑炎、登革热、炭疽、细菌性和阿米巴性痢疾、肺结核、伤寒和副伤寒、流行性脑脊髓膜炎、百日咳、白喉、新生儿破伤风、猩红热、布鲁氏菌病、淋病、梅毒、钩端螺旋体病、血吸虫病和疟疾。2013年11月增加了人感染H7N9禽流感。为严格管理传染病，要求诊断后24h内通过传染病疫情监测信息系统上报。2020年1月20日国家卫健委发布2020年第1号公告，将新型冠状病毒感染的肺炎纳入《中华人民共和国传染病防治法》规定的乙类传染病，并采取甲类传染病的预防、控制措施。

丙类包括：流行性感冒（含甲型H1N1流感）、流行性腮腺炎、风疹、急性出血性结膜炎、麻风病、流行性和地方性斑疹伤寒、黑热病、棘球蚴病、丝虫病、除霍乱、痢疾、伤寒和副伤寒以外的感染性腹泻病，2008年5月增加了手足口病，2014年1月将甲型H1N1流感由乙类调整到丙类，并入流行性感冒，为监测管理传染病，采取乙类传染病的报告、控制措施。

值得注意的是在乙类传染病中，新型冠状病毒肺炎、传染性非典型肺炎、炭疽中的肺炭疽、脊髓灰质炎必须采取甲类传染病的报告、控制措施。对传染病的接触者，应根据该种疾病的潜伏期，分别按具体情况采取检疫措施，集中或居家隔离并密切观察，并适当做药物预防或预防接种。应尽可能地在人群中检出病原携带者，进行治疗、教育、调整工作岗位和随访观察。对被传染病病原微生物污染的场所、物品及医疗废物，必须按照法律法规相关规定，实施消毒和无害化处理。对动物传染源，如属有经济价值的家禽、家畜，应尽可能加以治疗，必要时宰杀后加以消毒处理；如属无经济价值的野生动物则予以捕杀。

2．切断传播途径

对于各种传染病，尤其是消化道传染病、虫媒传染病和寄生虫病，切断传播途径通常是起主导作用的预防措施。其主要措施包括隔离和消毒。

隔离是指将患者或病原携带者妥善地安排在指定的隔离单位，暂时与人群隔离，积极进行治疗、护理，并对具有传染性的分泌物、排泄物、用具等进行必要的消毒处理，防止病原微生物向外扩散的医疗措施。隔离的种类包括严密隔离、呼吸道隔离、消化道隔离、血液～体液隔离、接触隔离、昆虫隔离及保护性隔离。各种隔离方式顾名思义，其中部分内容本章中均有讲述，这里说一下严密隔离和昆虫隔离。严密隔离是指对传染性强、病死率高的传染病，如霍乱、鼠疫、狂犬病等，应住单间病室，同类患者可同住一室，关闭门窗，禁止陪伴和探视患者。昆虫隔离对以昆虫作为媒介传播的传染病，如乙脑、疟疾、斑疹伤寒、回归热、丝虫病等，应做昆虫隔离。病室应有纱窗、纱门，做到防蚊、防蝇、防螨、防虱和防蚤等。

消毒是切断传播途径的重要措施。狭义的消毒是指消灭污染环境的病原微生物，本章已做讲述。广义的消毒则包括消灭传播媒介在内。消毒有疫源地消毒（包括随时消毒与终末消毒）及预防性消毒两大类。消毒方法包括物理消毒法和化学消毒法等，可根据不同的传染病选择采用。

3．保护易感人群

其措施包括特异性和非特异性两个方面。

特异性保护易感人群的措施是指采取有重点有计划的预防接种，提高人群的特异性免疫水平。包括进行疫苗、菌苗、类毒素接种等人工自动免疫和含特异性抗体的免疫血清（抗毒血清、人类免疫球蛋白）等注射的人工被动免疫。其中预防接种对传染病的控制和消灭起着关键性作用。

非特异性保护易感人群的措施包括锻炼身体、改善营养等，可提高机体的非特异性免疫力。在传染病流行期间，应保护好易感人群，避免与患者接触。对有职业性感染可能的高危人群，做好预防措施，一旦发生职业暴露，立即进行有效的职业防护干预措施。

（二）我国公民在传染病防治中的责任和义务

随着新冠肺炎疫情（COVID-19）在全世界范围内的暴发，各地均有多起以妨害传染病防治罪立案的事件。众所周知，传染病防治是涉及公众健康的大事，公民都要按照法律的规定，自觉、主动地参与到切断病毒的传播途径的每一个过程中，承担法律规定的义务，发挥应有的作用。

我国法律对公民在传染病防治中的义务有哪些规定呢？《中华人民共和国传染病防治法》第12条中规定，在中华人民共和国领域内的一切单位和个人，必须接受疾病预防控制机构、医疗机构有关传染病的调查、检验、采集样本、隔离治疗等预防、控制措施，如实提供有关情况。根据此次疫情防控过程中最高人民法院和最高人民检察院、公安部和司法部《关于依法惩治妨害新型冠状病毒感染肺炎疫情防控违法犯罪的意见》，故意传播新型冠状病毒感染肺炎病原微生物，具有下列两种情形之一，危害公共安全的，依照刑法第114条、第115条第1款的规定，按照以危险方法危害公共安全罪定罪处罚。包括：①已经确诊的新冠病毒感染肺炎病人、病原携带者，拒绝隔离治疗或隔离期未满擅自脱离隔离治疗，并进入公共场所或者公共交通工具的。②新型冠状病毒感染肺炎疑似病人拒绝隔离治疗或者隔离期未满擅自脱离隔离治疗，并进入公共场所或者公共交通工具，造成新型冠状病毒传播的。其他拒绝执行卫生防疫机构依照传染病防治法提出的防控措施，引起新型冠状病毒传播或者有传播严重危险的，依照刑法第330条的规定，以妨害传染病防治罪定罪处罚。

2020年新冠肺炎疫情防控工作开展以来，各种防控措施得到了广大群众的拥护和支持，得以有效实施。但是也确实出现了确诊患者隐瞒行踪、隐瞒症状等极少数事例，公安机关和司法机关已对上述行为进行了及时立案和处理。个人行踪和身体状况虽然属于个人的隐私，但是在疫情防控期间，确诊病例、疑似病例隐瞒这些信息，都会影响对病毒传播渠道的跟踪和了解，可能对他人健康包括自己亲友的健康和社会安全构成威胁。因此，每个公民都应当按照疫情防控的要求，依法如实报告旅行史、居住史、体温检测、症状等情况，履行居家隔离、医学观察等法定义务，自觉参与到疫情防控工作中。

（三）居家隔离技术

隔离是指把处在传染期的患者或病原携带者置于特定医疗机构、病房或其他不能传染给别人的环境中，防止病原微生物向外扩散和传播，以便于管理、消毒和治疗。隔离是预防和控制传染病的重要措施，一般应将传染源隔离至不再排出病原微生物为止。居家隔离是指一些传染病的轻症患者，或与传染病确诊患者、高度疑似传染病患者有密切接触的人员，按规定须留在家中接受一定期限隔离的传染病防控方法。

既然是传染病防控方法的一种，那么就应该针对构成传染病流行过程的三个基本环节进行管理，即传染源、传播途径和易感人群。在本章第三部分我们详细介绍过个人防护用品和基于疾病传播途径的预防方法，在标准预防的基础上选用接触隔离、飞沫隔离和空气隔离。参照这些内容我们可以归纳总结出居家隔离的原则与方法。

首先是单独隔离传染源，避免其与家庭成员尤其易感者不必要的接触，可以选择家庭中通风较好的房间隔离，多开窗通风。日常要保持房门随时关闭，在打开与其他家庭成员或室友相通的房门时先开窗通风。隔离房间要温度适宜，舒适，有条件者可在窗户上加装排风扇，保持隔离房间的空气单向流动，排到室外。房间最好配备独立的卫生间，专人专用，同隔离房间一起独立于家庭其他成员活动范围之外。如果家中配备中央空调应停止使用，必要时封堵其在隔离房间的出风口。此外，房间里推荐配备物品有带盖的垃圾桶、密封垃圾袋、清理痰液等的多层不透水纸巾、含氯消毒剂或酒精消毒湿纸巾、水杯、水瓶、被褥等日常用品以及消遣娱乐物品。

在切断传播途径方面需要合理佩戴个人防护用品和做好环境清洁消毒。在前文中我们介绍过常见传染病，大多数常见传染病都是通过飞沫传播，或者通过直接接触患者的呼吸道分泌物、消化道排泄物或其他体液，或者间接接触被污染的物品进行传播。这就要求被隔离人员不随意离开隔离房间，在隔离房间活动可以不戴口罩，必须要离开隔离房间时先戴外科口罩，佩戴新外科口罩前后和处理用后的口罩后，应当及时洗手或手消毒。尽可能减少与其他家庭成员接触，最好固定一位家庭成员照顾，这位家庭成员应身体健康状况良好且没有慢性疾病，必须接触时应佩戴外科口罩，保持1m以上距离，注意手卫生，接触来自隔离房间物品时原则上先消毒再清洗，可用含氯消毒剂或酒精喷洒消毒，具体使用方法可参照本章"医院感染防控的'导弹'与'核武器'：清洁、消毒与灭菌"部分相关内容，同时可使用一次性手套或避污纸。餐饮器具等生活用品与其他家庭成员或室友分开，避免交叉污染。最好限制在隔离房间进食、饮水。尽量不要共用卫生间，必须共用时须分时段，排泄物应盖马桶盖并用配置好的含氯消毒剂消毒作用半小时后再排放入下水道内，用后通风并用酒精等消毒剂消毒身体接触的物体表面。必要时对卫生间喷洒消毒液或紫外线照射消毒。隔离人员讲究咳嗽礼仪，咳嗽时用纸巾遮盖口鼻，不随地吐痰，用后纸巾及口罩丢入专门的带盖垃圾桶内，垃圾袋内不应装满，装载四分之三容量后应扎紧袋口并打结封口，保证不会松开，然后在打包好的垃圾袋外再套一个新垃圾袋并严密封口，必要时对里层垃圾袋喷洒消毒液消毒。家庭照顾成员接收垃圾时做好个人防护，垃圾袋外张贴标识，标明隔离患者垃圾或感染性废物，必要时可再套一个干净塑料袋，最后按要求将垃圾放置小区规定收集地点，集中收取并焚烧。室内其他家庭成员原则上不进入隔离房间，如需进入房间需佩戴口罩、帽子、手套、鞋套，穿隔离衣，具体使用及穿脱方法参考本章讲述的"个人防护用品"相关内容（见书136页）。

在家庭易感人群防护方面应根据不同的病原体尽量选择有免疫力的家庭成员作为照顾人员，易感家庭成员尽量不与患者接触，同时按照疾病传播途径做好个人防护，如不慎暴露于病原体，可参照本章讲述的"医务人员的职业安全"相关内容及时进行处理。

此外，居家隔离人员及家庭照顾人员都应做好个人心理调适，在压力增加的特殊时期提高自身心理免疫力。在保证规律饮食和睡眠的基础上，可以制定一些简单可完成的日常小计划，包括看完几本书，学习几首新歌曲，学习新的技能如书法、太极拳等。还可以通过线上新媒体软件记录自己特殊时期的生活体验等，获得朋友和家人的支持。身体条件允许的人员还可以利用手机相关锻炼软件参与室内运动项目，以不激烈和微微出汗为宜，必要时可通过电话或网络咨询心理医生以获得专业支持。

除了上述内容外，还应按照居家隔离医学观察通知，每日进行体温等疾病相关医学记录。若出现轻症患者病情加重或相关疾病典型症状时，及时联系隔离负责人员或拨打120，用疾病种类和防控等级用专用救护车进行转运，必要时对患者隔离住所及所在楼道进行终末消毒。若未出现轻症患者病情加重或相关疾病典型症状时，根据隔离期或连续多次病原检测结果，确定隔离者不再排出病原微生物或排除相关疾病感染时才能解除隔离。

（四）家庭灭菌、消毒技术

在家庭隔离过程中，我们可以参考医疗机构使用的灭菌、消毒技术，选用其中一些化学消毒剂或利用家庭生活过程中常用的工具，来实现有效的灭菌或消毒。消毒灭菌的种类可分为天然消毒法、物理灭菌法及化学消毒法。由于家庭条件有限，每种方法都有它的局限性，很难得到一个完全理想的灭菌或消毒方法，应依据物体的性质和数量、家庭设备的类型及实际效果选择合适的方法。

1. 天然消毒法

（1）日光曝晒。

此方法借鉴于高水平消毒方法中的紫外线消毒，利用日光中的紫外线，建议暴晒6h以上，曝晒物品要及时翻动，保证各面都能直接受到日光照射。由于日光中紫外线强度受多种因素影响，消毒效果无法和医用紫外线消毒灯相比，只可以达到一定的消毒目的。

（2）通风。

此法可参照本章"医院空气净化"相关内容。

2. 干热灭菌法

此法可参照本章"高度危险性物品"中"干热灭菌法"相关内容，其中干热灭菌器可用家用电烤箱代替，烤箱温度最好可以显示和调节，最大限度接近干热灭菌器所要求的参数。此外，家庭中还可用燃烧法，将器械放在酒精灯火焰上烧灼20s以上，但要注意防火和烧伤。

3. 煮沸消毒

此法可参照本章"中度危险性物品"中"常用高水平消毒方法"讲述的煮沸消毒相关内容。

4. 压力蒸汽灭菌

此法可参照本章"高度危险性物品"中"压力蒸汽灭菌"相关内容，其中压力蒸汽灭菌器可用高压锅代替，高压锅选用时要了解其压力等相关参数，尽量接近压力蒸汽灭菌器。

5. 流动蒸汽消毒

此法可参照本章"中度危险性物品"中"常用高水平消毒方法"讲述的流动蒸汽消毒相关内容。

6. 化学消毒法

化学消毒剂的使用在本章第四部分"低度危险性物品"的常用消毒方法中做了详细的讲述，可参照执行。家庭常用的消毒剂包括84消毒液（含氯消毒剂）、乙醇、碘伏等。

这里需要特别说明的是家庭使用消毒剂要在正规渠道购买，产品符合国家相关规范要求，严格按照说明书执行，严禁超出说明书使用，使用期间应注意安全，做好个人防护，如84消毒液为外用品，严禁口服；严禁将消毒剂加入加湿器等对空气进行消毒；消毒液对皮肤和呼吸道黏膜有腐蚀、刺激作用，实施消毒前，要佩戴口罩和手套，消毒后一定要用清水洗手，以免消毒液残留；对织物、皮草类有漂白褪色的作用，不可用于丝绸、毛、尼龙、皮革表面、彩色织物等的消毒；对金属有腐蚀作用；不要与醋、洁厕灵等酸性消毒产品混用，不要与酒精混用，以免化学反应后发生氯气中毒，刺激神经系统和呼吸道。

参考文献

[1] 施毅. 中国成人医院获得性肺炎与呼吸机相关性肺炎诊断和治疗指南（2018年版）[J]. 中华结核和呼吸杂志, 2018, 4: 255-280.

[2] 中华医学会外科学分会外科感染与重症医学学组, 中国医师协会外科医师分会肠瘘外科医师专业委员会. 中国手术部位感染预防指南 [J]. 中华胃肠外科杂志, 2019, 4: 301-314.

[3] 郭燕红, 胡必杰, 刘荣辉, 等. SIFC医院感染预防与控制临床实践指引[M]. 上海：上海科学技术出版社, 2013.

[4] 赵松, 李文雄, 陈惠德, 等. 外科危重患者与抗生素相关性腹泻 [J]. 中华医院感染学杂志, 2001（3）：8-9.

[5] 陈建荣, 郭锡明. 抗生素相关性腹泻临床特征及预防控制 [J]. 世界华人消化杂志, 2006（9）：927-929.

[6] Hookman P, Barkin J S. Guidelines for Prevention, Surveillance, Diagnosis and Treatment in the New Era of More Virulent Strains of Antibiotic-Associated Diarrhea, Clostridium Difficile [J]. Practical Gastroenterology, 2006, 30（6）: 65+68+73-82.

[7] 卫办医政发〔2010〕187号. 导尿管相关尿路感染预防与控制技术指南（试行）[S]. 北京：卫生部.

[8] Gould C V, Umscheid C A, Agarwal R K, et al. Guideline for Prevention of Catheter-Associated Urinary Tract Infections 2009 [J]. Infection Control & Hospital Epidemiology, 2010, 31（4）:319-326.

[9] O'Grady N P, Alexander M, Dellinger E P, et al. Guidelines for the prevention of intravascular catheter-related infections[M]. Hospital infection control :John Wiley & Sons, 2011.

[10] Practice Guidelines for the Diagnosis and Management of Skin and Soft-Tissue Infections [J]. Clinical Infectious Diseases, 2005, 41（10）:1373-1406.

[11] 李六亿, 吴安华, 胡必杰. 如何提升医院感染预防与控制能力[M]. 北京：北京大学医学出版社, 2015.

[12] Hughes J M. Study on the efficacy of nosocomial infection control（SENIC Project）: results and implications for the future [J]. Chemotherapy, 1988, 34（6）:553-561.

[13] 热伊拜·亚迪伟尔, 吴安华. 英国预防医院感染循证指南导管相关血流感染的预防指南（Ⅱ）[J]. 中国感染控制杂志, 2014, 13（9）: 575-576.

[14] 刘思娣, 吴安华. 美国急性病医院预防医院感染策略纲要（2014更新版）Ⅱ [J]. 中国感染控制杂志, 2014, 13（12）: 767-770.

[15] 中华人民共和国国家卫生健康委员会. WS/T 313–2019医务人员手卫生规范[S]. 国卫通〔2019〕14号.

[16] 中华人民共和国卫生部. 血液净化标准操作规程[EB/OL].（2010-02-02）[2020-10-20]. http://www.nhc.gov.cn/wjw/gfxwj/201304/e4144b4c4ddd4a23891f5d2bbba29578.shtml.

[17] 中华人民共和国卫生部. WS/T 311–2009医院隔离技术规范[EB/OL].（2009-12-01）[2020-10-20]. http://www.nhc.gov.cn/wjw/s9496/200904/40116.shtml.

[18] 胡必杰, 陆群, 刘滨, 等. 手卫生最佳实践[M]. 上海：上海科学技术出版社, 2012.

[19] Organization W H, Safety W P. WHO guidelines on hand hygiene in health care [J]. Geneva World Health Organization, 2009.

[20] Guideline for Isolation Precautions: Preventing Transmission of Infectious Agents in Healthcare Settings [EB/OL].（2007）[2020-10-25]. https://www.cdc.gov/infectioncontrol/guidelines/isolation/.

[21] 詹姆斯 H. 约根森, 迈克尔 A. 普法勒. 临床微生物学手册（第11版）[M]. 北京：中华医学电子音像出版社, 2017.

[22] 李凡, 徐志凯. 医学微生物学（第9版）[M]. 北京：人民卫生出版社, 2018.

[23] 中华人民共和国卫生部. 医疗卫生机构医疗废物管理办法[EB/OL].（2018-08-30）[2020-10-20]. http://www.nhc.gov.cn/fzs/s3576/201808/fb4c9e59b0cf45c3843ad585b30b0c6d.shtml.

[24] 中华人民共和国国务院. 医疗废物管理条例（2011修订）[EB/OL].（2018-08-30）[2020-10-25]. http://www.nhc.gov.cn/fzs/s3576/201808/e881cd660adb4ccf951f9a91455d0d11.shtml.

[25] 中华人民共和国卫生部、国家环境保护总局. 医疗废物分类目录[EB/OL].（2004-06-04）[2020-10-25]. http://www.nhc.gov.cn/bgt/pw10304/200406/fcd1e1c2ba6c4f52bf21d5dbfc852293.shtml.

[26] 国家环境保护总局. 医疗废物集中处置技术规范（试行）[EB/OL].（2003-12-26）[2020-10-25]. http://www.mee.gov.cn/ywgz/fgbz/bz/bzwb/gthw/gtfwwrkzbz/200312/t20031226_63450.shtml.

[27] 国家环境保护总局. 危险废物转移联单管理办法[EB/OL].（1999-05-31）[2020-10-25]. http://www.mee.gov.cn/gkml/zj/jl/200910/t20091022_171811.htm.

[28] 国家环境保护总局. 医疗废物专用包装袋、容器和警示标志标准[EB/OL].（2008-04-01）[2020-10-25]. http://www.mee.gov.cn/ywgz/fgbz/bz/bzwb/gthw/qtxgbz/200803/t20080306_119048.shtml.

[29] 李兰娟, 任红. 传染病学（第9版）[M]. 北京：人民卫生出版社, 2018.

[30] 黄勋, 邓子德, 倪语星, 等. 多重耐药菌医院感染预防与控制中国专家共识[J]. 中国感染控制杂志, 2015, 1: 1-9.

[31] 中华人民共和国国家卫生计生委. WS/T 512–2016经空气传播疾病医院感染预防与控制规范[EB/OL]. （2016-12-27）[2020-10-25]. http://www.nhc.gov.cn/wjw/s9496/201701/7e0e8fc6725843aabba8f841f2f585d2.shtml.

[32] 中华人民共和国国家卫生健康委办公厅. 医疗机构内新型冠状病毒感染预防与控制技术指南[EB/OL]. （2020-01-23）[2020-10-25]. http://www.nhc.gov.cn/xcs/zhengcwj/202001/b91fdab7c304431eb082d67847d27e14.shtml.

[33] 中华人民共和国卫生部.WS/T 367–2012医疗机构消毒技术规范[EB/OL]. （2012-04-05）[2020-10-25]. http://www.nhc.gov.cn/wjw/s9496/201204/54510.shtml.

[34] 中华人民共和国国家卫生健康委办公厅. 消毒剂使用指南[EB/OL]. （2020-02-19）[2020-10-25]. http://www.nhc.gov.cn/xcs/zhengcwj/202002/b9891e8c86d141a08ec45c6a18e21dc2.shtml.

[35] 中华人民共和国国家卫生计生委. WS/T 512–2016医疗机构环境表面清洁与消毒管理规范[EB/OL]. （2016-12-27）[2020-10-25]. http://www.nhc.gov.cn/wjw/s9496/201701/0a2cf2f4e7d749aa920a907a56ed6890.shtml.

[36] 中华人民共和国国家卫生健康委. WS/T 653–2019医院病房床单元设施[EB/OL]. （2019-10-18）[2020-10-25]. http://www.nhc.gov.cn/wjw/s9495/202003/5fda388e463f462d93bd29d5e2c3290e.shtml.

[37] 中华人民共和国国家卫生计生委. WS/T 508–2016医院医用织物洗涤消毒技术规范[EB/OL]. （2016-12-27）[2020-10-25]. http://www.nhc.gov.cn/wjw/s9496/201701/a8276e1baed54ac382c61baae6e009ae.shtml.

[38] 中华人民共和国卫生部. 公共场所集中空调通风系统卫生规范[EB/OL]. （2012-09-19）[2020-10-25]. http://www.nhc.gov.cn/wjw/pgw/201210/56035.shtml.

[39] 甲氧西林耐药的金黄色葡萄球菌肺炎诊治与预防专家共识[J]. 中国医学前沿杂志（电子版），2013，5（1）：45-50.

[40] 何渊慧，阮亘杰，郑波. 万古霉素耐药肠球菌流行现状及防控措施[J]. 中国感染控制杂志，2017，16（9）：876-880.

[41] 李六亿，陈美恋，吴安华，等. 耐万古霉素肠球菌感染流行病学多中心研究[J]. 中国感染控制杂志，2015，14（8）：518-523.

[42] 铜绿假单胞菌下呼吸道感染诊治专家共识[J]. 中华结核和呼吸杂志，2014，37（1）：9-15.

[43] 中华人民共和国卫生部. GBZ/T 213–2008血源性病原体职业接触防护导则[EB/OL]. （2009-03-02）[2020-10-25]. http://www.nhc.gov.cn/wjw/pyl/200909/42930.shtml.

[44] 胡必杰，高晓东，索瑶，等. 医务人员血源性病原体职业暴露预防与控制最佳实践[M]. 上海：上海科学技术出版社，2012.

[45] Organization W H . WHO Best Practices for Injections and Related Procedures Toolkit [J]. Who Best Practices for Injections & Related Procedures Toolkit, 2010, 28（3）:287-301.

[46] 中华人民共和国国家卫生计生委办公厅. 职业暴露感染艾滋病病毒处理程序规定[EB/OL].（2015-07-23）[2020-10-25]. http://www.nhc.gov.cn/zyjks/zcwj2/201507/9d25cde0dbbc4d3db59af5bc6d47ae79.shtml.

[47] 中华人民共和国卫生部. 医务人员艾滋病病毒职业暴露防护工作指导原则[EB/OL].（2004-06-07）[2020-10-25]. http://www.nhc.gov.cn/wjw/gfxwj/201304/588fcab93194457cb2cdf3f150b3faac.shtml.

[48] 吴文娟, 雷撼. 方舱医院感染控制手册——新型冠状病毒肺炎疫情防控实务[M]. 上海：上海科学技术出版社，2020.

[49] 中华人民共和国卫生部. 甲型H1N1流感医院感染控制技术指南（试行）[EB/OL].（2009-05-13）[2020-10-25]. http://www.nhc.gov.cn/wjw/gfxwj/201304/ffe17c1021c64b1485eec6e0fb827992.shtml.

[50] 中华人民共和国卫生部. 手足口病预防与控制指南（2008年版）[EB/OL].（2008-05-02）[2020-10-25]. http://www.nhc.gov.cn/wjw/gfxwj/201304/72a8f68053d742f392d8ff96bd9692fe.shtml.

[51] 中国疾控中心. 诺如病毒感染暴发调查和预防控制技术指南（2015年版）[EB/OL].（2015-11-26）[2020-10-25]. http://www.nhc.gov.cn/wjw/zsdw/201511/80ca6d134ac14f47971125136c2edc76.shtml.

[52] 中华人民共和国国家卫生健康委. 新型冠状病毒感染的肺炎防控中居家隔离医学观察感染防控指引（试行）[EB/OL].（2020-02-05）[2020-10-25]. http://www.nhc.gov.cn/yzygj/s7659/202002/cf80b05048584f8da9b4a54871c44b26.shtml.

[53] 疾病预防控制局. 新型冠状病毒防控指南（第一版）[EB/OL].（2020-02-01）[2020-10-25]. http://www.nhc.gov.cn/jkj/s3578/202002/34c1c337ef874fa58af58a1717005389.shtml.

[54] 中华人民共和国卫生部. WS/T 368–2012医院空气净化管理规范[EB/OL].（2012-04-05）[2020-10-25]. http://www.nhc.gov.cn/wjw/s9496/201204/54511.shtml.

第六章

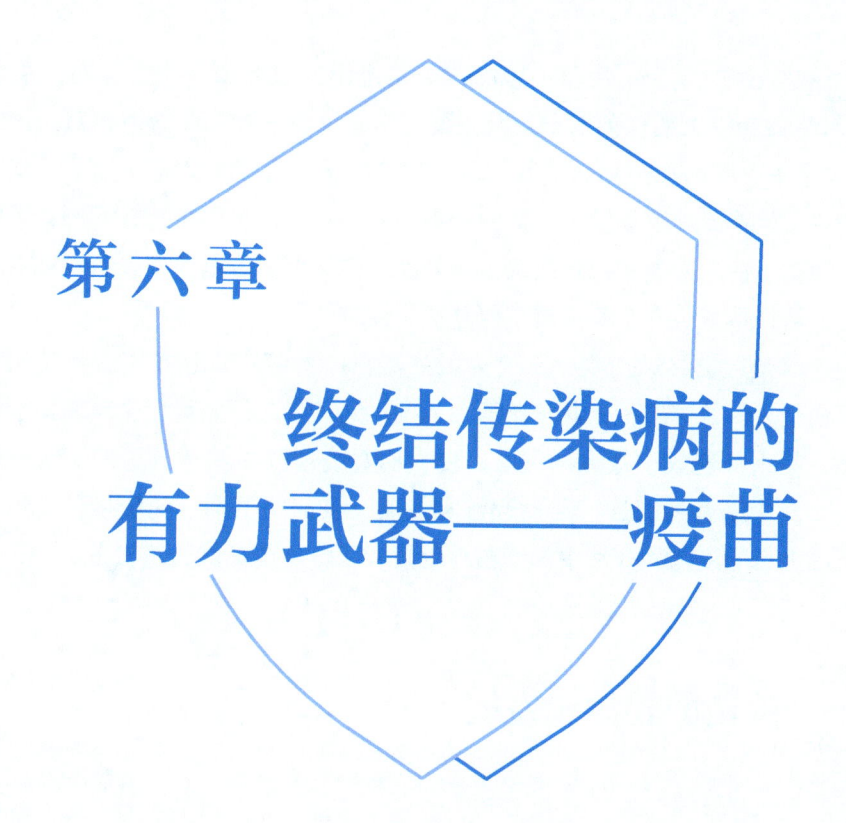

终结传染病的
有力武器——疫苗

根据WHO的定义，疫苗（Vaccine）是意图通过刺激产生抗体对一种疾病形成免疫力的任何制剂，其主要作用是预防某种病原微生物对人体的侵害。《中华人民共和国药典》第三部（2015年版）对疫苗的定义如下：疫苗是以病原微生物或其组成成分、代谢产物为起始材料，采用生物技术制备而成，用于预防、治疗人类相应疾病的生物制品。广义上的疫苗包括预防性疫苗与治疗性疫苗，本章所介绍的疫苗主要是预防性疫苗。

疫苗是人类终结传染病最有力的武器，1980年WHO宣布消灭天花病毒，就是由于人们普遍接种天花疫苗而促成的。2019年末开始蔓延全球的新冠肺炎疫情，给人类造成了极大的灾难，使人们对疫苗的关注达到了前所未有的高度。本章中笔者将简述疫苗的起源和发展、疫苗的生产、免疫接种、临床试验、已上市的疫苗和开发中的疫苗，为读者了解疫苗提供一些参考。

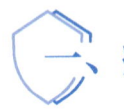

二、疫苗的起源和发展

（一）疫苗的起源

人类接种疫苗的历史由来已久。据记载早在公元7世纪，一些印度教徒就曾尝试饮用蛇毒以产生免疫力。古代中国也曾采用"人痘"（将天花恢复病人的痘痂研磨成粉后吹入正常人鼻腔中）的方法进行接种以预防天花，同样在古代欧洲和印度也有类似于接种"人痘"的记载。

疫苗这个概念真正被使用是从牛痘疫苗开始的。1774年英国多赛特郡（Dorset County）的奶牛工人从饲养的牲畜中感染了牛痘病毒从而获得了对天花的免疫力。同时期的英国医生爱德华·詹纳（Edward Jenner）推广牛痘疫苗的接种，并于1798年在《天花疫苗》（*Variolae Vaccinae*）中发表了实验成果，让医学界逐渐关注到使用一种毒力相对较弱的病毒来预防人类致命疾病的价值，同时第一次使用了疫苗（Vaccine）的术语，被国际上公认为真正意义上疫苗的起源。

（二）疫苗的发展过程

19世纪70年代末期，法国科学家路易斯·巴斯德（Louis Pasteur）为疫苗的发展作出了很大贡献。巴斯德在研究鸡霍乱菌的过程中，发现了患霍乱的鸡身上的细菌在传代后毒力变弱，可保护其他鸡群免于感染霍乱细菌而死。巴斯德与同时期的罗伯特·科赫（Robert Koch）分别发明了炭疽减毒活疫苗，面对这种致命的细菌，人类第一次拥有了有效的保护手段。巴斯德的另一项成就是发明了狂犬病毒疫苗。巴斯德将含有狂犬病原的狗的延髓提取液多次注射到兔子体内后再提取兔子的延髓，制备成"减毒"的提取物。1885年巴斯德第一次将这种提取物给一个被狗咬伤的孩子进行注射，使得这个孩子免于被狂犬病夺去生命。当时由于巴斯德破天荒地将致命病原体注入人体内的举动，引起了人们的恐惧、愤怒和反对，但当这种方法救治了更多人后，他逐渐成为医学界的英雄。

美国人丹尼尔·艾默尔·沙门（Daniel Elmer Salmon）和西奥博尔德·史密斯（Theobald Smith）于1886年提出了一个重要概念：灭活疫苗（killed vaccine）。他们发表了关于灭活猪霍乱疫苗的研究，将病原微生物加热后给鸽子注射可以使鸽子获得免疫力防止其感染猪霍乱。自此之后，如鼠疫、伤寒，到20世纪流行的流行性感冒、脊髓灰质炎、甲型肝炎、狂犬病，以及到21世纪流行的手足口病均研制成功了灭活疫苗。

20世纪初期，共有五种人用疫苗投入使用，分别为天花疫苗（牛痘）、狂犬疫苗（活病毒）、伤寒疫苗（灭活）、鼠疫疫苗（灭活）和霍乱疫苗（灭活）。在20世纪上半叶，人们又发明了白喉和破伤风的类毒素疫苗（Toxoids）、用于预防结核病的卡介苗（Bacillus Calmette-Guérin，BCG）、用鸡胚培养的黄热病毒疫苗以及全细胞的百日咳疫苗，世界上第一个联合疫苗（combination vaccine）——百日咳、白喉、破伤风联合疫苗也在1948年诞生。20世纪上半叶发明的最重要的疫苗当属流感疫苗。1933年科学家从雪貂身上第一次分离出甲型流感病毒，并证实了其来源为引起1918年流感大流行的病毒株，1940年科学家又分离得到乙型流感病毒，此时经研究认为每年的季节性流感至少有三种流感病毒在流行。科学家将流感病毒接种于鸡胚中，经过甲醛溶液（福尔马林）

灭活后制备得到三价流感疫苗（指预防三种流感病毒的疫苗），成为这种给人类造成深重灾难的疾病的重要预防手段。

20世纪下半叶，细胞培养技术的出现和发展，使病毒能够通过细胞静置培养传代，开启了疫苗的黄金发展期。第二次世界大战后，科学家第一次用猴肾细胞分离出Ⅱ型脊髓灰质炎病毒，使得采用细胞培养分离病毒变为现实，三位科学家John Franklin Enders、Thomas Huckle Weller和Frederick Chapman Robbins由于他们在研究脊髓灰质炎病毒的组织培养与组织技术的应用成果突出而获得了1954年的诺贝尔奖。之后由Jonas Salk研制的甲醛灭活的三价脊髓灰质炎疫苗（Inactivated Polio Vaccine，IPV）以及Albert Sabin等人研制的Sabin减毒活疫苗（OPV）逐渐帮助人们战胜了脊髓灰质炎，目前脊髓灰质炎在世界绝大多数国家都已绝迹。此外，其他数十种疫苗在20世纪下半叶接连问世，人类对传染病的控制也取得了前所未有的成绩。其中，在美国默沙东公司1美元技术转让的帮助下，重组乙型肝炎疫苗在我国的大规模生产和运用帮助我国摘掉了"乙肝大国"的帽子，提升了人民群众的健康水平。

进入21世纪后，随着新疫苗技术的运用，有别于传统灭活疫苗的新型疫苗层出不穷。2006年美国默沙东公司推出的4价重组人乳头瘤病毒疫苗（HPV）就是运用基因工程技术生产的，2014年该公司又推出了9价HPV疫苗，可对更多型别的HPV病毒产生保护作用。辉瑞公司先后推出的7价和13价肺炎结合疫苗被WHO列为"需要极高度优先接种"的疫苗。葛兰素史克与巴斯德公司均推出了以百白破为基础的多组分联合疫苗，减少了婴幼儿的疫苗接种次数。此外，随着新型佐剂的应用，一些被认为很难预防的疾病也出现了有效的预防措施，如葛兰素史克公司于2017年推出的重组带状疱疹疫苗，就是运用了全新的佐剂AS01B，使得该疫苗的保护率达到了惊人的90%以上。

18—21世纪各种疫苗的诞生时序见图6-1。

（三）我国疫苗的发展过程

我国疫苗事业起步于20世纪早期，北洋政府下设的中央防疫处于1919年在北京天坛神乐署成立，开始进行防疫和疫苗研制与接种工作。但由于当时中国面临内忧外患，国力羸弱，疫苗的发展受到很大限制。即便如此，还是开发出诸如鼠疫活疫苗等一系列的疫苗。

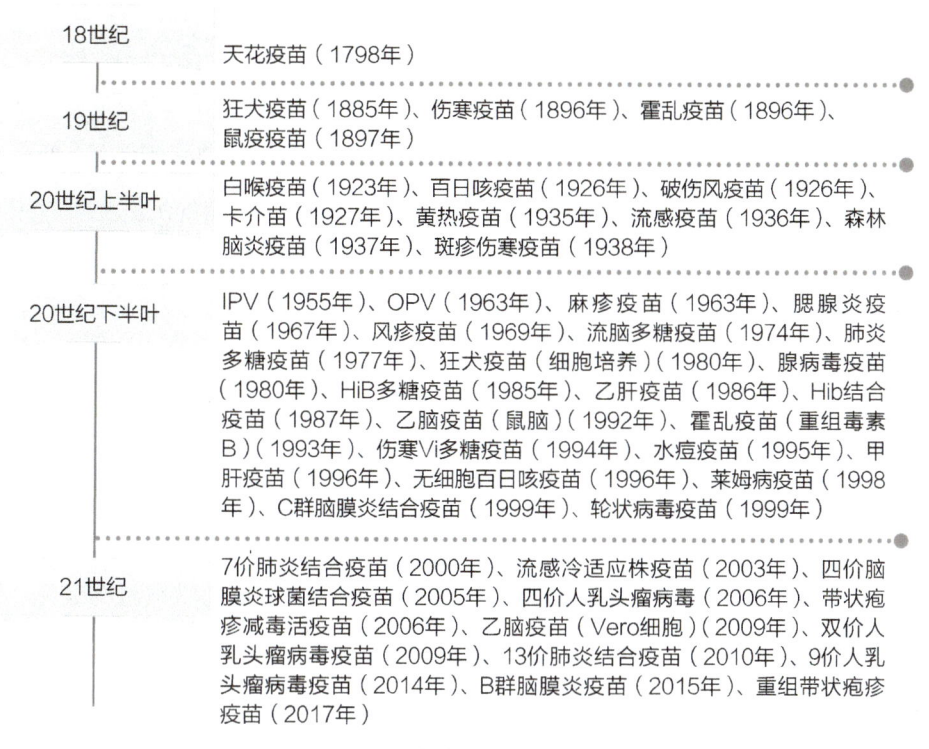

时期	疫苗
18世纪	天花疫苗（1798年）
19世纪	狂犬疫苗（1885年）、伤寒疫苗（1896年）、霍乱疫苗（1896年）、鼠疫疫苗（1897年）
20世纪上半叶	白喉疫苗（1923年）、百日咳疫苗（1926年）、破伤风疫苗（1926年）、卡介苗（1927年）、黄热疫苗（1935年）、流感疫苗（1936年）、森林脑炎疫苗（1937年）、斑疹伤寒疫苗（1938年）
20世纪下半叶	IPV（1955年）、OPV（1963年）、麻疹疫苗（1963年）、腮腺炎疫苗（1967年）、风疹疫苗（1969年）、流脑多糖疫苗（1974年）、肺炎多糖疫苗（1977年）、狂犬疫苗（细胞培养）（1980年）、腺病毒疫苗（1980年）、HiB多糖疫苗（1985年）、乙肝疫苗（1986年）、Hib结合疫苗（1987年）、乙脑疫苗（鼠脑）（1992年）、霍乱疫苗（重组毒素B）（1993年）、伤寒Vi多糖疫苗（1994年）、水痘疫苗（1995年）、甲肝疫苗（1996年）、无细胞百日咳疫苗（1996年）、莱姆病疫苗（1998年）、C群脑膜炎结合疫苗（1999年）、轮状病毒疫苗（1999年）
21世纪	7价肺炎结合疫苗（2000年）、流感冷适应株疫苗（2003年）、四价脑膜炎球菌结合疫苗（2005年）、四价人乳头瘤病毒（2006年）、带状疱疹减毒活疫苗（2006年）、乙脑疫苗（Vero细胞）（2009年）、双价人乳头瘤病毒疫苗（2009年）、13价肺炎结合疫苗（2010年）、9价人乳头瘤病毒疫苗（2014年）、B群脑膜炎疫苗（2015年）、重组带状疱疹疫苗（2017年）

图6-1　疫苗诞生的时间

新中国成立以来，党中央、国务院对疫苗事业发展高度重视。经过一代又一代科学家的努力，先后研发出了麻腮风、水痘、百白破等多个疫苗。1989年，经国务院批准，在北京生物制品研究所、长春生物制品研究所、兰州生物制品研究所、上海生物制品研究所、武汉生物制品研究所以及成都生物制品研究所基础上组建中国生物技术集团公司，进一步发挥疫苗"国家队"的作用，生产的产品包括所有免疫规划用疫苗，满足了我国儿童免疫规划的需求。

中国对人类疫苗发展的一大贡献便是制定了《中华人民共和国疫苗管理法》。该法由中华人民共和国第十三届全国人民代表大会常务委员会第十一次会议于2019年6月29日通过，自2019年12月1日起施行。该法律是人类历史上第一个针对疫苗制定的法律，具有划时代的意义。《中华人民共和国疫苗管理法》的颁布有利于加强疫苗管理、保证疫苗质量和供应、规范预防接种、促进疫苗行业发展、保障公众健康、维护公共卫生安全。

二、疫苗的作用原理

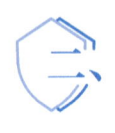

疫苗最初的保护效力主要由抗原特异性抗体所致，人们主要关注疫苗的体液免疫，也就是产生特异性抗体的能力；但近些年来，疫苗的细胞免疫作用越来越受关注。因为T细胞（胸腺依赖性淋巴细胞）不仅在诱导高亲和力抗体与免疫记忆方面发挥重要作用，同时其产生细胞因子和介导增强免疫反应的能力也逐渐被人们所研究和认识。

（一）体液免疫

通常来讲，疫苗所诱导的起保护作用的成分主要是B淋巴细胞产生的抗体，可与病原微生物或毒素特异性结合从而阻止其对人体正常细胞的破坏。抗体通过清除病原体预防或降低感染的机制主要包括4个方面。第一，与毒素的酶活性位点结合，防止毒素扩散；第二，阻止病毒复制，或防止其进入细胞；第三，促进对细菌的调理吞噬作用，如增强巨噬细胞和中性粒细胞的清除作用；第四，激活补体系统促进细胞溶解。

（二）细胞免疫

细胞毒性CD8+T细胞可以识别并杀死被感染的细胞，或分泌特异性的细胞因子。CD8+T细胞虽然不能直接对病原微生物进行预防，但可以降低、控制和清除细胞内的病原体，其作用机制包括通过释放穿孔素和颗粒酶等直接杀死被感染的细胞和通过释放抗微生物的细胞因子间接杀死被感染的细胞。

CD4+T又被称为辅助性T细胞，一般可分为T辅助细胞1（Th1）、T辅助细胞2（Th2）和T辅助细胞17（Th17）三个亚群。Th1细胞产生INF-γ、TNF-α/TNF-β、IL-2、IL-3、辅助B细胞、CD8+T细胞和巨噬细胞的活化和分化。Th2细胞产生IL-4、IL-5、IL-6、IL-10、IL-13，辅助B细胞的活化和分化。Th17细胞产生IL-17、IL-21和IL-22，有助于防御黏膜表面的细菌。

（三）黏膜免疫

人体的黏膜面积加在一起总共有1.5个网球场那么大，皮肤、肠道、呼吸道和生殖道等表面都是黏膜。除了通过刺伤、叮咬和血液传播的疾病外，大部分传染性疾病是通过黏膜途径进行感染的。黏膜不仅是机体抵御潜在致病性微生物的物理屏障，还是由不同程度的固有和适应性宿主应答形成的第一道重要防线。黏膜免疫包括了保护宿主黏膜表面抵御感染的组织、细胞和可溶性效应分子的网络。黏膜免疫最重要的是大约有80%激活的B细胞并不存在于传统的刺激淋巴组织中，而是聚集在黏膜相关淋巴组织中。

有些疫苗，如轮状病毒疫苗、鼻喷流感疫苗等，产生对人体保护的机制主要是通过黏膜免疫进行的。轮状病毒疫苗可诱导肠道黏膜产生针对轮状病毒的IgA抗体以保护人体免受轮状病毒的感染，鼻喷流感疫苗则是采用减毒的流感病毒对鼻腔黏膜进行免疫并产生抗体以防止流感病毒通过呼吸道感染人体。

（四）疫苗佐剂

佐剂（ajuvant）是一类能够辅助抗原应答、调节免疫反应的物质。佐剂在刚被开发应用时重点考虑的是增强抗体反应，但人们逐渐意识到仅增加抗体反应不足以使疫苗有效，而细胞免疫的作用逐渐受到人们关注。佐剂可分为三类：第一类主要增强抗原向抗原呈递细胞和（或）淋巴结的传递从而提升免疫反应，包括铝盐和油包水乳剂，如诺华的MF59、葛兰素史克的AS03系统以及其他脂质体。第二类为免疫刺激剂或免疫增强剂，主要通过激活受体介导的信号通路来调节免疫反应的质量，如3-O-去酰基-4′-单磷酰脂A（MPL）、皂树皂苷（QS-21）、寡核苷酸（CpG）、细胞因子等。第三类由前两种类型的佐剂组合而成，称为佐剂系统（adjuvant system），如葛兰素史克公司的AS04和AS01。

佐剂的作用机制目前尚未完全阐释清楚，现在对于佐剂作用机制的认识包括但不限于以下四点：第一，改变抗原物理性质，延缓抗原降解和排除，延长体内存留时间，从而更有效地刺激免疫系统；第二，刺激单核巨噬细胞增强其对抗原的处理和呈递能力；第三，刺激淋巴细胞增生和分化，从而增强和扩大免疫应答的效应；第四，改变抗体的产生类型以及产生迟发性变态反应。

三、免疫接种

免疫接种通常也称为"预防接种",是利用人工制备的抗原或抗体通过适宜的途径输入机体,使机体产生对疾病特异的免疫力,以提高机体的免疫水平,预防疾病的发生或流行。

（一）免疫规划疫苗

1. 中国的免疫规划（所使用的疫苗称为第一类疫苗或一类疫苗）

第一类疫苗,是指政府免费向公民提供,公民应当依照政府的规定受种的疫苗,包括国家免疫规划确定的疫苗,省、自治区、直辖市人民政府在执行国家免疫规划时增加的疫苗,以及县级以上人民政府或者其卫生主管部门组织的应急接种或者群体性预防接种所使用的疫苗。

我国从1978年开始实施儿童计划免疫,最初纳入计划免疫的四种疫苗为：卡介苗、脊髓灰质炎疫苗（糖丸）、百白破疫苗和麻疹疫苗。2002年时将乙肝疫苗纳入计划免疫当中。

2007年为了响应WHO倡导的扩大免疫规划（Expend Programme Immunization,EPI）,我国将14种疫苗纳入了免疫规划当中可预防15种疾病。其中用于婴幼儿的疫苗包括：乙肝疫苗、卡介苗、脊髓灰质炎病毒疫苗、百白破疫苗、白破疫苗、麻风疫苗、麻腮风疫苗、乙脑疫苗、流脑疫苗以及甲肝疫苗。同时"免疫规划"取代"计划免疫",不仅名称上发生改变,工作任务的内涵也有了拓展。卫生健康主管部门需要统管所有疫苗和所有的疫苗生产、储运、供应以及使用的有关方针、政策、策略、规划和实施。

合理的免疫程序是保证免疫接种达到最好免疫效果和最大的社会、经济效益的必由之路。制定免疫程序应针对不同疫苗,也应根据疾病流行特征与各国家、地区的经济发展水平和公共卫生政策。我国在实施EPI后对免疫程序进一步优化调整,形成了现有的免疫程序,但随着新疫苗的不断问世与疫苗可及性的增加,免疫规划范围和免疫程序会继续优化完善,以在最大限度上提高我国婴幼儿的健康水平。我国实施的免疫规划疫苗见表6-1。

表6-1 我国实施的免疫规划疫苗

疫苗种类名称	缩写	出生时	1月	2月	3月	4月	5月	6月	8月	9月	18月	2岁	3岁	4岁	5岁	6岁
乙肝疫苗	HepB	1	2					3								
卡介苗	BCG	1														
脊髓灰质炎灭活疫苗	IPV			1												
脊髓灰质炎减毒活疫苗	OPV				1	2								3		
百白破疫苗	DTaP				1	2	3				4					
白破疫苗	DT															1
麻风疫苗	MR								1							
麻腮风疫苗	MMR										1					
乙脑减毒活疫苗或乙脑灭活疫苗[1]	JE-L								1			2				
	JE-I								1、2			3				4
A群流脑多糖疫苗	MPSV-A							1		2						
A群C群流脑多糖疫苗	MPSV-AC												1			2
甲肝减毒活疫苗或甲肝灭活疫苗	HepA-L										1					
	HepA-I										1	2				

资料来源：国家免疫规划疫苗儿童免疫程序表（2016年版）。

2. 其他国家的免疫规划

各个国家根据WHO的建议，并结合本国实际情况制定符合各自国家的免疫规划。例如，美国制定实施免疫规划的部门是疾控中心下属的免疫实践咨询委员会（Advisory Committee on Immunization Practices，ACIP）。与中国的免疫规划相比，目前美国实施的免疫规划疫苗中未纳入卡介苗，但包括了HPV疫苗、肺炎疫苗、b型流感嗜血杆菌结合疫苗、ACYW脑膜炎球菌多糖疫苗、水痘疫苗以及轮状病毒疫苗。此外一些联合疫苗也被纳入了免疫规划当中，这些疫苗也是由政府免费向公民提供。美国的免疫规划疫苗见表6-2。

表6-2 美国的免疫规划疫苗

疫苗	简写
吸附无细胞百白破联合疫苗	DTaP
白喉破伤风联合疫苗	DT
b型流感嗜血杆菌结合疫苗	Hib (PRP-T) Hib (PRP-OMP)
甲肝疫苗	HepA
乙肝疫苗	HepB
9价人乳头瘤病毒	HPV
流感病毒灭活疫苗	IIV
流感病毒减毒活疫苗	LAIV
麻腮风减毒活疫苗	MMR
ACYW脑膜炎球菌多糖疫苗	MenACWY-D MenACWY-CRM
13价肺炎结合疫苗	PCV13
23价肺炎多糖疫苗	PPSV23
脊髓灰质炎灭活疫苗	IPV
轮状病毒减毒活疫苗	RV1 RV5
百白破联合疫苗（青少年）	Tdap
水痘减毒活疫苗	VAR

续表

疫苗	简写
联合疫苗（可以选择接种）	
吸附无细胞百白破乙型肝炎脊髓灰质炎联合疫苗	DTaP-HepB-IPV
吸附无细胞百白破脊髓灰质炎B型流感嗜血杆菌（结合）联合疫苗	DTaP-IPV/Hib
吸附无细胞百白破脊髓灰质炎联合疫苗	DTaP-IPV
麻腮风水痘联合疫苗	MMRV

资料来源：美国疾病预防和控制中心网站。

（二）免疫规划以外的疫苗

1. 我国的第二类疫苗

在我国免疫规划以外的疫苗又称为第二类疫苗或二类疫苗，是指由公民自费并且自愿受种的其他疫苗。我国每个省份推荐的第二类疫苗均有不同，常见的二类疫苗包括：流感疫苗、狂犬疫苗、肠道病毒71（EV71）疫苗、B型流感嗜血杆菌、轮状病毒疫苗、肺炎疫苗、人乳头瘤病毒疫苗（HPV）、五联苗（无细胞百白破、脊髓灰质炎、b型流感嗜血杆菌）、水痘疫苗、ACYW135脑膜炎球菌疫苗等。

2. 特殊人群的疫苗接种

（1）高危职业人群。

高危职业人群指的是由于职业的需要有较高暴露风险的人员。医务工作者，特别是口腔科、外科、透析科、产科及主要参与检验的工作人员，必须接种乙型肝炎疫苗。风疹病毒在医院的传播概率较高，因此在医院工作的人员建议接种风疹疫苗或麻腮风疫苗。从事相关病毒研究和检定的人员，由于需要在特定情况下对活病毒进行操作，因此在有相关疫苗的情况下必须进行接种以保证自身安全。在森林和野外工作的人员需接种森林脑炎病毒疫苗，兽医或畜牧业从业人员应接种狂犬疫苗。

（2）怀孕妇女。

怀孕妇女是否接种疫苗在不同国家是有争论的，一部分人认为孕妇接种疫苗后可能对胎儿造成损害，因此一般不应给孕妇接种疫苗。但根据美国CDC调查，怀孕期间接种流感疫苗可使孕妇住院率降低40%左右，小于6个月的新生儿住院率降低72%；接种百日咳疫苗可使小于2个月婴儿由百日咳引起的患病率降低78%，住院率降低91%，原因就在于母亲在怀孕期间接种流感或百日咳疫苗可使新生儿获得母传抗体从而达到保护作用。因此美国CDC建议所有孕妇在怀孕期间的任何时候都应接种流感疫苗，并在每次妊娠早期（前三个月）接种百日咳疫苗。

（3）旅行人员。

根据国际卫生法规的有关规定，一些国家要求其他国家人员入境前必须接种黄热病疫苗，如巴西等一些南美洲国家以及部分非洲国家。

（4）暴露后免疫。

狂犬病的致死率接近100%，因此在被可能携带狂犬病毒的动物咬伤形成暴露（二级暴露或三级暴露）后，应立即接种狂犬疫苗或狂犬免疫球蛋白。若身体产生比较深的创口时，应考虑立即接种破伤风疫苗。

（三）免疫接种的其他问题

1. 多种疫苗同时接种

疫苗的同时接种指的是在不同的解剖部位接种一种以上的疫苗。WHO在《关于免疫和疫苗安全的问答》中提到："科学证据表明，同时接种几种疫苗不会对儿童的免疫系统带来不良影响。儿童每天接触数百种异物，这些异物都能诱发免疫反应。进食这个简单的动作，也能将新的抗原带入体内，而且人的口腔和鼻腔内就有无数细菌。一名儿童因患普通感冒或咽喉痛而接触到的抗原数量就远远超过疫苗接种本身。一次接种几种疫苗的一大好处是可以少去医院，从而节省时间和金钱。此外，当能够进行疫苗联合接种时（例如，百日咳、白喉和破伤风疫苗），就会减少注射次数，同时减轻给儿童带来的不适，还可以采取多种措施来缓解疫苗接种时的疼痛。"因此，WHO是允许两种及两种以上疫苗同时在不同部位进行接种的。

2. 疫苗接种不良反应

不良反应（Adverse Reaction）是指按正常用法、用量在应用药物预防、诊断或治疗疾病的过程中，发生与治疗目的无关的有害反应。疫苗主要的受众群体是健康的婴幼儿，因此不良反应的发生会格外引起家长的重视和担心。对待疫苗的不良反应应采取科学的态度。首先，疫苗经过生产企业严格的检定以及国家检验部门的批签发检验之后才予以放行，在最大限度上保证了疫苗的安全有效性。其次，接种疫苗时家长应仔细阅读接种知情同意书，明确孩子是否有知情同意书上不适宜接种疫苗的情况；接种后一旦发生不良反应，应及时联系接种医院询问处理办法，必要时应带孩子去医院进行诊治。总之，任何疫苗都有可能产生不良反应，唯有科学应对才能将不良反应的风险降至最低。

3. 中断免疫程序后补种问题

由于种种原因，接种一种疫苗的过程中可能因无法及时接种而导致免疫程序中断。因为疫苗引起的免疫记忆功能是长期的，因此由于某种原因中断免疫程序时没有必要从头进行接种，从中断处继续进行剩余的接种程序即可。

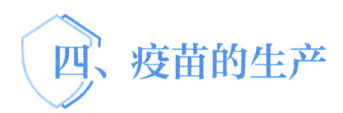

四、疫苗的生产

目前，全世界每年生产的疫苗多达十亿剂，其中绝大多数的接种者都是健康人。因此疫苗须经过最严谨的设计和最严格的生产及检测放行，才能在最大限度上保证疫苗的质量。《中华人民共和国疫苗管理法》中明确规定："国家对疫苗实行最严格的管理制度，坚持安全第一、风险管理、全程管控、科学监管、社会共治。"

《中华人民共和国药典》第三部（2015年版）将疫苗分为：灭活疫苗、减毒活疫苗、亚单位疫苗、基因工程重组蛋白疫苗以及其他类型疫苗，以下对疫苗生产相关内容作简单介绍。

（一）疫苗生产的基本概念

1. 疫苗的种子批

疫苗生产用种子批系统包括生产用菌毒种及基因工程疫苗生产用细胞株。

疫苗种子批是疫苗生产过程中最为重要的原材料，直接决定了疫苗的免疫原性和保护效果。

（1）菌毒种的分离。

用于疫苗生产的菌毒种通常是病原微生物，无论是从病人的标本还是从动植物当中分离这些微生物，都应该遵守《中华人民共和国药典》中的《生物制品生产检定用菌毒种管理规程》。常用的病毒分离方法是细胞培养法，即将标本经过处理后接种于细胞中，观察细胞是否出现细胞病变，再通过有限稀释或噬斑法对病毒进行纯化，最后得到单一的病毒株。细菌培养不需要细胞，通常的分离方法是对标本进行处理后通过适宜的培养基进行培养，将培养物纯化后获得单一的菌株。无论是细菌还是病毒，在分离成功后应对其免疫原性和效力进行初步的考察，以证明该毒株可以用来作为疫苗株进行疫苗生产。

（2）三级种子批。

疫苗生产时通常要建立三级种子批，即原始种子批、主种子批和工作种子批。原始种子批是指经培养、传代及遗传稳定性等研究并经鉴定可用于疫苗生产的菌毒种或者细胞株，可以是一个代次的，也可以是多个代次的菌毒种或者细胞株，原始种子批用于主种子批的制备。主种子批是指由原始种子批经传代后制备获得的组成均一的悬液，主种子批应为固定的一个代次，用于工作种子批的制备。工作种子批是经由主种子批传代，并经过同次操作制备获得的组成均一的悬液，工作种子批应为固定的一个代次，用于细胞生产。三级种子批在建立之后须按照规定检验合格后方可用于生产当中。

（3）传代稳定性。

病毒和细菌在不断传代过程中可能会发生变异，包括基因水平的变异或是培养特性的变异。为了保证疫苗的质量，在批准疫苗生产前应获得足够的传代稳定性的数据。通常的做法是将细菌或者病毒连续传代，对每一代的培养特性以及基因序列进行考察分析，以判断在多少代次之内能够保持稳定，疫苗最终的生产代次也不应超过保持稳定代次的上限。

2．疫苗的细胞基质

在培养病毒时会使用细胞基质对病毒进行传代，常用的生产用细胞基质有非洲绿猴肾细胞（Vero细胞）、人二倍体细胞（MRC-5、2BS、KMB$_{17}$、WI-38）、原代培养细胞（猴肾细胞、新生小牛肾细胞、鸡胚细胞）、昆虫细胞

(SF9)以及鸡胚。细胞基质也需要建立三级细胞库即原始细胞库、主细胞库以及工作细胞库，对建立的细胞库需要进行检定，检定合格后方可用于疫苗的生产。由于细胞在连续传代时性状可能会发生改变，有的细胞甚至可产生致瘤性，因此有必要对细胞库开展传代稳定性研究，确定三级细胞库的代次，在疫苗生产过程中不能超过规定细胞代次的上限。

3. 疫苗的生产工艺

疫苗生产从种子批开始，要经历很多加工步骤才能得到最终的疫苗成品。疫苗的生产工艺各不相同，但一般都有发酵、纯化、配制等步骤。

（1）发酵培养。

发酵在食品、药品以及化工业有着广泛的应用。疫苗生产过程中的发酵主要是通过一定的方法使细菌或者病毒大量增殖的过程。细菌发酵一般会使用到培养基，培养基的成分会根据细菌特性有所不同，但一般都会包含碳源、氮源、各类生长因子等。病毒培养前需要首先对细胞基质进行培养，培养基中一般会含有牛血清，应注意牛血清中会含有牛可传播海绵状脑病（TSE）的风险，避免使用来源于欧洲的牛血清；在细胞增殖到一定密度后，将病毒工作种子接种于细胞上进行培养。流感病毒的培养方式比较特殊，是将病毒接种于鸡胚的尿囊腔中使病毒进行增殖的。

（2）抗原纯化。

疫苗的纯化是将目标抗原物质进行提纯的过程。全菌体疫苗和减毒活疫苗的纯化步骤比较少，通常是经过培养后收获直接配制成疫苗成品。细菌多糖类疫苗的目标抗原成分是多糖，需要经过去除核酸、沉淀多糖、苯酚提纯等一系列步骤获得高纯度的细菌多糖。灭活疫苗、亚单位疫苗和基因工程蛋白疫苗的目标抗原成分是蛋白，因此可以采用密度梯度离心、柱层析、超滤等方式提纯蛋白质。在疫苗纯化过程中，还有一些特殊的处理方式，例如对灭活疫苗的灭活过程、毒素疫苗的脱毒过程、细菌类疫苗的杀菌过程，这些步骤直接与安全性有关，因此需要进行充分的研究与严格的控制。

（3）疫苗配制。

一般疫苗进行纯化后制备形成了疫苗原液，疫苗原液经过配制后形成半成品，半成品灌装到容器当中就制备形成了疫苗成品。半成品配制过程使疫苗中抗原含量达到疫苗最终浓度，有些疫苗还需要采用铝佐剂吸附、添加保护剂或冷冻干燥的方式使抗原成分趋于稳定。近些年随着疫苗制剂工艺的发展，人们越来越认识到疫苗的制剂组成直接影响抗原的免疫效果，好的制剂工艺更能增强疫苗稳定性、增强疫苗免疫原性以及提高免疫记忆。

（4）生产工艺验证。

疫苗在进行商业化生产之前，需要经过多个生产批次的生产工艺验证对疫苗的生产工艺进行确认。生产工艺验证的目的不仅是为了验证疫苗的质量是否合格，同时也是考察现有的生产工艺是否具有稳健性、耐用性和灵活性，以确保在不同状况下能产出质量合格的疫苗。

4．疫苗的质量控制

在疫苗的生产周期中，每一个生产步骤都需要进行一定的过程控制，包括对工艺参数和质量属性的控制。在疫苗原液、半成品以及成品阶段还需要设置放行检测项目，以保证到下一道工序时所用的产品是质量合格的。

（1）过程控制。

疫苗生产的每一道工序都需要过程控制。在每一道工序中，某些参数的变化会影响关键质量属性，因此需要被监测及控制以确保产品的质量，这些参数被称为关键工艺参数。通常发酵培养中的温度、溶解氧、pH值，病毒灭活的灭活剂浓度、抗原含量、灭活时间，吸附工艺中的铝佐剂含量等，都是一般疫苗生产中比较常见的关键工艺参数。此外，非关键工艺参数同样需要进行控制，以确保这些参数在一定范围内的变化对疫苗的质量不会产生明显的影响。

（2）放行检测。

疫苗生产过程中的原液、半成品和成品需要经过放行检测才可以进入下一道工序。放行检测通常会纳入对产品质量有重大影响的质量属性，这些物理、化学、生物学或微生物的性质或特征在适当的限度、范围或分布内，才能保证产品质量，称为关键质量属性。通常无菌检查、抗原含量、抗原比活性、杂质限度、内毒素含量、疫苗效价被列入放行检测中。疫苗效价是疫苗的放行检测中最为重要的质量属性，效价是疫苗免疫原性和保护效果的直接体现。不同疫苗的效价制定方式各有特点，狂犬疫苗、百白破疫苗是直接通过动物保护效果来定义疫苗效价的，b型流感嗜血杆菌是通过动物抗体水平来定义效价的。有些疫苗无法测定效价，则需要通过其他的检测项目对其质量进行控制，如麻腮风、水痘疫苗这些减毒活疫苗是以病毒滴度，肺炎、脑膜炎疫苗等多糖类的疫苗则是通过抗原含量来控制疫苗质量的。

5. 疫苗的有效期

同其他产品一样，疫苗也具有一定的有效期。疫苗有效期的确定是根据疫苗稳定性试验来确定的。疫苗需要考察其加速稳定性与长期稳定性。加速稳定性通常是在高温的情况下（37℃或者25℃）考察疫苗的质量变化，以确定其在极端条件或脱离冷链的情况下质量的变化情况。长期稳定性通常是在疫苗的实际储藏条件下（通常为2~8℃）对其质量属性进行考察，疫苗的有效期就是根据长期稳定性的结果确定的，在有效期内各项质量属性必须符合质量标准。

（二）GMP

1. GMP的基本概念

GMP（Good Manufacturing Practices）的中文名称可翻译为"生产质量管理规范"或"良好作业规范""优良制造标准"。GMP是一套适用于制药、食品等行业的强制性标准，要求企业从原料、人员、设施设备、生产过程、包装运输、质量控制等方面按国家有关法规达到卫生质量要求，形成一套可操作的作业规范来帮助企业改善卫生环境，及时发现生产过程中存在的问题并加以改善。

美国和欧盟实施的是cGMP（Current Good Manufacturing Practices），主要是由美国FDA牵头在1999年正式达成了cGMP的规范，是国际公认的药品生产管理标准。cGMP与GMP有一定区别，我国执行的GMP规范是由WHO制定的适用于发展中国家的GMP规范，偏重于对生产硬件比如生产设备的要求；而cGMP的重心在生产软件方面，比如规范操作人员的动作和如何处理生产流程中的突发事件等。

我国现行的GMP为《药品生产质量管理规范（2010年修订）》（下称新版GMP），自2011年3月1日起施行。2019年颁布的《中华人民共和国药品管理法》再次明确了药品和疫苗生产应符合GMP要求，并将GMP认证的方式变为日常监管与飞行检查，体现了日常过程监管对于药品和疫苗生产的重要性。目前我国的疫苗生产企业符合GMP要求，表明GMP的理念已经被从业者广泛接受并贯彻执行。

2. GMP的内容

根据原国家食品药品监督管理局药品认证管理中心于2011年编写的《GMP实施指南》，GMP的主要内容可分为以下几个方面。

（1）人员培训。

GMP培训管理，包括培训类型、培训计划、实施、报告等。

（2）基础设施（包括厂房设施设备等）。

主要是药品生命周期管理及其要素，包括用户需求、校准、维护等。

（3）物料管理。

包括供应商管理、原辅料和包材的质量控制、生产物料管理、贮运等。

（4）工艺过程。

包括技术转移、过程控制、返工和重新加工等。

（5）环境控制。

主要为洁净级别管理、环境监控、趋势分析等。

（6）质量控制和产品放行。

包括质量标准的建立、质量控制、产品放行流程等。

（7）确认和验证。

验证主计划、确认流程、工艺验证、清洁验证、计算机化系统验证等。

（三）疫苗批签发

疫苗的批签发制度在世界主要国家药品监管机构均被采用。由于疫苗主要用于健康的婴幼儿，属于高风险产品，批签发是疫苗进入市场的最后一道关口，因此具有十分重要的意义。

在我国，批签发是指国家药品监督管理局对获得上市许可的疫苗类制品、血液制品以及国家药监局规定的其他生物制品，在每批产品上市销售前或者进口时，指定批签发机构进行审核、检验的监督管理行为。中国食品药品检定研究院是负责批签发的主要机构，其他省级药检所在得到授权后也可承担一部分疫苗批签发的任务。疫苗生产企业须将每批生产的疫苗送至法定检验机构进行检测，合格后获得生物制品批签发证明，才可进行销售。

根据中国食品药品检定研究院发布的《2017年生物制品批签发年报》，我国在2017年申请签发的疫苗有50个品种，共计4 404批，其中4 388批（约计7.12亿人份）符合规定，16批（约计80.68万人份）不符合规定。从批签发数据来看，我国疫苗质量总体良好。

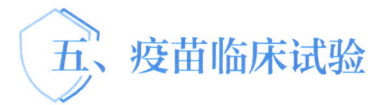

五、疫苗临床试验

（一）基本概念

临床试验，指以人体（患者或健康受试者）为对象的试验，意在发现或验证某种试验药物的临床医学、药理学以及其他药效学作用、不良反应，或者试验药物的吸收、分布、代谢和排泄，以确定药物的疗效与安全性的系统性试验。

疫苗的临床试验必须符合《赫尔辛基宣言》[①]的伦理学准则，受试者的权益、安全和意志高于研究的需要。对特殊的受试者群体（如儿童），尤其是需要采用安慰剂对照时，其伦理学方面必须予以充分的考虑。

疫苗的人体临床试验分为四期：即Ⅰ期、Ⅱ期、Ⅲ期和Ⅳ期。Ⅰ期重点观察安全性，观察对象应健康，一般为成人。Ⅱ期试验目的是观察或者评价疫苗在目标人群中是否能获得预期效果（通常指免疫原性）和一般安全性信息。Ⅲ期试验的目的为全面评价疫苗的保护效果和安全性，该期是获得注册批准的基础。Ⅳ期临床试验是疫苗注册上市后，对疫苗实际应用人群的安全性和有效性进行综合评价。

（二）临床试验设计

疫苗的临床实验设计有不同种类，其中平行组设计、多中心及优效性、非劣效性设计比较常见。

---

① 《赫尔辛基宣言》全称《世界医学协会赫尔辛基宣言》，该宣言制定了涉及人体对象医学研究的道德原则，是一份包括以人作为受试对象的生物医学研究的伦理原则和限制条件。

1. 平行组设计

试验疫苗可分为若干剂量组（剂量成等比或等差关系）。对照疫苗的选择应符合设计要求，对照组一般分为阳性对照（公认有效的疫苗）和阴性对照（一般为安慰剂）。

2. 多中心试验

由多个临床试验中心（或单位）分别进行的临床试验，可在较短时间内收集研究所需的受试者，结果更具有代表性。

3. 优效性、非劣效性试验

优效性试验是指疫苗优效性试验以发病率为基础，对照是安慰剂或对所研究的疾病无效的疫苗，试验目的是评价接种疫苗后所预防的疾病发病率下降的百分比。非劣效性试验是为说明使用新疫苗后疾病、感染的相对危险度（或相对发病率，或相对危险率）与对照疫苗相比不大于事先指定的临床相关数值。

（三）临床试验的评价

1. 安全性

安全性是临床试验的主要判定终点之一，不良事件是安全性评价中所重点关注的。临床试验疫苗的安全性评价结果在将来实际应用中应具有代表性和预见性。

2. 免疫原性

免疫原性数据一般在 Ⅱ、Ⅲ 期临床试验中获得。免疫原性数据包括免疫前后血清中抗体浓度的峰值、几何均值、可信区间等。

3. 疫苗效力

疫苗效力（Ⅱ、Ⅲ期）是指临床试验中对受试者的临床保护力和（或）用免疫学检测指标作为替代终点的结果。

4. 疫苗群体保护效果

疫苗群体保护效果依赖于疫苗接种覆盖的范围，同时也有赖于其预防疾病和控制感染的效果，即疫苗自身的效力。

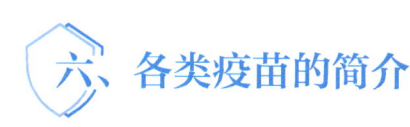

六、各类疫苗的简介

（一）已上市疫苗

从天花疫苗的出现至今，已经有数十种疫苗上市，有些疫苗由于其安全性或者更新换代的原因，已经完成了其历史使命并退市。以下介绍的疫苗主要是目前已经上市并且还在被广泛使用的疫苗。

1. 鼠疫疫苗

在世界历史上，鼠疫杆菌对社会和经济的破坏是其他传染病所无可比拟的，著名的"黑死病"就是由鼠疫杆菌引起的。鼠疫杆菌为革兰氏阴性菌，肠杆菌属。鼠疫的传播途径主要是在节肢动物和哺乳动物之间传播，在抗日战争时期，日本部队曾用携带鼠疫杆菌的跳蚤作为生物武器。鼠疫在历史上具有极高的致死率和传染能力，即便在医疗条件大幅提升的现代社会，鼠疫的病死率仍有5%~15%。

1895年Yersin生产了第一代鼠疫减毒活疫苗，但由于担心毒力回复并未用于人体。1926年在马达加斯加一名腺鼠疫（鼠疫的一种）患者体内分离得到EV株，并开发成为EV76株，这种菌株在体外传代6年后才被证实毒力发生衰减。目前EV76株及其衍生物被用于人体接种以预防鼠疫的发生。我国采用的疫苗株也为弱毒株EV株，采用皮上划痕的方式进行接种。

2. 炭疽疫苗

炭疽（anthrax）是一种古老的传染病，是由炭疽芽孢杆菌感染引起的人兽共患病，分为皮肤炭疽、吸入性炭疽和肠胃道炭疽三种类型。如果未经救治，炭疽的死亡率接近100%。炭疽芽孢杆菌由于其高致病性和传染性，也被用作生物武器。

巴斯德最早研制出兽用炭疽减毒活疫苗，一直沿用至今。1946年科学家确定炭疽培养物中的PA组分为炭疽毒素的细胞结合部分，是疫苗具有保护作用的主要成分。目前美国所使用的炭疽疫苗为吸附炭疽疫苗（AVA，商品名为BioThrax），采用的菌株为无荚膜、非蛋白水解型炭疽杆菌减毒株（V770-NP1-R）。我国目前使用的炭疽疫苗为兰州生物制品研究所生产的皮上划痕人用炭疽活疫苗，采用菌株为无荚膜、水肿型具有一定残余毒力的炭疽芽孢杆菌弱毒菌株CMCC 63001（A16R）。在上臂外侧三角肌附着处皮上划痕接种。

3．霍乱疫苗

霍乱（cholera）是由O1和O139血清群的霍乱弧菌经肠道感染引起的急剧脱水和水样腹泻疾病。霍乱是一种非常古老的疾病，有数千年的流行历史，霍乱在人类历史上有过七次大的流行。儿童和成年人均可感染霍乱。一般认为霍乱弧菌是通过粪口途径传播的，也可以在水中持续存在，在流行期间可通过污染的水源造成霍乱的大规模扩散。除此之外，霍乱还可与特定的浮游生物、贝类、植物共生。因为霍乱具有极强的传染性，所以在我国传染病防治法中将霍乱和鼠疫列为甲类传染病进行管理。

目前已上市的霍乱疫苗有灭活全细胞双价疫苗和口服减毒活疫苗。我国目前使用的是重组B亚单位/菌体霍乱疫苗（肠溶胶囊）。用霍乱毒素B亚单位基因重组质粒（PMM-CTB）转化大肠杆菌MM2，使其高效表达霍乱毒素B亚单位（CTB），经纯化、冻干制成干粉；O1群霍乱弧菌经培养、灭活、冻干制成菌粉。将两者混合后加入适宜辅料制成肠溶胶囊，用于预防霍乱和产毒性大肠杆菌旅行者腹泻，口服使用。

4．卡介苗

结核病（tuberculosis，TB）是一种危害人类健康且传播历史久远的慢性传染病，被称为"白色瘟疫"，结核杆菌直至1882年才被德国科学家罗伯特·柯赫宣布发现。结核杆菌可入侵人体全身各个器官，但主要感染的靶器官是肺，以肺部结核感染最为常见。由于结核病具有耐药性，因此在治疗过程中通常需要使用不同的抗生素。人类与结核病的斗争依然会持续下去。

卡介苗（Bacillus Calmette Guerin，BCG）是Calmette和Guerin两位科学家将从母牛身上分离得到的一株牛型结核杆菌在含有胆汁的土豆甘油培养基上进行培养得到的。该菌种在此培养基上培养后毒力减弱，接种后对新生儿预防肺结核有明显的作用。为了纪念两人的功劳，1928年在法国召开的国家科学大会上，此菌株制备的疫苗被命名为"卡介苗"。国际上常用的卡介苗菌种有巴斯德菌株（F1172P）、丹麦菌株（D1331）、日本菌株（172）以及英国菌株。我国采用的卡介苗菌株为D_2PB_{302}是丹麦菌株BCG-832的子代菌株，经培养后收集菌体，加入稳定剂冻干制成。卡介苗为白色疏松体或粉末，复溶后为均匀混悬液。接种途径为皮内注射，为新生儿出生后接种的第一针疫苗。

卡介苗对于婴幼儿有较好的保护效果，但对成年人的保护效果则欠佳甚至无效，因此可以保护成年人的结核病疫苗亟待开发。在"开发中的疫苗"部分我们会对目前正在研发的结核病疫苗进行展望。

5. 伤寒疫苗

伤寒（typhoid）是由伤寒沙门氏菌感染单核吞噬细胞系统、肠道淋巴组织及胆囊引起的一种急性全身性感染。伤寒会导致诸多临床症状，较为严重的临床症状包括持续高热、腹部不适、全身乏力和头痛。抗生素出现之前伤寒的病死率可达10%~20%。当人们在1948年发现氯霉素对伤寒有效后，伤寒的病死率降至1%以下。但20世纪最后十年间由于伤寒多重耐药菌株的出现，使伤寒的治疗又呈现出复杂性。

目前我国药典收录的伤寒疫苗有四种，分别为伤寒疫苗、伤寒甲型副伤寒联合疫苗、伤寒甲型乙型副伤寒联合疫苗以及伤寒Vi多糖疫苗。伤寒疫苗通常是将生产用菌株培养后进行收获杀菌制备而成的疫苗，伤寒Vi多糖疫苗则是采用伤寒的保护性抗原荚膜多糖（Vi）作为疫苗的有效成分。

6. 痢疾疫苗

痢疾（dysentery）是一种古老的疾病，它可由痢疾志贺氏菌属或阿米巴原虫引起，前者成为细菌性痢疾，后者称为阿米巴痢疾。侵袭性大肠杆菌和鼠伤寒沙门氏菌也能引起类似痢疾的症状，但此处所讲的痢疾专指由痢疾志贺氏菌引起的症状。细菌性痢疾的典型症状是腹泻、发热、里急后重，并伴有黏液及脓血便。

我国于1999年研制成功的痢疾双价口服活疫苗，是采用福氏和宋内氏基因工程菌株制备而成的活菌减毒活疫苗。

7. 百白破疫苗

百白破疫苗由百日咳（pertussis）、白喉（diphtheria）、破伤风（tetanus）三部分抗原组成，是一种联合疫苗（联合疫苗在本章"联合疫苗"部分介绍），三种抗原成分也可单独成为疫苗（其中百日咳疫苗仅在丹麦使用，白喉疫苗和破伤风疫苗在世界其他国家广泛应用）。百日咳是一种常见的急性呼吸道传染病，由百日咳杆菌感染引起，传染性强且感染率高，肺炎、百日咳脑病和营养不良是引起死亡的主要并发症。在全细胞百日咳疫苗被广泛接种前，美国报告百日咳病例数量约为每年27万例，其中死亡病例约为1万例。白喉是由白喉杆菌引起的一种急性呼吸道传染病，主要临床表现为上呼吸道发炎，常表现在咽部，有时在鼻腔、喉部和气管。在WHO未实行扩大免疫规划程序（EPI）前，发展中国家每年约发生白喉100万例，导致5万~6万人死亡。破伤风是由破伤风梭菌经破损皮肤或黏膜侵入人体，可引起人体局部或全身肌肉强直、痉挛及抽搐的一种急性特异性感染性疾病，病死率高达10%。破伤风感染在2015年造成全球56 743人死亡，死亡病例主要分布于东南亚、南亚以及撒哈拉沙漠以南的非洲地区，在我国破伤风成年人病死率约为0.05/10万。

百白破疫苗中，白喉疫苗的主要成分为白喉类毒素（diphtheria toxoid，DT），破伤风疫苗的主要成分为破伤风类毒素（tetanus toxoid，TT），这两种成分自被发现以来一直就是两种疾病主要的保护性抗原。百日咳疫苗的发展经历了全细胞百日咳→无细胞百日咳（共纯化工艺）→无细胞百日咳（组分）的过程，其中最主要的保护性抗原成分为百日咳毒素（pertussis toxin，PT）。目前欧美国家使用的疫苗是以PT为主要抗原成分的组分疫苗，我国目前所使用的是共纯化工艺的吸附无细胞百白破疫苗，我国的组分百日咳疫苗正处于临床试验当中。

8. 脑膜炎球菌疫苗

脑膜炎奈瑟球菌是一种产生内毒素的革兰氏阴性菌，可引起流行性脑脊髓炎。流脑也是一种古老的传染病，至今仍是全球流行的疾病。在抗生素出现之前，脑膜炎球菌感染病例的病死率在70%~85%；即便在有抗生素的今天，重症病人的死亡率仍有10%～15%。该疾病最常见的表现为发热、皮疹和脑膜炎，10%～20%的病例会发生严重的败血症和菌血症，15%的感染者伴有肺炎。

引起流脑的细菌根据荚膜血清型可分为A、B、C、W135、X、Y型。目前世界各国所使用的疫苗包括A、C、Y、W135的多糖疫苗及多糖蛋白结合疫苗。疫苗的使用使这种疾病在很大程度上得以控制。但目前为止由于技术原因大部分疫苗企业未研制出B群流脑疫苗，在2015年时葛兰素史克公司的重组B群流脑疫苗Bexsero获得FDA批准，使这项突破性的创新疫苗得以上市。该公司目前正在研制Men ABCYW135流脑五联疫苗，目前该疫苗用于青少年人群的一项Ⅱ期临床试验正在进行中。

9. b型流感嗜血杆菌疫苗

流感嗜血杆菌（*Haemophilus influenza*，Hi）在全球对5岁以下的儿童造成了严重患病率和死亡率。在没有使用疫苗的时代，流感嗜血杆菌造成的严重疾病中95%是由b型流感嗜血杆菌（*Haemophilus influenza b*，Hib）引起的。Hib能够导致呼吸道疾病，包括中耳炎、鼻窦炎和支气管炎，严重时可引起脑膜炎、菌血症、会厌炎、脓性关节炎、心包炎、眶周蜂窝织炎、骨髓炎、软组织脓肿以及蜂窝织炎。还有些疾病，如附睾炎、心内膜炎、腹膜炎和气管炎也被认为与Hib感染相关。据WHO估计，2000年Hib感染导致超过800万例严重疾病，并造成37.1万人死亡，其中大部分出现在资源匮乏、未能及时接种Hib结合疫苗的地区。

Hib荚膜多糖（PRP）产生的抗体可提供对相关疾病的保护，因此Hib疫苗都采用PRP作为保护性抗原。最先出现的是PRP多糖疫苗，但其针对低月龄的婴幼儿产生的抗体水平较弱，因此逐渐被免疫原性更好的多糖蛋白结合疫苗所替代。结合疫苗使用的载体大多为破伤风类毒素（TT），也有的结合疫苗使用b群脑膜炎外膜蛋白复合物（OMP）作为载体。我国生产的Hib结合疫苗采用的菌株多为CMCC 58547或CMCC 58534（也有其他自行分离的菌株），用纯化的PRP与破伤风载体共价结合制备而成，每剂含有纯化PRP不低于10μg。免疫程序为：自2月或3月龄开始，每隔1个月或2个月接种一次（0.5mL），共3次，在18个月时进行加强接种1次；6～12月龄儿童，每隔1个月或2个月接种1次，共2次，在18个月时进行加强接种1次；1～5周岁儿童，仅需注射1次。

10. 肺炎疫苗

肺炎链球菌于1881年首次由巴斯德及斯特伯格分别在法国及美国从患者痰液中分离出，是全世界引起死亡的重要原因之一，且是肺炎、脑膜炎、中耳炎的主要病因。虽然疫苗的应用使肺炎链球菌的感染有所下降，但肺炎链球菌的危害仍可能被低估。据2013年的一项统计数据表明，肺炎链球菌引起全世界5岁以下婴幼儿的死亡人数约为93.5万人（可能的区间为81.7万~105.7万人），仍然是世界范围内婴幼儿死亡的最主要原因。婴幼儿和中老年人是肺炎链球菌的易感人群，因此这部分人群需要重点接种疫苗进行保护。肺炎链球菌由40个血清群组成，共包含97个血清型。

肺炎疫苗主要的保护性抗原为其肺炎球菌多糖。目前世界范围内主要有肺炎多糖疫苗（PPV）和肺炎结合疫苗（PCV）。PPV共含有23个血清型，经培养、提纯制成多糖疫苗。PCV有7价和13价两种疫苗，其中7价结合疫苗在13价结合疫苗问世后已退市。13价结合疫苗含有的血清型为：1、3、4、5、6A、6B、7F、9V、14、18C、19A、9F和23F，各血清型多糖与载体蛋白结合后吸附于铝佐剂中制备而成。目前默沙东公司的PCV 15和辉瑞公司的PCV 20也进入了临床研究阶段。值得一提的是，我国由玉溪沃森公司自主研发的第一款13价肺炎结合疫苗于2019年12月31日获得国家药监局批准上市，填补了我国在此种疫苗研发当中的空白。

肺炎结合疫苗被WHO列为"需极高度优先接种"的疫苗，在很大程度上保护婴幼儿免受肺炎链球菌的侵袭。对于中老年人来说，肺炎疫苗也是推荐接种的。从2019年开始，北京市为65岁以上老人免费提供PPV接种。在我国，PPV用于2岁及2岁以上易感人群，尤其是以下重点人群：老年人、免疫功能正常但患有慢性疾病者、免疫功能低下者、无症状和症状性艾滋病毒感染者、脑脊液漏患者以及其他特殊人群。PCV仅适用于6周龄至15月龄婴幼儿，推荐常规免疫接种程序为2、4、6月龄进行基础免疫，12~15月龄进行加强免疫；在其他国家，该疫苗也适用于55岁以上人群。

11. 狂犬病疫苗

狂犬病（rabies）是一种急性侵袭性病毒性脑炎，通过暴露于含病毒的唾液或其他物质中而感染，疾病可以从动物传播给动物，或者从动物传播给人类。携带病毒的动物主要为犬科动物（犬、狼、狐狸、山犬和豺类动物）、浣熊科动物（浣熊）、麝猫类动物（猫鼬）、臭鼬科动物（臭鼬）和翼手目动物（蝙蝠）作为宿主或载体，所有哺乳动物对本病易感。对于狂犬病尚缺乏有效的治疗手段，人患狂犬病后的病死率接近100%，患者一般于3～6日内死于呼吸或循环衰竭。

接种狂犬病疫苗和狂犬病人免疫球蛋白是预防狂犬病最为有效的手段，均用于狂犬病的暴露后接种。狂犬病疫苗最早是由巴斯德最先发明，最先是采用动物的神经组织对病毒进行培养后收获并接种给患者。随着细胞培养技术的发展，出现了采用细胞培养制备的狂犬疫苗，主要的细胞基质包括Vero细胞、二倍体细胞以及鸡胚细胞。将收获的病毒进行灭活后制备形成疫苗。我国目前狂犬病疫苗生产企业较多，大多采用Vero细胞培养病毒（也有采用地鼠肾和二倍体细胞），所用的病毒株包括aGV、CTN、PM、PV株。狂犬病用于暴露后的免疫程序为：0、3、7、14、28天进行5剂次的接种，目前也有采用四针法0（2剂）、7、21天（各一剂），也叫2-1-1接种程序进行免疫接种。

12. 流感疫苗

流感（Influenza）是由流感病毒引起的急性呼吸道感染疾病，每年的秋冬季都是季节性流感的高发期，典型的临床症状为：急起高热、全身疼痛、显著乏力和轻度呼吸道症状。由于流感疫苗以及特效药奥司他韦的应用，季节性流感给人们带来的疾病负担已经远低于从前。但大流行流感（Pandemic Influenza）依然是高悬在人类头上的达摩克利斯之剑，在历史上也给人类带来过深重的灾难。最典型的要数1918年的流感大流行，世界上数以千万计的生命在这次大流行中被夺走；而2009年的H1N1流感大流行是距离我们最近的一次，仅在美国就造成了20余万人的死亡。此外，如H5N1、H7N9之类的流感病毒，虽未证实有人传人的迹象，但在人与禽类密切接触的过程中传染给人类，均造成了极高的死亡率。因此，在医疗手段如此发达的今天，我们依然不能对流感掉以轻心。

流感病毒根据核蛋白和基质蛋白抗原性的不同可分为甲（A）、乙（B）、丙（C）三个型，甲型流感根据其主要的抗原物质神经氨酸（NA）和血凝素（HA）进一步区分亚型。HA被公认为流感病毒的保护性抗原，所产生的抗体具有保护作用，而NA在疫苗中也有非常重要的作用。流感疫苗的开发历史较早，目前已经是一种非常成熟的疫苗。流感疫苗大多采用鸡胚进行培养，将病毒接种于鸡胚当中的尿囊腔，再收获病毒通过灭活、裂解等步骤制备形成疫苗；也有采用Vero细胞或其他细胞基质培养的灭活疫苗。其他的流感疫苗还包括通过鼻喷途径免疫的减毒活疫苗，以及尚在研制中的基因工程疫苗。季节性流感疫苗每年需要根据WHO预测当年的流行毒株，在指定的官方实验室对毒株进行基因重配，制备形成当年的疫苗株。因此流感疫苗每年都需要接种，尤其是易感人群（儿童和老年人）。

13. 脊髓灰质炎疫苗

脊髓灰质炎（Poliomyelitis）是由脊髓灰质炎病毒引起的严重危害儿童健康的急性传染病，脊髓灰质炎病毒为嗜神经病毒，主要侵犯中枢神经系统的运动神经细胞，以脊髓前角运动神经元损害为主。脊髓灰质炎是一种古老的疾病，而脊髓灰质炎病毒带给我们最多的记忆就是"小儿麻痹"。早在公元前1403—公元前1365年，著名的埃及石柱就曾记录过一名患腿部迟缓性麻痹的男子。在没有疫苗的年代，小儿麻痹让成千上万的儿童终生行动不便。

随着疫苗的出现，脊髓灰质炎逐渐得到控制，WHO认为脊髓灰质炎是人类可能并即将消灭的第二个传染病。脊髓灰质炎有三个型别，分别为Ⅰ、Ⅱ、Ⅲ型，到目前为止Ⅱ型已经基本绝迹，Ⅰ型和Ⅲ型在个别地方还存在。脊髓灰质炎疫苗的类型主要为灭活疫苗（IPV）和减毒活疫苗（OPV）。灭活疫苗最早由美国科学家Salk发明，采用福尔马林对病毒进行灭活并制备成疫苗。减毒活疫苗最早由Sabin发明，采用毒力较弱的病毒株经培养后制备成疫苗，大多数人小时候吃过的"糖丸"就是减毒活疫苗，糖丸目前已被口服滴剂所替代。考虑到减毒活疫苗在服用后会将病毒排到自然界中，可能会造成病毒的毒力恢复，因此世界各国逐渐采用IPV来替代OPV。与其他国家不同，我国自行研制的IPV疫苗就是采用Sabin弱毒株进行灭活后制备成疫苗，免疫效果与Salk株相当。

14. 乙脑疫苗

流行性乙型脑炎（Japanese Encephalitis，JE）简称乙脑，是一种以虫蚊为传播媒介的黄病毒属病毒感染，是亚洲地区儿童脑炎的主要病因，给亚洲各国尤其是南亚和东南亚地区带来了较为沉重的疾病负担。该种传染病在夏季和秋季发病率较高，临床表现为急起发病，有高热、意识障碍、惊厥、强直性痉挛和脑膜刺激征等，重型患者病后往往留有后遗症。

流行性乙型脑炎疫苗主要有两种，分别为乙脑减毒活疫苗和乙脑灭活疫苗。乙脑减毒活疫苗主要采用的毒株为SA14-14-2，采用原代地鼠肾经培养收获病毒液并加入适宜的稳定剂制备而成。灭活疫苗采用的病毒株为P_3株，将病毒接种于Vero细胞，经培养、收获、灭活和纯化后制备而成。我国使用的疫苗主要是减毒活疫苗，接种程序为8月龄儿童首次注射1次，2岁再注射1次。值得一提的是，中国生物技术集团下属的成都生物制品研究所有限责任公司生产的乙型脑炎减毒活疫苗是世界上唯一一家通过WHO认证，可以出口国外的乙脑减毒活疫苗，同时也是中国第一个通过WHO认证的疫苗，具有里程碑式的意义。

15. 黄热病疫苗

1648年的一份玛雅人手稿最早记录了黄热病（Yellow Fever），并提出病毒和蚊子媒介是通过奴隶贸易从西非引入的。黄热病毒属于黄病毒科病毒，会引起病毒性出血热，临床以高热、头痛、黄疸、蛋白尿、相对缓脉和出血等为主要表现，严重时引起高病毒血症、肝、肾和心肌损伤为特征的全身性疾病，有较高致死率。该病毒主要通过伊蚊叮咬传播。黄热病在非洲和南美洲的热带和亚热带地区流行，亚洲地区尚无感染报道。

黄热病疫苗出现的时间较早，科学家于1936年采用黄热病毒株（17D）制备的疫苗对该病毒有良好的保护效果。直至今日，17D黄热病毒疫苗仍在使用并发挥作用。我国目前由中国生物技术集团下属的一家企业生产该疫苗，提供给去非洲和南美洲旅行和出差的人员接种。

16. 麻腮风疫苗

麻疹（Measles）、腮腺炎（Mumps）、风疹（Rubella）病毒均属于通过呼吸道传播的病毒。麻疹是儿童最常见的急性呼吸道传染病之一，临床上以发热、上呼吸道炎症、眼结膜炎及皮肤出现红色斑丘疹和颊黏膜上有麻疹黏膜斑，疹退后遗留色素沉着伴糠麸样脱屑为特征。流行性腮腺炎的特征为腮腺的非化脓性肿胀并可侵犯各种腺组织或神经系统及肝、肾、心、关节等几乎所有器官，常可引起脑膜脑炎、睾丸炎、卵巢炎、胰腺炎等并发症。风疹包括先天性感染和后天获得性感染，临床上以前驱期短、低热、皮疹和耳后、枕部淋巴结肿大为特征。三种病毒感染后虽然没有高致死率，但由于其传染性强，也会对婴幼儿造成较大的疾病负担。

接种麻腮风疫苗是预防这三种疾病最为有效的手段。该疫苗是将三种病毒经培养后进行联合制备而成的减毒活疫苗。在我国，麻疹病毒采用的病毒株多为沪-191、长-47减毒株，腮腺炎病毒采用的病毒株多为S_{19}、Wm_{84}减毒株，风疹病毒采用的病毒株多为BDRⅡ。麻腮风疫苗用于8月龄以上的麻疹、腮腺炎和风疹易感者。

17．甲肝疫苗

甲肝是由甲型肝炎病毒（Hepatitis A Virus）引起的以肝脏炎症病变为主的传染病，在古籍中记载的"传染性黄疸"可能就是甲肝病毒感染。甲肝主要通过粪口途径传播，临床上以疲乏、食欲减退、肝肿大、肝功能异常为主要表现，部分病例出现黄疸，主要表现为急性肝炎，无症状感染者常见。据估计甲肝病毒在全球每年造成1亿多人感染，有1.5万～3万人死亡，而这种疾病大部分发生在低收入和中等收入国家。

接种甲肝疫苗是最行之有效的预防甲肝传染的方法。我国目前甲肝疫苗的种类包括灭活疫苗和减毒活疫苗。甲肝减毒活疫苗采用H_2和L-A-1减毒株，通过二倍体细胞培养后收获制备成疫苗。甲肝灭活疫苗主要采用TZ84株、吕8株或其他批准的二倍体细胞适应毒株，通过二倍体细胞培养后制备成疫苗。甲肝疫苗适用于1岁以上儿童及易感人群接种。

18．乙肝疫苗

乙型肝炎（Hepatitis B）是由乙型肝炎病毒引起的以肝脏病变为主的一种传染病。乙肝病毒感染可导致广泛的肝脏疾病，包括亚临床感染、急性、临床明显的自体限制性肝炎和急性重型肝炎。乙肝病毒感染者也可发展为持续性感染，可导致慢性肝病和肝硬化或肝癌。根据系统的文献回顾和汇总数据分析，估计世界人口的3.61%，即2.48亿人乙肝表面抗原（HBsAg）呈阳性，而阳性人数最多的地区是西太平洋和非洲地区。我国是乙肝感染的大国，据WHO统计，我国目前HBsAg呈阳性的人数约为7 400万人，而在未使用乙肝疫苗之前，乙肝感染人数更多。乙肝的传播途径广泛，最主要的传播途径为血液传播（输血和血液制品），其他传播方式还包括母婴垂直传播、密切接触传播、医源性传播乙肝病毒的保护性抗原为HBsAg，产生的抗体可有效阻断乙肝病毒的入侵。因为乙肝病毒无法通过细胞培养制备，因此无法通过一般灭活疫苗的手段进行疫苗生产。在我国，最早使用的乙肝疫苗为血源乙肝疫苗，是从乙肝患者血浆中提取并灭活纯化制备而成，但由于血浆来源有限、成本高昂且担心其安全性，导致这类疫苗的使用受到限制。1975年默沙东公司发明了基因工程乙肝疫苗，采用酿酒酵母重组表达HBsAg，该疫苗安全性良好、产量高，具有良好的保护效果，因此替代了血源乙肝疫苗。我国于1993年引进基因工程乙肝疫苗技术并开始生产，从而使广大婴幼儿能够接种乙肝疫苗。通过二十多年的乙肝疫苗接种，我国乙肝发病率逐年下降，人民群众的健康得到保障。

19. 水痘疫苗

水痘–带状疱疹病毒（Varicella-Zoster Virus，VZV）可引起两种疾病，分别为水痘（Varicella）和带状疱疹（Herpes Zoster）（带状疱疹的相关内容下一部分介绍）。水痘是由病毒感染后引起的急性传染病，主要发生于婴幼儿和学龄前儿童。症状以发热及皮肤和黏膜成批出现周身性红色斑丘疹、疱疹、痂疹为特征，皮疹呈向心性分布，主要发生在胸、腹、背等部位，四肢很少；但偶尔也会发生并发症，包括脑炎、肺炎、心包炎等。

水痘疫苗是一种较为成熟的疫苗，1974年日本科学家开发出的Oka株水痘减毒活疫苗，并于1986年在日本获批上市，而后推广到全世界。我国目前使用的水痘疫苗也为Oka株减毒活疫苗，采用二倍体细胞进行培养后收获并冻干制备而成。水痘疫苗通常用于12月龄以上的水痘易感者，具有较好的保护效果。但部分接种过水痘疫苗的儿童可能还会再次感染水痘，称为"突破性水痘"，感染症状较未接种水痘疫苗的儿童会有所降低。由于水痘疫苗为减毒活疫苗，因此有国外企业开发出麻腮风水痘联合减毒活疫苗（MMRV），接种一次后可同时预防麻疹、腮腺炎、风疹、水痘四种疾病，有效地减少了接种次数。

20. 带状疱疹疫苗

带状疱疹是由水痘–带状疱疹病毒感染引起的急性感染性皮肤病。由于该病毒具有嗜神经性，因此在感染后潜伏于神经节和神经元内，当人体抵抗力低下或劳累、感染、感冒时，病毒可再次生长繁殖，并沿神经纤维移至皮肤，使受侵犯的神经和皮肤产生强烈的炎症。带状疱疹多发于成人，最典型的症状为神经痛，患者异常痛苦，其疼痛难以忍受的程度甚至超过了产妇分娩时的疼痛。此外还会在患者腰部、颈部、腿部等部位形成丘疹，民间俗称"龙缠腰"。带状疱疹痊愈后仍然可以感染。

带状疱疹分为减毒活疫苗和基因工程疫苗。减毒活疫苗采用病毒滴度更高的Oka株制备而成，一般带状疱疹疫苗所含的病毒滴度至少是水痘疫苗病毒滴度的14倍以上。默沙东公司的带状疱疹减毒活疫苗Zostervax于2006年在美国获批上市，对60岁以上的老人具有较好的保护效果。葛兰素史克公司生产的Shingrix基因工程疫苗采用CHO细胞重组表达糖蛋白E（gE），并开创性地采用佐剂系统AS01B，二者混合后进行注射。这种疫苗对50岁以上人群的保护率达到了惊人的90%以上，而如此之高的保护率被认为与葛兰素史克独有的佐剂系统AS01B直接相关。该疫苗于2019年5月获得中国国家药监局批准，允许其在中国境内进行销售，从而为"痛不欲生"的带状疱疹提供了一种新的预防和治疗手段。

21. 轮状病毒疫苗

在轮状病毒疫苗问世之前，轮状病毒是全世界婴幼儿严重脱水腹泻的主要原因。大多数儿童在2～3岁时就被感染。即使在卫生条件较好的发达国家，轮状病毒也是婴幼儿严重腹泻的最常见原因。据统计，2013年轮状病毒在全球范围内估计造成约20万名儿童死亡，其中最高死亡率发生在撒哈拉以南非洲国家。轮状病毒的感染途径为粪口途径，临床表现为急性胃肠炎，呈渗透性腹泻病，病程一般为6～7天，发热持续1～2天，呕吐2～3天，腹泻5天，严重时可出现脱水症状。

轮状病毒疫苗为减毒活疫苗，感染人的A组轮状病毒株的VP7经基因重配后制成。以默沙东公司的口服5价重配轮状病毒减毒活疫苗为例，包含5种人-牛轮状病毒重配株的口服5价减毒活疫苗，以Vero细胞培养获得，该轮状病毒疫苗用于6周至32周龄婴幼儿，口服使用。我国的兰州生物制品研究所采用羊轮状病毒G12P10制备而成，同样也具有不错的保护效果。此外，兰州生物制品研究所还开发了3价人-牛重配的轮状病毒减毒活疫苗，在Ⅲ期临床研究当中该疫苗对轮状病毒引起的腹泻具有良好的保护效果，目前该疫苗正处于上市申请阶段。

22. 人乳头瘤病毒疫苗

人乳头瘤病毒（Human Papilloma Virus，HPV）感染在人群中是普遍存在的，能够引起生殖系统和非生殖系统的上皮和黏膜病变。据估计大约有80%有性生活的女性在其一生中会感染至少一种HPV病毒，其中一半是高危型HPV；又有报道称HPV在全球中年妇女（35～50岁）中的流行率为15%～20%，因此HPV感染在人群当中是相当普遍的。

目前发现的HPV有150多种，虽然大多数的HPV感染是良性的、自限性的，但仍有部分型别的病毒持续性感染会导致上皮的恶性病变。目前发现至少12种以上高危型的HPV，其中HPV16和HPV18是最主要的两个型别，可引起每年53万新病例和27.5万例死亡，超过80%的新发病例和死亡病例发生在发展中国家。在临床上高危型的HPV可以引起宫颈癌、肛门肛管癌、扁桃体癌、口腔癌、喉癌、鼻腔内癌、食道癌等，而低危型的HPV（如HPV6和HPV11）可以引起寻常疣和生殖器疣（尖锐湿疣）。

HPV疫苗为基因工程疫苗，是将各个病毒基因型编码L1蛋白的基因转入工程菌中（酿酒酵母、昆虫细胞、大肠杆菌），经发酵、纯化、吸附等步骤后制备而成的。目前葛兰素史克公司的2价HPV疫苗和默沙东公司的4价和9价HPV疫苗已经上市销售，我国第一款HPV疫苗——由厦门大学和万泰沧海公司联合研制的2价HPV疫苗已于2019年12月31日获得国家药监局批准，并于2020年初开始接种。HPV疫苗共需要接种三剂，分别是0、1/2（2价为1个月，4价和9价为2个月）、6个月接种三剂次。由于HPV疫苗可预防诸多由相关病毒引起的癌症（尤其是宫颈癌），因此不仅受到女性的追捧，同时国内外也掀起了HPV疫苗研发热潮，不少国内外公司都布局了HPV疫苗的研发，甚至开发出11价和14价可预防更多型别感染的疫苗，也为未来对HPV感染的预防提供了有力的支撑和保障。

23. 肠道病毒71疫苗

肠道病毒71（Enteroviruses 71，EV71）引起的主要疾病为手足口病。自脊髓灰质炎病毒几乎完全根除以来，EV71已成为一种主要的嗜神经病毒，可导致严重的神经系统并发症，并已成为整个亚太地区婴幼儿的严重公共卫生威胁。手足口病多发生于5岁以下儿童，表现为口痛、厌食、低热、手、足、口腔等部位出现小疱疹或小溃疡，多数患儿一周左右自愈，少数患儿可引起心肌炎、肺水肿、无菌性脑膜脑炎等并发症。个别重症患儿病情发展快，导致死亡。据中国疾病预防控制中心统计，从2009—2012年，监测记录了1 000多万例手足口病，其中死亡病例为3 000多例。

目前全球EV71疫苗的生产企业都在我国，分别是北京科兴、武汉生物制品研究所以及中国医学科学院医学生物学研究所，分别采用C4 H07、AHFY087VP5株和FY23病毒株经培养、灭活、纯化、吸附等步骤制备成灭活疫苗。基础免疫程序为2剂次，间隔1个月。其他一些肠道病毒（如柯萨奇病毒CA6、CA10、CA16等）也会引起婴幼儿的一些严重疾病，包括手足口病、疱疹性咽峡炎等，因此目前肠道病毒的联合疫苗也处于研发当中。

24．埃博拉病毒疫苗

埃博拉病毒因1977年在埃博拉河谷（Ebola River Valley）首次暴发而得名，目前认为该病毒可能是由赤道非洲地区的非人类灵长类动物传染给人类的。目前发现的埃博拉病毒共有五种亚型，分别为扎伊尔型、苏丹型、莱斯顿型、科特迪瓦型以及BDBV型，其中扎伊尔型和苏丹型对人类有致命伤害。埃博拉病毒引起的埃博拉出血热（EBHF）是当今世界上最致命的病毒性出血热，感染者症状包括恶心、呕吐、腹泻、肤色改变、全身酸痛、体内出血、体外出血、发烧等，死亡率在50%～90%。

埃博拉病毒疫苗是采用重组病毒载体构建而成的。默沙东公司的V920扎伊尔埃博拉疫苗（rVSV∆G-ZEBOV-GP，减毒活疫苗）是采用埃博拉病毒的糖蛋白基因替换有缺陷的水泡性口炎病毒的一段基因后制备而成的，于2019年12月19日获得美国FDA批准上市。该疫苗用于18岁及以上人群的主动免疫，以预防扎伊尔型埃博拉病毒。

25．登革热疫苗

登革热（Dengue）是登革病毒经蚊媒传播引起的急性虫媒传染病，典型的登革热临床表现为起病急骤，高热，头痛，肌肉、骨关节剧烈酸痛。自第二次世界大战以来，四种登革热病毒（DENVs）已遍及热带和许多亚热带地区，达到大流行状态。据估计，登革热在2010年已经造成3.9亿人感染和9 600万人发病，其中可能有100万～200万人因严重疾病住院。登革热给120多个热带国家的居民带来了高昂的社会经济负担，同时登革热的全球经济负担也被严重低估。

目前世界上唯一的登革热疫苗由法国巴斯德公司研发，商品名为DENGVAXIA，是采用1、2、3、4型的登革热病毒制备的减毒活疫苗，用于9~16岁人群。这个疫苗的特殊之处在于它适用于已感染过登革热的人群，防止其再次被感染。该疫苗在菲律宾、巴西等国家被允许使用，但在菲律宾接种时出现了由于抗体依赖增强作用造成健康接种者死亡的案例，因此该疫苗被暂停上市。此外，日本公司武田制药开发的一种以减毒DENV-2亚型（TDV-2）为四种登革热病毒亚型提供骨架的减毒活疫苗，于2019年公布了一项Ⅲ期临床试验的结果，显示对登革热病例的总保护力达到了80.2%，但长期的安全性和保护力还有待进一步验证。

26．天花疫苗

天花（Smallpox）是由天花病毒引起的一种烈性传染病，在人类历史上造成过极其深重的灾难，同时也是在世界范围内被人类消灭的一种传染病。人感染天花后的初期症状表现为高烧、疲累、头疼、心跳加速及背痛，2~3天后会有典型的天花红疹明显分布在脸部、手臂和腿部，患者在痊愈后脸上会留有麻子，"天花"由此得名。天花所感染和造成死亡的人数已无法准确统计，在疫苗出现之前天花是一种极易感染的疾病，清朝的康熙皇帝年幼时就曾经感染过天花病毒。

最初被发明用来预防天花的疫苗是牛痘疫苗，由爱德华·詹纳医生广泛推广。为消灭天花做出杰出贡献的天花疫苗包括由减毒痘苗病毒株LC16m8（有复制能力）和MAV（复制缺陷型）。由于世界卫生组织于1979年宣布消灭天花病毒，因此目前天花疫苗作为储备疫苗并不进行常规生产。

27．联合疫苗

联合疫苗是指含有两个或多个活的、灭活的生物体或者提纯的抗原，由生产者联合配制而成，用于预防多种疾病或由同一生物体的不同种或不同血清型引起的疾病。联合疫苗开发的目的是在减少疫苗注射次数的同时预防更多种类的疾病，不仅可以提高疫苗覆盖率和接种率，减少婴幼儿接种次数，降低疫苗管理难度，降低接种和管理费用，还可以减少疫苗生产中必含的防腐剂及佐剂等剂量，减低疫苗的不良反应等。

目前联合疫苗已经成为疫苗开发的新趋势，世界上各大疫苗企业均在联合疫苗上有所布局，其中巴斯德公司和葛兰素史克公司的联合疫苗最为全面。目前已经开发出的联合疫苗包括：百白破联合疫苗、百白破脊髓灰质炎联合疫苗、百白破b型流感嗜血杆菌联合疫苗、百白破脊髓灰质炎b型流感嗜血杆菌联合疫苗、百白破脊髓灰质炎乙肝b型流感嗜血杆菌联合疫苗、麻腮风联合疫苗、麻腮风水痘联合疫苗、甲肝乙肝联合疫苗。目前在我国境内销售的五联苗"潘太欣"就是由巴斯德公司生产的吸附无细胞百白破脊髓灰质炎b型流感嗜血杆菌（结合）联合疫苗，而国内多家疫苗生产企业也不遗余力在以百白破疫苗为基础开发"四联苗""五联苗"和"六联苗"。

（二）开发中的疫苗

人类虽然对多种细菌和病毒开发出有效的疫苗，甚至通过疫苗消灭了天花，但对于更多的病原微生物人类还尚未开发出行之有效的预防手段。随着科技的发展，那些以前没有疫苗可预防的病原微生物也逐渐呈现出可防可控的曙光。

1. HIV疫苗

艾滋病又称获得性免疫缺陷综合征（Acquired Immunodeficiency Syndrome，AIDS），是一种危害性极大的传染病，由感染人类免疫缺陷病毒（Human Immunodeficiency Virus，HIV）而引起的。HIV病毒主要攻击人体的T淋巴细胞，造成免疫力下降，从而导致各种相关疾病，包括一般症状、呼吸道症状、消化道症状、神经系统症状、皮肤黏膜损害以及肿瘤。艾滋病又被称为"世纪瘟疫"，自发现首例艾滋病病例至今，约有7 500万人感染艾滋病毒，3 500万人死于艾滋病相关疾病。截至2018年，共有3 790万人携带艾滋病毒。

由于艾滋病毒对人类的健康产生巨大危害，因此HIV疫苗的研发一直是疫苗领域研发的热点。但在疫苗开发过程中出现种种问题，如所产生的抗体非中和抗体、某个亚型的中和抗体无法对其他亚型病毒有保护效果、病毒基因组整合宿主染色体等，导致目前所有的疫苗均以失败告终。目前疫苗研发的关键点为如何诱导人体产生广谱性中和抗体，相信随着科技进步，人类一定会成功研制出真正有效的HIV疫苗。

2. 呼吸道合胞病毒疫苗

呼吸道合胞病毒（Respiratory Syncytial Virus，RSV）是全世界婴幼儿病毒性急性下呼吸道疾病最重要的病因。在美国这样的发达国家，每年约有15万婴幼儿因呼吸道合胞病毒肺炎或细支气管炎住院，每1万名入院患者中有3~4人死亡，每年50~160人死亡。该病毒经空气飞沫和密切接触传播，临床症状表现为高热、鼻炎、咽炎及喉炎，后期表现为细支气管炎及肺炎；少数病儿可并发中耳炎、胸膜炎及心肌炎等。

20世纪60年代人们就开发了RSV灭活疫苗，但在临床试验中疫苗不仅没有产生保护效果，甚至加重了接种儿童病情，导致80%接种者入院，2名儿童死亡，RSV疫苗的研发遭遇到沉重打击。究其原因，是灭活的RSV疫苗诱导产生了比较强烈的T细胞免疫反应从而导致肺部损伤（Vaccine Enhanced Disease，VED）。目前RSV疫苗的研发主要集中于基因工程蛋白疫苗和病毒载体疫苗，而作用的靶点集中于病毒的G蛋白和F蛋白。进展较快的一些RSV疫苗目前已经完成Ⅱ期临床试验，正在进行Ⅲ期临床试验，从临床结果看基因工程蛋白疫苗未造成VED，但保护效果和进一步的安全性还需Ⅲ期临床试验结果来确认。

3. 诺如病毒疫苗

诺如病毒（Norovirus，NV）可引起病毒性的感染性腹泻，在全世界范围内均有流行，全年均可发生感染，感染对象主要是成人和学龄儿童，寒冷季节呈现高发。临床表现以轻症为主，最常见症状是腹泻和呕吐，其次为恶心、腹痛、头痛、发热、畏寒和肌肉酸痛等。WHO估计全球每年因诺如病毒感染死亡的人数约3.5万人。美国每年有1 900万~2 100万诺如病毒胃肠炎病例，其中170万~190万病例在医院门诊就诊，40万病例在急诊就诊，5.6万~7.1万病例住院治疗，570~800人死亡。

由于诺如病毒无法培养，因此目前疫苗的设计主要采用基因工程的方法表达病毒样颗粒作为疫苗的主要成分。研究进展最快的为日本武田制药，其开发的双价NV疫苗（GⅠ.1和GⅡ.4）于2016年开展了Ⅱb期临床试验。我国的中国生物技术集团开发的双价诺如病毒疫苗与智飞生物开发的4价诺如病毒疫苗也于2019年获批进入临床试验。

4. 结核疫苗

卡介苗的出现无疑为人类战胜结核病提供了有力武器。但在多年的使用当中，人们逐渐发现卡介苗对于婴幼儿有较好的保护效果，对成年人的保护效果则欠佳甚至无效。而且目前由于耐药结核杆菌的出现，抗生素治疗在很大程度上受到了限制，因此亟待开发出一种可以保护成年人的结核病疫苗。

目前结核病疫苗的研制有多条技术路线，包括亚单位疫苗、DNA疫苗、病毒载体疫苗以及以结核分枝杆菌营养缺陷株和突变株制备的减毒活疫苗。其中，葛兰素史克公司开发的新型结核疫苗包含了抗原M72及佐剂AS01E，目前正在进行Ⅱb期临床试验。该疫苗在南非、赞比亚和肯尼亚的11个地点进行试验的主要结果显示，疫苗的总体保护率为54%，是近一个世纪以来候选疫苗首次证明具有预防活动性肺结核的功效，因此具有一定的开发前景。

5. 疟疾疫苗

疟疾（Malaria）是经按蚊叮咬或输入带疟原虫者的血液而感染疟原虫所引起的虫媒传染病。引起疟疾的疟原虫共有五种，分别为恶性疟原虫、间日疟原虫、卵形疟原虫、三日疟原虫和诺氏疟原虫。该病在世界各地，尤其是非洲等热带地区高发，临床主要表现为周期性规律发作，全身发冷、发热、多汗，长期多次发作后，可引起贫血和脾肿大。疟疾的临床负担统计上不精确，全球每年发生1.7亿～3亿例临床病例，其中25%由间日疟原虫引起。据估计，2013年由疟疾导致的死亡人数在36.7万～75.5万，主要发生在撒哈拉以南非洲地区感染了恶性疟原虫的儿童。

目前虽然开发出很多种治疗疟疾的药物，而且具有一定的效果，但最终控制疟疾传播的手段还是有效的疫苗。目前疟疾疫苗尚在研发当中，葛兰素史克公司开发的候选疟疾疫苗处于Ⅱ期临床试验阶段。

6. 寨卡病毒疫苗

寨卡病毒（Zika）属黄病毒科，典型的临床症状包括急性起病的低热、斑丘疹、关节疼痛（主要累及手、足小关节）、结膜炎，其他症状包括肌痛、头痛、眼眶痛及无力。在巴西发现的小头畸形的新生儿被认为和寨卡病毒感染有密切关系。

目前寨卡病毒尚无疫苗，大多疫苗开发均处于开发的早期阶段，主要的靶点为E蛋白、prM或M蛋白。一些核酸疫苗（包括DNA和mRNA疫苗）的开发进度较快，美国的Moderna公司开发的mRNA-1893疫苗已经获得FDA批准进入Ⅰ期临床试验。

7. SARS-CoV-2（COVID-19）疫苗

2019年底一场突如其来的新冠病毒肺炎疫情（COVID-19）席卷了全球，截至2020年11月15日，全球已经有超过5 400万人感染，死亡超过130万人。2020年3月WHO宣布新冠病毒为全球大流行，标志着人类与这种病毒长期战斗的开始。

新冠病毒的症状、传播途径及危害已无须过多赘述，世界各国科学家对新冠病毒已在短时间内有了较为充分的研究。但结束这场疫情的关键因素无疑是开发出有效的疫苗，因此本次新冠疫苗的研发不仅是科学技术的比拼，更是关系到一个国家的全球战略。FDA的前任局长Scott Gottlieb甚至在《华尔街日报》发表文章《美国需要赢得新冠疫苗的竞赛》（*America Needs to Win the Coronavirus Vaccine Race*）中称"美国不能接受成为第二个新冠疫苗研制成功的国家""第一个获得这个疫苗的国家将最先恢复经济元气"，可见新冠疫苗对战胜疫情的重要性。

我国在疫情暴发之初，便举全国之力投入新冠疫苗的研发。目前我国已经布局了灭活疫苗、基因工程蛋白疫苗、核酸疫苗、病毒载体疫苗以及以流感病毒为载体的减毒活疫苗五条技术路线。截至成书时为止，这五条技术路线研制的疫苗均有产品进入临床试验。世界范围内，由流行病防范创新联盟（CEPI）、全球疫苗免疫联盟（GAVI）和世界卫生组织共同领导的"新冠肺炎疫苗实施计划"（英文简称COVAX）已将9种候选疫苗（后续还会纳入更多种疫苗）纳入计划中。一旦临床试验获得成功，则会以低廉的价格优先供给世界上中低收入的国家。

新冠疫苗研发的主要靶点为病毒的S蛋白，而针对S蛋白的受体结合区域（RBD）产生的中和抗体被认为是阻断病毒与ACE2受体结合的关键。

相信在不久的将来，人类终将开发出疫苗来结束这场新冠肺炎疫情。

参考文献

[1] Plotkin Stanley A, Orenstein Walter A, et al. Plotkin's Vaccines[M]. ELSEVIER, 2018.

[2] 赵铠，章以浩，李和民. 医学生物制品学（第二版）[M]. 北京：人民卫生出版社，2007.

[3] 王军志. 生物技术药物研究开发和质量控制（第三版）[M]. 北京：科学出版社，2018.

[4] 王军志. 疫苗的质量控制与评价[M]. 北京：人民卫生出版社，2013.

[5] 国泰，王军志. 黏膜免疫学与病毒学[M]. 北京：科学出版社，2013.

[6] 美国疾病预防和控制中心. Vaccinating Pregnant Women Protects Moms and Babies [EB/OL].（2019-10-8）[2020-12-20]. https://www.cdc.gov/vitalsigns/maternal-vaccines/.

[7] 世界卫生组织. 关于免疫和疫苗安全的问答[EB/OL].（2018-3）[2020-12-20]. https://www.who.int/features/qa/84/zh/.

[8] 国家药典委员会. 中华人民共和国药典（三部）[M]. 北京：中国医药科技出版社，2015.

[9] 中国食品药品检定研究院. 2017年生物制品批签发年报[R]. 北京：中国食品药品检定研究院，2018.

[10] 国家食品药品监督管理局. GMP实施指南[M]. 北京：中国医药科技出版社，2015.

[11] 郭舒杨，郭胜楠，白玉. 破伤风类毒素、降低抗原含量的白喉毒素和无细胞百日咳联合疫苗的临床研究及其应用进展 [J]. 中国生物制品学杂志，2019，32（8）：923-928+933.

[12] 国家食品药品监督管理局. 疫苗临床试验技术指导原则[R]. 北京：国家食品药品监督管理局，2008.

[13] 世界卫生组织. Draft landscape of COVID-19 candidate vaccines [EB/OL].（2020-12-8）[2020-12-20]. https://www.who.int/who-documents-detail/draft-landscape-of-covid-19-candidate-vaccines.

第七章

生物入侵与农业生物安全

2019年，一种美丽的昆虫（草地贪夜蛾）来到了中国，它的到来引起了我国各级政府的“高度重视”，新华社将其作为重大新闻进行了报道。为什么一种昆虫的到来会产生这么大的轰动效果？因为草地贪夜蛾对于我国来说是一种重要的检疫害虫，其幼虫阶段的食性十分多样，可取食植物超过76个科350种，其中又以禾本科、菊科与豆科为主。草地贪夜蛾的成虫具有很强的迁飞能力，号称“夜行千里”，在温暖的中纬度地区，草地贪夜蛾的繁殖每年可达4～6代。目前该虫已经从云南蔓延至华北一带，给我国的农业生产造成极大的威胁。图7-1为2020年3月人民网就有关草地贪夜蛾报道的截图。

人民网 >> 食品频道

今年草地贪夜蛾防控形势严峻 农业农村部：有信心打赢防控攻坚战

2020年03月06日08:20 来源：人民网-人民健康网 分享到：

人民网北京3月5日电（许心怡）5日，国务院联防联控机制就不失时机抓好春季农业生产工作情况举行发布会。会上，针对我国今年草地贪夜蛾的防控形势也非常严峻的问题，农业农村部种植业管理司司长潘文博回应称，草地贪夜蛾源发于美洲热带和亚热带地区，去年首次入侵我国，发生区域主要在西南和华南，见虫面积是1 600万亩左右，经过全力防控，危害区域控制在云南、广西等局部地区，实际危害面积在240万亩左右，虫害地区产量损失控制在5%以内，黄淮海玉米产区没有造成损失。

潘文博介绍，专家分析认为，草地贪夜蛾在我国的西南华南适宜生存，目前在

关注人民网微信 微信 微博 手机人民网 领导留言板

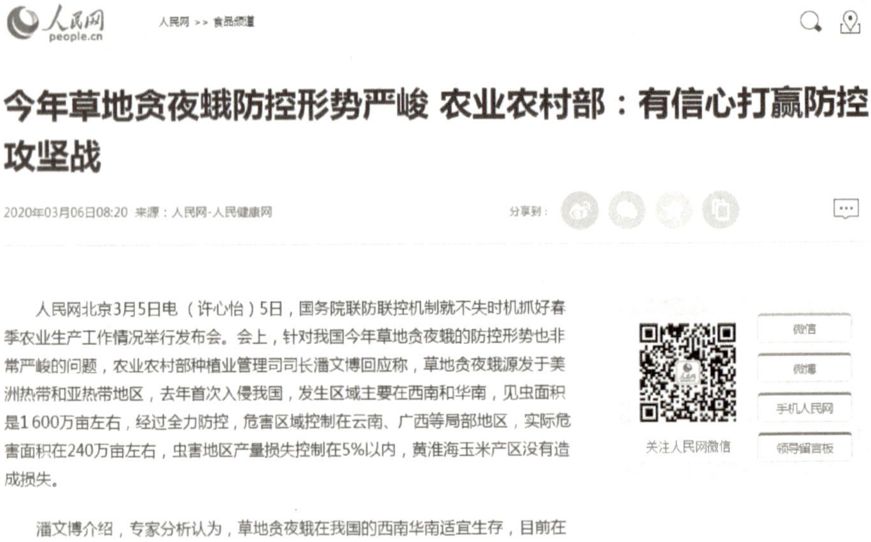

图7-1　2020年3月人民网就有关草地贪夜蛾报道的截图

由上可见，农业生产中由于有害生物，特别是毁灭性高致害性动植物病虫造成的粮食产量损失带来的社会影响十分严重，因此探讨农业中的生物安全问题是十分必要的。

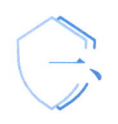

一、农业生产中生物安全问题

农业是人们利用动植物的生长发育规律，通过人工劳动来培育这些动植物从而获得产品的产业。农业在任何国家都是第一产业，是支撑国民经济建设与发展的基础产业，也是其他行业的基础。

从农业的定义中可以得出，农业生产各个环节的活动直接或间接影响到粮食安全，就可以认为此项活动威胁了农业生产的安全。具体来讲，农业生物安全就是指对具有危险性的外来入侵有害生物、毁灭性高致害变异性动植物病虫害和转基因生物潜在危险的预防控制及对农业生物多样性的保护。随着经济全球化和经济竞争高科技化，特别是我国提出的"一带一路"建设，加快了我国与世界各国的联系，但这些活动同时给我国的农业安全带来挑战。农业生物安全与政治、经济、科学、社会、健康、伦理及国防安全等一系列重大问题交织在一起，已成为涉及人类进步、经济增长、社会稳定与自然和谐发展的前沿性、综合性科学技术新问题，事关国家粮食安全、生态安全、经济安全、公共安全及可持续发展。农业生物安全科技水平反映了一个国家的综合国力和国际竞争力。

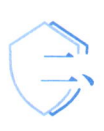

二、外来有害生物带来的生物安全问题及危害

（一）外来有害生物的概念与界定

自然界中不同类型的生物在不同生态系统内生长，地理的隔离使多数物种只能生活在自己的活动范围里，山脉、河流、海洋等的阻隔以及不同生态系统内气候、土壤、温度、湿度、光照等自然地理因素的差异构成了物种迁移的障碍。外来物种是对于一个生态系统而言的，原来天然存在的区域性生态系统中并没有某个物种存在，该物种借助于人类活动而突破原本不能逾越的空间障碍，进入了这个生态系统。自然和地理条件构成了物种迁移的障碍，依靠物种自然扩散能力而进入一个新的生态系统是相当困难乃至不可能的。但是，由

于人类的活动越来越复杂和频繁，使这种异常的迁移成为可能。如果这些外来物种在新迁居的生态系统中生存下来，而且自行繁殖和扩散，就会给当地的生态系统与景观带来明显的改变，对本地的生物群落和生物物种产生影响。"外来"的概念，不是以国界来定义的，而是以生态系统定义的。"有害"则是以其是否处于扩张优势，已经或很可能对农业、经济、环境或人类健康产生危害的外来物种来定义的。外来物种进入新的生态系统，对新的生态系统而言就是发生了"生物入侵"。从历史和认识上分析，生物入侵是把双刃剑，有利也有害。生物入侵在人类历史上虽然时有发生，但有害的一面表现并不明显，直到20世纪才受到关注，这和人类改造自然和经济贸易全球化密切相关。

（二）我国的外来生物入侵

1. 气候多样适合多种生物生存

我国位于世界最大的大陆——亚欧大陆东南部，东临世界最大的大洋——太平洋，西南部隆起全球最高最大的高原——青藏高原，季风气候非常明显。季风在一年之内有序交替与进退，对我国自然地理环境与地域差异的形成起到非常重要的作用。由于大气中水汽主要随温暖的海洋性季风而来，因此，全国降水量分布大致与距离海洋的远近成比例，距海洋越远，降水越少，气候越干旱。我国地理环境的多样化，特别适于各种生物生存与繁衍。因此，我国是生物物种最丰富的国家之一。几千年来，中国农民还开发利用和栽培繁育了大量的栽培植物和家养动物，其丰度在全世界是独一无二的。中国是世界上农作物三大起源地之一，对世界农业发展有过重大贡献。但是，中国自然地理特征的多元化，也导致其容易遭受外来入侵物种的侵害，来自世界各地的大多数物种都可能在中国寻找到适宜的栖息地。

2. 外来生物入侵的主要途径

外来生物入侵主要是指生物从原来的生境（habitat）向新的地理区域传播，总体来讲，生物入侵的途径包括自然入侵和通过人为传播的无意引入及有意引入三个类型。

（1）自然入侵。

自然入侵不是由人为原因引起的，而是通过生物物种本身的主动迁移和随气流（风）、水流或昆虫、鸟类的传带，使得植物的种子、动物的幼体或卵以及微生物发生自然迁移而造成的生物危害。如紫茎泽兰、薇甘菊以及美洲斑潜蝇等，都是主要靠自然因素而入侵中国的。

（2）无意引入。

近几年，我国的国际贸易迅速发展，特别是在加入WTO之后，大宗商品贸易进出口也越来越频繁，这恰恰是外来物种入侵的主要途径。与我国进行大宗商品贸易的国家主要有美国、加拿大、澳大利亚、欧盟、阿根廷、巴西等国家和地区，我国提出的"一带一路"倡议更加推进了我国与周边及沿线国家的贸易，特别是粮食贸易。我国粮食进口品种多、数量大，因而容易携带有害杂草籽。2018年，全国各口岸共截获植物有害生物4 583种、68.5万次，其中检疫性有害生物335种、7.1万次。另外，海轮的压舱水也可能带来外来水生生物物种的入侵。同时，无意引入的病虫害对农林牧等产业也造成了巨大的损失。

（3）有意引入。

近几年随着我国国力的增强，有关部门开始大量引进外国物种。从"九五"计划开始实施的"948项目"——引进国际先进农业科学技术计划，主要就是从事外国优良品种的引进工作。一段时间以来，几乎与养殖、种植有关的单位都进行着大量的外地和外国物种的引进项目，其中大部分引种是以提高经济效益、观赏、环保等为主要目的。正确的引入外来物种会增加地区生物多样性，极大丰富人们的物质生活。中国水产和特种养殖的引进种类也非常多，很多都是我们餐桌上的美食，如罗氏沼虾、红螯螯虾、虹鳟鱼、罗非鱼、鳗鱼、加州鲈鱼等。其实，早在公元前126年张骞从西域回到长安，中国便揭开了引进外来物种的序幕。一叶苜蓿、葡萄、缠斗、胡萝卜、豌豆、核桃等物种开始源源不断地沿着丝绸之路被引进到中原地区。近代引种最成功的当属美国从中国引种大豆，其种植面积现在已达4亿多亩，目前美国已成为大豆的最大生产国和出口国。但是，对有目的引入物种缺乏科学的评估，引发逃逸，在自然界又缺乏有效的天敌控制，给国民经济造成危害的事例也比比皆是，如从国外引进的观赏花卉喜旱莲子草和凤眼莲逃逸进入江湖，危害极大。从额尔齐斯河引入河鲈导致新疆博斯腾湖的大头鱼灭绝，也是一个心酸且惨痛的教训。

近几年，有些外来物种也加入了宠物行列，如果这些外来物种中的宠物被主人弃养或放生，进入自然生态系统，将会给当地物种带来极大的冲击。

我国的外来物种宠物如巴西龟、鳄鱼龟、清道夫鱼、红腹锯鲑脂鲤等，应该要求宠物主人避免其进入自然生态系统。有很多违规邮购外来物种作为宠物的事件，如2016年4月18日，北京出入境检验检疫局截获全球毒性最强物种之一的箭毒蛙活体，寄自波兰，申报为"衣服、礼物"。类似事件，在我国的出入境检验检疫部门每年都有发生，看来对于公民的生物安全教育仍旧任重而道远。

（三）外来有害生物的危害

1. 生物多样性的丧失加速本地物种灭绝

在自然界长期的生物进化过程中，生物与生物之间的相互制约、相互协调、相互影响将各自种群限制在一定的栖境和数量，形成一定的生物群落结构和稳定的生态平衡系统。当一种生物物种传入一个新的栖境后，如果脱离了人类控制并逃逸为野生，在适宜的气候、土壤、水分、营养以及传播条件下，当生态系统中资源供给充足，并有空余的生态位等机遇时，外来物种就能够通过适应竞争，生存与繁衍，大肆扩散蔓延，形成大面积单优势群落，破坏本地动植物，颠覆本地原有的生物群落结构，危及本地濒危动植物的生存，造成生物多样性的丧失，从根本上破坏和危害本地原有的景观生态系统。外来入侵物种影响生态系统的机制多种多样且相当复杂，造成的生态学影响深刻而广泛，并表现出不同的结构特征和功能形态。20世纪90年代，薇甘菊从东南亚一些国家和我国香港地区入侵内地，并迅速蔓延到整个珠江三角洲地区。珠江入海口的伶仃洋上的伶仃岛是国家级自然保护区，占地面积达460公顷，由于遭到薇甘菊的入侵，受损面积达80公顷，造成灾难性后果。岛上的香蕉、荔枝、龙眼，以及一些灌木和乔木都被薇甘菊大片覆盖，难以进行光合作用而窒息死亡。原有植物多样性的丧失直接威胁到岛上的红树林、鸟类及600多只猕猴的生存。

2. 破坏景观生态自然性和完整性

景观主要是指自然风光、地面形态和风景画面。而景观生态是以天空为顶，地表为底，在一定范围内的户外空间及其所包含的有机无机、有形无形因子，以及它们之间的互动关系所产生的自然效应组合。通俗地说，景观就是我们在自然界看到的由山水、植物动物和人文等要素组成的画面。

外来有害物种有可能破坏景观的自然性和完整性。如凤眼莲原产于南美，作为猪饲料引入我国，此后逃逸扩散至大半个中国。云南滇池就由于覆盖面积约达十平方公里的凤眼莲破坏了滇池的景观观赏性和完整性，同时破坏了原有的水生生态系统，堵塞了河道，污染了水质。

3. 导致严重的农林牧渔业经济损失

有的入侵物种会导致农作物、林木、家畜、家禽的流行病和虫害，从而造成严重的经济损失。在我国随处可见这些外来生物入侵者制造的麻烦。我国目前正在受入侵害虫——草地贪夜蛾的危害，该害虫原生于美洲热带和亚热带地区，现已发展成为全球性的重大农业害虫。自2018年12月中旬侵入我国以来，一年多时间蔓延至我国26个省（市、自治区），对玉米、小麦、高粱、甘蔗等重要农作物的生产构成严重威胁。2019年草地贪夜蛾完成了在中国的入侵和定植过程，2020年进入暴发危害阶段。就外来有害生物发生动态的一般规律而言，当摆脱原生地自然生态控制效应进入一个新的适宜栖息地后，其种群的发生量是原生境的5~10倍。因此，2020年我国草地贪夜蛾的防控工作形势十分严峻，面临重大挑战。我国历来对外来物种的入侵防范工作十分重视，2001—2003年原国家环保总局组织了一次全国外来入侵物种调查，调查发现全国共有283种外来入侵物种，每年对经济和环境造成的损失约1 200亿元。另据有关专家估计，我国现有入侵物种近500种，造成的经济损失高达2 000亿元/年。外来物种入侵给全球造成的经济损失每年超过4 000亿美元。令人担忧的是，这些外来入侵物种中有46.3%已经入侵自然保护区。外来物种入侵的现象日益增多，造成的生物安全问题也越来越严重，因此有效防范外来物种入侵刻不容缓。

4. 引起人类疾病威胁人类健康

有些外来入侵物种也可以导致人类疾病。40多年前侵入我国的豚草，其花粉可导致人类患"枯草热"，在花粉飘散的7~9月体质过敏者便会发生哮喘、打喷嚏、流鼻涕等症状，甚至会引起花粉敏感者产生严重的并发症而死亡。入侵我国的毒麦（其种子中含有毒麦碱，误食后轻者头晕昏迷呕吐，重者神经系统麻痹死亡）也曾引起过食用人群大量中毒死亡。

三、外来有害生物的风险评估

（一）外来有害生物风险评估的必要性

1. 经济全球化的需要

进入21世纪后，全球经济一体化进程加速，交通日益便捷，人员及货物往来频繁，为外来物种的长距离迁移进入新的环境创造了条件，高山大海等自然屏障的阻碍作用已经越来越小。外来入侵物种逐渐成为严重的全球性环境问题。

2. 保护生物多样性和生态环境的需要

有关生物多样性保护研究表明，针对外来入侵物种环境风险评估是多样性保护中"预防原则"的具体表现，是外来入侵物种环境管理的重要手段。我国以前开展的评估工作，主要是针对农业生产，没有考虑外来入侵物种对生物多样性和环境的危害。为此，《全国生态环境保护纲要》第14条规定"对引进外来物种必须进行风险评估"。原国家环保总局发布的《关于加强外来入侵物种防治工作的通知》（国环发〔2003〕6号）要求："逐步建立评价制度，对所引进物种不仅要考虑其经济价值，还要考虑其可能会对生物多样性和生态环境的影响，进行科学的评估以及必要的相关试验。"只有经过环境安全影响评价的外来物种才能引进应用和商品化。

虽然在1996年制定的《中华人民共和国进出境动植物检疫法实施条例》已经实施多年，但针对外来物种的检疫管理仍然缺乏有效的措施，为此原国家环保部分别在2003年和2010年分两批发布《中国外来入侵物种名单》。截至2020年8月，根据生态环境部发布的《2019中国生态环境状况公报》显示，全国已发现660多种外来入侵物种。此外原国家环保部2012年还颁布了《外来入侵物种环境风险评估技术规范》具体指导外来入侵物种的环境风险评估工作。

3. 履行国际义务的需要

许多国际公约的条款和国际组织的文件都涉及了外来物种的风险评估，如《生物多样性公约》（CBD）、联合国粮食及农业组织和世界贸易组织的《贸易技术壁垒协定》（TBT）及《实施卫生与植物卫生措施协议》（SPS）、《拉姆萨公约》的关于"入侵物种和湿地的协议"、世界自然保护联盟（IUCN）的"预防外来入侵物种引起生物多样性丧失的指导原则"、欧洲和地中海植物保护组织（EPPO）的"有害生物风险评价实施方案"等都做了相应的规定。因此，进行外来物种的环境风险评估研究、制定《外来入侵物种环境风险评估技术规范》加强外来物种的环境安全管理、履行国际义务是非常迫切和必要的。

（二）外来有害生物风险评估的原则

国内外多起外来物种风险事件的发生和所造成的严重危害均提醒我们：对待外来有害生物风险的评估应采取"预先防范和逐步评估原则"。在没有充分的科学证据证明引进外来物种无害情况下，则认为该物种可能有害，即使评估认为其风险是可预测的和可控制的，也应该开展长期监测以防范未知的潜在风险。对有意引进的外来物种，即使评估不能证明其存在风险，也应遵循先实验后推广，逐步扩大利用规模，不可一蹴而就。

（三）外来有害生物风险的影响因素

一般情况下，任何事件的发生都是多种因素综合作用的结果。我们可以根据外来物种的生物学、生态学、人类活动和危害等方面的因素对外来物种风险进行分析，提取风险产生的内外关键因子。评估就是对这些因子进行研究，逐步识别各方面的风险。具体来说有如下4个方面。

> 第一，物种自身特性。外来物种本身具备的有利于入侵的生物学和生态学特性，如外来入侵物种的繁殖能力、传播能力等固有的特性，以及对环境改变的适应能力等。

> 第二，环境因子。适合外来物种入侵的各种生物和非生物因素，如本地的竞争者、捕食者和天敌，适宜外来物种生长繁殖传播暴发等的气候条件等。

第三，人为因素。指人类活动对外来物种入侵产生的影响，如人类活动为外来物种的引进开辟了途径。对外来物种入侵传播扩散和暴发疏于防范并采取了不适当的干预措施。

第四，入侵后果。指外来物种各种不利于人类利益的作用，结果表现为经济、环境、人类健康等方面的损失。

（四）外来有害生物风险评估的过程

针对外来入侵物种风险的评估，一般情况下分为三个阶段。

第一阶段是对评估进行一些必要的信息收集，以确定其是否需要进行风险评估。

第二阶段是开展风险评估，分析发生入侵的可能性及生态危害。

第三阶段是给出结论和建议，确定环境风险评估的结果，提出防控的建议和替代方案。

1. 评估前预判

评估前是否决定进一步开展评估工作，需要收集评估对象的基础信息。这些基础信息包括受外来物种影响的区域环境经济状况、外来物种的引进途径、外来物种的生物学特性、外来物种的管制情况、已有的外来物种风险评估情况、外来物种的危害等。通过这些信息的分析，可以明确评估外来物种是否是外来入侵物种。还需注意的是，有些外来物种虽然不能在当地建立自然种群和进行自然扩散，但由于不适当的生产措施，可能导致其产生经济和环境危害。

2. 评估

评估主要分为以下四个方面：引进可能性评估、建立自然种群的评估、扩散可能性的评估和生态危害性的评估。

引进可能性的评估，主要是针对有意引进和无意引进的风险进行评估。对于无意引进的，主要评估其与物质、人员流动的联系、原产地的分布和发生情况，对货物采取的商业措施、检疫难度、存储和运输的条件和速度、在存储和运输中的生存和繁殖能力、专门处理措施等方面。对于有意引进的物种，一定要进行引进的科学论证，相当于经过评估的过程。对于自然繁殖的外来物种的评估主要是考察外来物种的适应能力和抗逆性繁殖能力、有无外来物种生存的栖息地及分布、有无外来物种完成生长繁殖扩散等生活史关键阶段所必需的其他物种、有无利于外来物种建立种群的人为因素等。扩散可能性的评估主要是评估外来物种的扩散能力、有无阻止外来物种扩散的自然障碍、人为活动对扩散的影响等。生态危害性的评估主要包括环境危害、经济危害、危害控制等方面。

下面以对草本植物的评估为例，具体讲述评估的过程。针对草本植物类群是否能够在引入地建立自然种群的可能性评估，首先应评估其引入地和原产地的气候是否相似、引入地是否能够产生可育的种子、自然杂交和自花授粉是否能进行、能否无性繁殖、在引入地是否完成生命周期以及对土壤的耐受等方面。对其扩散可能性的评估主要是测定种子的产量和发芽率、是否有适于长距离传播的器官或结构、是否有利于携带和传播病虫害、是否具有无意和有意传播及自然传播的可能性。对于其是否能产生生态危害，也主要评估其是否通过人工繁育、化感作用、可食性、毒性、传播病虫害、引发火灾、控制性等方面带来危害。

3. 评估报告

评估报告的结论主要是给出确定环境风险评估的最终结果，也就是引进物种是否造成生态危害、危害的程度以及环境风险程度可否预测。对于确定可接受引进的物种，应提出相应的风险管理措施。

（五）对国内已有的外来入侵物种的监控

前面介绍的风险评估原则和过程，只能用于在国内尚无分布地引进物种和生物制品的风险分析。而我国已经发生入侵的数百种外来物种，由于仅在局部产生危害，没有在其他广大地区造成不利影响。对于这些入侵物种，也需要进行风险评估，在传入地区进行风险预警和风险控制。对于入侵物种扩散的风险评估，也主要考虑其扩散传播能力、环境的适应性、生长繁殖和定制能力。评估的结果就是对这些能力的强弱做出明确的分析划分，由此确定有害生物入侵不同地区的风险级别。即确定入侵的高风险区（距离疫区近）、一般风险区（距离疫区几百至1 000km）和非风险区（距离疫区1 000km以上），并发出风险预警及提出高风险区的风险管理措施。

四、我国外来有害生物现状及主要类群

（一）我国外来入侵有害生物现状

我国地大物博，各种地域类型齐全，植物丰富，因此栖息地类型繁多，生态系统多样，大多数外来物种都很容易在我国找到适宜的生长繁殖地，这也使得我国较容易遭受外来物种的侵袭。世界各地发生的生物入侵给各国造成了不同程度的经济损失和生态环境破坏。从19世纪以来，入侵我国的有害生物种类逐年增多。长期以来，我国由于缺乏对入侵物种的足够认识和系统的研究调查，至今仍不能提供较为权威的入侵国内的外来物种的目录资料。根据已有的报道初步估计中国已知的外来入侵物种有500多种，其中入侵的植物300余种，入侵动物约180种，入侵的微生物约50余种。近几年，国家公布首批16种外来入侵物种，其中有水葫芦、水花生、紫茎泽兰、大米草、薇甘菊、美国白蛾、松材线虫、马铃薯甲虫以及最近造成严重入侵事件的草地贪夜蛾。这些外来的入侵物种使得我国的农业、林业、牧业和生物多样性保护的工作更加艰巨。国际自然保护联盟公布的100种破坏力最强的外来入侵物种约有一半侵入了中国。因此，我国农业生物安全的工作，特别是维护生物多样性、全力抵御外来物种侵袭的工作已经刻不容缓。

（二）不同外来入侵生物类群

1. 入侵杂草

外来入侵杂草，一般情况下都是境外人为引入或自然传入我国。有的学者列出了我国入侵杂草有230余种，但也有文献报道称超过300种。入侵杂草具有繁殖能力强、传播能力强和生态适应能力强的特点，将会在新环境迅速建立起

栖息地。许多入侵杂草侵入各类农田和林地，争夺阳光、水分和营养，造成严重的粮食损失和林木减产。入侵杂草还可以入侵其他陆地生态环境，直接抑制和排挤当地土生植物的生长繁殖，有些种类还可以分泌化感物质抑制其他植物和土壤中的生物，降低生境中的生物多样性，有些种类入侵水域生境干扰水路交通运输，还可以污染水体；另外有一些种类含有毒化合物，接触和使用会导致疾病，威胁人类健康。

（1）紫茎泽兰。

紫茎泽兰属于菊科泽兰属，是多年生草本或亚灌木植物，被称为植物界里的杀手，由于其可以产生化感物质，所到之处寸草不生，很多牛羊误食也可能引起中毒。由于其可进行有性繁殖和无性繁殖并且对环境的适应性极强，在干旱贫瘠的荒坡、墙头、石缝里都能生长，严重地威胁当地农作物的生长。该杂草原产于中南美洲的墨西哥至哥斯达黎加一带，约在20世纪40年代由缅甸传入我国云南，后经过半个世纪的传播，现已分布在我国云南、贵州、四川、广西、重庆、湖北、西藏等省（区、市），造成严重危害，并以每年大约60公里的速度，随西南风向东和向北扩散。

紫茎泽兰的茎呈紫色，被线状短绒毛。叶对生，卵状三角形和菱形，边缘具粗锯齿。头状花序，直径可达6mm，排成伞房状，总苞片三四层，小花白色，呈半灌木，高0.8~2.5m。有性和无性繁殖，每株每年产瘦果1万粒左右，瘦果五菱形，具冠毛可随风传播。根状茎发达，可依靠强大的根状茎快速扩展蔓延。每年2—3月开花，4—5月种子成熟。种子产量巨大，小而轻，有刺毛，很容易随风飘散。

（2）空心莲子草。

空心莲子草属于苋科莲子草属植物，水生和湿生，多年生宿根性草本植物。生命力极强，适应性非常广，而且它的生长速度非常快，水陆均可生长。该草原产于南美的巴西，在20世纪30年代，引入我国南方地区作为饲料植物栽培。在20世纪50—70年代，随着养猪业的发展，作为优良饲料在我国进行大力推广，20世纪80年代后期转为野生迅速蔓延扩大，现已分布于我国中部和南部的20多个省（区、市）。

该种草的茎基部匍匐、上部伸展，中空，有分枝，节腋处疏生细绒毛，叶对生，长圆倒卵形或倒卵状披针形。顶端钝圆有芒尖，基部渐狭，两面无毛或上面有贴生毛及缘毛，叶柄无毛或微有柔毛。花密生，总花梗的头状花序，单生在叶腋，苞片及小苞片白色，苞片卵形，花被片矩圆形，白色，光亮，无毛，子房倒卵形，5—10月开花。

（3）水葫芦。

水葫芦又名凤眼莲、水浮莲、布袋莲、凤眼蓝，属于雨久花科凤眼莲属。原产于南美洲亚马孙河流域。20世纪被作为饲料植物引入我国。由于它生长繁殖速度很快，以每周繁殖一倍的速度滋生。在我国南方水域广为生长，成为有害外来物种的典型代表之一，目前在我国南方19个省（区、市）均有分布。

水葫芦为多年生草本植物，株高30～50cm，水生须根发达，漂浮水面和根生于浅水泥中，茎极短缩，具长匍匐枝，植株基部丛生叶片，莲座状，宽卵形或菱形，光滑，叶柄基部膨大呈葫芦形，中空有气，使植株浮于水面，叶单生，叶片基部为荷叶状。水葫芦的泡囊稍带点红色，嫩根为白色，老根偏黑色。花紫蓝色，呈多棱喇叭状，花茎单生，穗状花序，有6～12个小花，花两性，花柱细长，子房上位，花期为6—9月。

（4）毒麦。

毒麦为禾本科黑麦属的草本植物，属于田间常见的杂草。毒麦经常和重要的农作物小麦混生在一起，外形与小麦非常类似。由于其含有麻痹中枢神经致人自然昏迷的毒麦碱，被认为是一种恶性杂草。毒麦原产于地中海和欧洲，我国1954年首次在进口的粮食中检出，现在26个省（区、市）均有分布。

毒麦是一年生或越年生草本植物，高50～110cm。秆疏丛生，直立。叶鞘较松弛，长于节间；叶舌膜质，长约1mm，叶片无毛或微粗糙。花序穗状，小穗含4～7花，单生而无柄，侧扁。第一颖退化，第二颖与小穗等长，或略过之，具5～9脉，外稃具5脉，顶端稍下方有芒，芒长1～2cm，内稃几乎与外稃等长，颖果矩圆形，腹面凹陷成一宽沟，并与内稃嵌合。

（5）黄顶菊。

黄顶菊是近年来新发现的一种外来杂草，有的地方也称为野菊花，原产于南美洲。黄顶菊能严重挤占其他植物的生存空间，它生长的地方，其他植物难以生存，一旦侵入农田，将威胁农牧业生产及生态环境安全。黄顶菊目前在我国河北省石家庄市等47个县市有分布并造成危害，且已扩散到河南和山东与河北接壤的临近县市。

黄顶菊喜欢阳光、潮湿、嗜盐，一般4月上旬萌芽出土，4—8月生长，9月下旬开花，10月底种子成熟，种子量极大，而且种子繁殖能力超强。一株黄顶菊大概能开1 200多朵花，每朵花产上百粒种子，一株黄顶菊就能产几十万粒种子。此外由于其耐盐碱、耐贫瘠、抗逆性极强，繁殖速度惊人，所以其传播速度是非常之快的。

2. 入侵动物

入侵动物种类中绝大多数是害虫，还有螨类和软体动物（它们不是昆虫纲）。目前入侵动物大多数是陆生的，也有一些水生动物，它们多数危害农作物和森林树木，也有一些危害养殖动物或直接威胁人类健康。这些入侵动物大多数符合入侵途径的三种方式，其中观赏鸟类、鱼类、爬行类动物、养殖为目的的两栖类和哺乳类动物，基本都是由主动引入途径带入我国的，而昆虫及线虫等一般是无意带入或者靠自然扩散入侵的。我国是世界上唯一一个养殖产量超过自然捕捞量的国家，在引进外国物种方面缺乏规范，也造成外来物种有入侵机会。下面介绍几种典型的入侵动物。

（1）马铃薯甲虫。

马铃薯甲虫是世界上主要的毁灭性检疫害虫，原发现于北美洲落基山脉，最初危害野生的茄科植物。我国于1993年在新疆边境地区霍城、察布查尔、伊宁、塔城四县最早发现。1999年扩散至乌鲁木齐，到2002年马铃薯甲虫已经扩散到达木垒县，目前已经逼近新疆与甘肃交界的马铃薯产区。

马铃薯甲虫的成虫体长9~12mm，宽6~7.6mm，短卵圆形，体背显著隆起，淡黄色至红褐色，具多数黑色条纹和斑，头顶的黑斑多呈三角形，复眼上方有一黑斑，口器淡黄色或黄色，触角基部6节黄色，基部5节膨大而色暗。在新疆一般一年1~2代，以成虫形态在7.6~12.7cm土层运动，第二年土温15.5℃时出土活动。马铃薯甲虫成、幼虫均可取食马铃薯叶片和茎尖，还可取食幼嫩的马铃薯薯块。

（2）美国白蛾。

美国白蛾，又名美国灯蛾和秋幕毛虫，属鳞翅目灯蛾科，是我国首批公布的外来入侵物种之一。美国白蛾是世界性检疫害虫，原产于北美洲，广泛分布于美国和加拿大南部。主要危害果树、行道树、观赏树木特别是阔叶树，对园林、经济林、农田防护林等造成严重的危害。1979年，由朝鲜传入我国辽宁省丹东市。目前，北京、天津、河北、辽宁、山东、陕西、河南等七个省市已经出现美国白蛾。美国白蛾成虫为白色中型蛾子，体长13~15mm，复眼黑褐色，口器短而纤细，胸部背面密布白色绒毛，多数个体腹部白色无斑点，少数个体腹部黄色上有黑点。美国白蛾繁殖能力强扩散快，每年可向外扩散35～50km。其各个生长发育时期都可随货物借助交通工具进行传播。

（3）福寿螺。

福寿螺，又称大瓶螺，属瓶螺科瓶螺属软体动物，个体大、食性广、适应性强，生长繁殖快。1981年引入中国，目前已经被列入首批外来入侵物种。福寿螺原产于南美洲的亚马孙河流域，现已广泛分布于我国的广东、广西、海南、台湾、福建、云南、四川、重庆、湖南、江西和浙江等地。福寿螺螺壳外观具旋状纹，有光泽和若干条细纵纹，颜色随环境及螺龄不同而不同，爬行时，头部和腹足伸出，头部具触角2对，前触角短，后触角长，后触角的基部外侧各有一只眼睛，螺体左边具一条粗大的肺吸管。福寿螺食量极大，并可啃食很粗糙的植物，还能刮食藻类，其排泄物能污染水体。由于福寿螺是卷刺口吸虫、广州管圆线虫的中间寄主，因此人类食用了未煮熟的福寿螺可引起寄生虫在人体内感染。

（4）松材线虫。

松材线虫属蠕形动物门，线虫纲，垫刃目，滑刃总科，伞刃属。松材线虫病又称松枯萎病，是一种毁灭性虫害，主要通过松墨天牛等媒介昆虫传播于松树体内，从而引发松树病害。我国主要发生在黑松、赤松和马尾松上。松材线虫原产于北美洲，我国1982年在南京市中山陵首次发现，在短短的十几年间又相继在江苏、安徽、山东、浙江、广东、湖北、湖南、台湾等许多地区发现并流行成灾。由于松材线虫病危害极大，安徽黄山风景区的园林部门将黄山风景区与外接壤的松林尽数砍去，以杜绝此病传染黄山风景区松树。

3．入侵微生物

入侵微生物，包括多种真菌、细菌和病毒，主要是从境外传入的导致人和动植物疾病的微生物种类。一般情况下，微生物只能是被动传播，不能自主转移。据统计，我国的入侵微生物有100余种，但文献记载的只有40余种，其中大多数是导致农作物和林木病害的病原微生物，下面介绍几种代表性植物病原物。

（1）小麦矮腥黑穗病菌。

小麦矮腥黑穗病菌有两种，即矮腥黑穗病菌和印度矮腥黑穗病菌。小麦印度矮腥黑穗病菌最早于1930年发现于印度旁遮普省的卡那尔地区，并因此而得名。小麦矮腥黑穗病菌明显的特征是感染麦粒，并伴有强烈的鱼腥味。目前已成为危及小麦生产和国际贸易的世界性检疫病害。目前，在我国新疆部分地区发现被该病菌侵染的小麦。该病菌具有种传、土传和气传等多种传播途径，给该病原菌的防治及阻止传播带来了极大的困难。

（2）马铃薯癌肿病菌。

马铃薯癌肿病菌起源于南非的Andern地区。在我国主要分布于云南、贵州、四川，云南主要在昭通、宁蒗等高寒山区。马铃薯癌肿病菌属于真菌界，壶菌门，壶菌目，集壶菌科，集壶菌属，小集壶菌亚属。该病菌主要危害马铃薯植株地下部分，侵染茎基部、匍匐茎和块茎。该菌侵入寄主刺激细胞组织增生，长出畸形粗糙疏松的肿瘤。

五、外来入侵物种的预防控制及策略

对于入侵有害生物的防控管理，主要采用疫区和非疫区的管理方式。某一入侵有害生物发生侵入地称为疫区，反之则称为非疫区。同一个外来入侵有害物种在疫区和非疫区采用的防控策略和技术是不相同的。在非疫区使用预防传入与应急防控相结合的策略，而在疫区则采用降低危害的综合控制策略。

（一）非疫区入侵有害生物防控

外来入侵物种的非疫区是指该物种还没有入侵的地区，它可以通过主动迁移和人为传带而传播扩散到这些区域。人为有意和无意的传播是其主要的扩散蔓延途径。因此，对于非疫区主要预防入侵物种的人为传入，主要措施有加强引种管理、动植物检疫和疫情监测几个方面。

在引种管理方面，尤其应该加强引种的风险评估。在中国已知的外来有害植物中，超过一半是人为引种的结果。如我国沿海为防封固堤引进的大米草，现今在福建等地造成较大危害。水葫芦和空心莲子草等也是人为引进植物，同样对我国经济社会和生态造成了重大损失。目前，我国在退耕还林和还草工作中引进了各种草坪草和树种，如果不进行充分的风险评估，很有可能导致入侵物种种类增加和危害加剧。

动植物检疫也是防控的主要措施。动植物检疫是一种带有法律法规性质的有害生物控制方法，有专门的检疫机构和人员执行。目前我国进出口检疫主要是针对国家检疫对象名单中列出的有害生物种类进行检疫。各地的检疫部门除了主要针对国家列出的检疫对象外，还针对地方列出的检疫对象进行检疫。但是，目前有不少的重要外来物种，既没有列入国家，也没有列入地方检疫的名单目录，因此有些入侵物种在检疫的程序中是被忽视的，这是很危险的。许多有害生物往往是混杂于动植物寄主、种苗产品和加工品中被人们异地交换和远距离传播，有时也附着在包装物和运输工具等表面被带到异地，这样往往会加大动植物检疫发现商品中携带的入侵生物的难度，因此有些海关部门会直接拒绝有入侵物种的商品进入。我国动植物检疫法明确规定，严禁从入侵物种疫区调运动植物种苗和产品，对预计调入的物品，必须进行严格的检疫检验，一旦发现有入侵物种必须就地处理消除。所以建议大家在进出国门经过海关检疫时主动配合，不要携带禁止入境的商品。

（二）疫区有害入侵生物的防控

如果在疫区中某个入侵物种已经蔓延且危害很严重，那么在该地区就不应采取紧急灭除的技术。采用紧急灭除的技术往往不能彻底铲除入侵物种或者需要花费的成本非常高。对于疫区的入侵有害物种采取的技术往往和一般的有害生物的控制技术是一样的。所有的有害生物的控制技术虽然可以采用，但也应该根据掌握的入侵生物的发生和危害特点及严重程度来采取相应的控制措施，重点是防控入侵有害生物不能传播到其他邻近的非疫区。如果发生地点已经临近非疫区，应该果断采取紧急灭除的措施。

（三）我国应采取的控制对策

1. 建立和完善相关法律制度及生物风险评估系统

我国现在涉及外来物种入侵的法律、法规及条例有《中华人民共和国进出境动植物检疫法》《中华人民共和国国境卫生检疫法》等18种。它们法律位阶不高，每部都仅涉及外来物种一个或几个方面，至今没有一部国家层面的有关外来物种入侵的专门法律，因此应尽快制定一套比较完善的法律法规，使外来物种引入的评估和审批立法更加完善。在入侵物种传入的各个环节制定相应责罚明确的法律法规。

我国地域辽阔，气候和地理类型繁多，极易造成生物污染和物种入侵。外来入侵物种一旦有合适的生态环境就可以定居、扩散，尽管这样的发展有时滞，短的几年，长的几十年，小种群可以被根除或予以遏制，但是外来物种一旦蔓延开来，就很难被清除或控制。因此，外来物种风险评估非常必要，只有经过风险评估，确定对当地不会造成影响或影响较小，才可以引进。

2. 建立预警监测系统并加强检疫与管理

结合大数据技术，开展各级预警监测体系建设。在监测方面，应该加强信息系统的建设，建立起入侵物种数据库和物种鉴定专家数据库。在国内应建立起定期普查、定期报告与公告制度，以便及时发布国家生态安全预警名录，制止外来物种的入侵和蔓延。在国际上应加大国际合作，建立健全高效的外来入侵物种监测系统以及对生态系统、生态环境或物种构成威胁的外来物种风险评价指标体系、风险评价方法和风险管理程序等。建立外来物种数据库，加强对外来入侵物种识别、防治技术、风险评估技术、风险管理措施的培训，相关人员享受资源共享以及提供网络服务等。在检疫方面，对旅游者携带外来生物、进口货物入境、运输工具入境、国内异地引种等进行检疫。在管理方面，由于我国现有立法多为部门立法，缺乏统一的协调管理机制。因此，应该成立一个跨部门统一管理机构，从国家高度全面管理外来入侵物种。

3. 加强宣传教育

由于我国对外来物种的认识不足，使得某些外来物种演化成了入侵物种，各级生态环保部门应加强宣传教育，并通过报纸、广播、电视以及网络等传播媒介，强化人们对外来入侵物种危害性的认识，提高公众对外来入侵物种的防范意识。只有全社会共同行动和参与，才能取得良好效果。

参考文献

[1] 戴小枫,吴孔明,万方浩,等. 中国农业生物安全的科学问题与任务探讨 [J]. 中国农业科学,2008（6）：1691-1699.

[2] 曹北危. 生物入侵[M]. 北京：化学工业出版社,2004.

[3] 王兰萍,耿荣庆,刘忠权,等. 江苏沿海地区入侵害虫和病原生物的现状分析 [J]. 安徽农业科学,2008,36（31）：13748+13776.

[4] 陈娟. 外来入侵生物梨火疫病菌风险分析的初步研究[D]. 南京农业大学,2005.

[5] 谭万忠,彭干发. 生物安全学导论[M]. 北京：科学出版社,2015.

[6] 万方浩,谢炳炎,杨国庆. 生物入侵学 [M]. 北京：科学出版社,2011.

[7] 谢贵平. 中国边疆跨境非传统安全：挑战与应对 [J]. 国际安全研究,2020,38（1）：131-156+160.

[8] 韩燕,阿曼古力·马吾提. 外来物种入侵对本地生物多样性的影响 [J]. 新疆畜牧业,2014（12）：52-54.

[9] 丁晖,石碧清,徐海根. 外来物种风险评估指标体系和评估方法 [J]. 生态与农村环境学报,2006（2）：92-96.

[10] 吴志红. 恶性杂草——紫茎泽兰的危害及控制对策 [J]. 中国植保导刊,2004（7）：7-9.

[11] 曾强国,苏文杰,彭梅芳,等. 外来入侵植物空心莲子草的防治研究 [J]. 农业环境与发展,2011,28（2）：18-21.

[12] 李惠欣. 河北衡水湖自然保护区入侵植物及其管理 [J]. 湿地科学与管理,2008（2）：51-53.

[13] 杨小林,王德良. 外来入侵动物 [J]. 江西农业学报,2007（6）：125-127+130.

[14] 王俊,王登元,侯洪. 新疆马铃薯甲虫的发生与防治现状 [J]. 新疆农业科技,2008（3）：60.

[15] 哈尼马提,魏建华,甘寿春,等. 新疆昌吉州马铃薯甲虫发生规律与防控措施 [J]. 中国植保导刊,2013,33（1）：54-56.

[16] 朱红梅. 滨州市美国白蛾发生规律及防治措施 [J]. 安徽农学通报,2020,26（15）：93+139.

[17] 余清军,韩巨才,乔雄梧,等. 浅谈外来物种入侵及应对策略 [J]. 现代农业科技,2007（4）：53-54.

[18] 郝海青. 防止外来物种入侵的国内外立法比较研究[C]. 2004年中国法学会环境资源法学研究会年会,2004.

第八章

感染性物质的
处理和运输

生物危害（Biological hazard，Biohazard）指的是会对人类及动物产生危害的生物或生物源性的感染性物质，通常包括动物、植物和病原微生物（包括病毒）等；此外，病原体的组织切片、体液、固体废弃物和呼出的废气也可造成生物危害。本章着重介绍生物危害的处理原则和方法；此外，也对造成生物危害的感染性物质的转运进行了详细的描述。

一、生物危害分类

2019年9月16日下午，俄罗斯柯尔兹沃市（Koltsovo）一个生物研究中心因天然气爆炸发生火灾。这原本是一起普通的消防安全事故，经当地媒体报道后却引起了世界范围内广泛关注，原因就在于该实验室保存了天花和埃博拉病毒的活毒样本。虽然最终火势得到控制且未引起病毒泄漏，但对于可能存在的严重后果还是让当地政府及民众感到恐慌。因为在1978年英国伯明翰大学医学院发生过天花病毒实验室泄漏的事件，该案例在本书第一章已有详细介绍。上述两个案例是典型的由于生物危害引起的事件，在造成人们恐慌的同时，也提醒实验人员和监管机构对于生物危害处理的重要性。

一般来讲，轻度的生物危害在日常生活中比较常见，例如垃圾废弃物中的致病菌、痰液或者普通感冒病人呼吸所产生的带有病毒的气溶胶等。但严重的生物危害则并不常见，仅存在于一些特定的场合（如操作病原微生物的实验室、医院等），尤其是随着经济的发展和人们生活水平的提高，世界各国的卫生环境条件也有了极大的改善，造成对人产生重大生物危害的因素也在逐渐减少。然而人类并不能完全消除那些未知的新突发传染性疾病的侵袭，如埃博拉出血热和新冠肺炎等，突发传染病的危害也是不可预期的。

具有生物危害的各类物品需要经过严格的处理后才能保证消除已知的生物污染物对人体和环境的危害。根据联合国《关于危险货物运输的建议书》（第

16修订版，2011年），感染性物质可分为A类和B类。A类指的是以某种形式运输的感染性物质，在与之发生接触时，可造成健康的人或动物的永久性失残、生命危险或致命疾病。而不符合列入A类标准的感染性物质被称为B类。我国于2016年6月发布新版《国家危险废物名录》中，同样对感染性物质的具体分类有明确介绍。

（一）危害人类和动物的感染性物质

联合国《关于危险货物运输的建议书》（第16修订版，2011年，以下简称《建议书》）对危害人类和动物的感染性物质有如下定义：此类感染性物质必须以特定形式运输，若与之发生接触则可能造成健康的人和动物的永久性残疾、引发生命危险或致命疾病。《建议书》将这类物质的编号定为UN 2814，其中具体的物质如表8-1所示。

表8-1 危害人类和动物的感染性物质（UN 2814）

联合国编号和正式运输名称	微生物
UN 2814 感染性物质（感染人和动物）	结核分枝杆菌
	尼帕病毒
	鄂木斯克出血热病毒
	脊髓灰质炎病毒
	狂犬病毒
	普氏立克次氏体
	立氏立克次氏体
	裂谷热病毒
	俄罗斯春夏脑炎病毒
	萨比亚病毒
	痢疾志贺氏Ⅰ型菌
	蜱传脑炎病毒
	天花病毒
	委内瑞拉马脑脊髓炎病毒
	西尼罗病毒
	黄热病病毒

续表

联合国编号和正式运输名称	微生物
UN 2814 感染性物质（感染人和动物）	鼠疫耶尔森氏菌
	炭疽芽孢杆菌
	流产布鲁氏菌
	马耳他布鲁氏菌
	猪布鲁氏菌
	鼻疽伯克霍尔德氏菌
	类鼻疽假单胞菌
	鹦鹉热嗜衣原体
	肉毒梭菌
	粗球孢子菌
	伯氏考克斯氏体
	克里米亚-刚果出血热病毒
	登革热病毒
	东方马脑炎病毒
	大肠杆菌，维罗毒素
	埃博拉病毒
	屈挠病毒
	土拉热弗朗西斯氏菌
	瓜纳里托病毒
	汉塔病毒
	引起出血发烧肾综合征的汉塔病毒
	亨德拉病毒
	乙型肝炎病毒
	乙型疱疹病毒
	人类免疫缺陷病毒
	高致病性禽流感病毒
	日本脑炎病毒
	胡宁病毒
	贾萨努尔森林病病毒
	拉沙病毒
	马丘波病毒
	马尔堡病毒
	猴痘病毒

（二）可感染动物的感染性物质

根据《建议书》里的规定，感染性物质如果只引起动物疾病而对人体无感染性，则定义为 UN 2900，其具体分类如表8-2所示。

表8-2　仅危害动物的感染性物质（UN 2900）

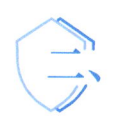

联合国编号和正式运输名称	微生物
UN 2900感染性物质（仅感染动物）	非洲猪瘟病毒
	Ⅰ型禽副粘病毒
	典型的猪瘟病毒
	口蹄疫病毒
	结节性皮肤病病毒
	蕈状支原菌
	小反刍动物瘟疫病毒
	牛瘟病毒
	绵羊痘病毒
	山羊痘病毒
	猪水疱病病毒
	水疱性口炎病毒

二、生物危害的处理方法

本章所讨论的生物危害主要指的是病原微生物对人体和动物造成的危害，而实验室是操作病原微生物频率最高的地方，因此我们更侧重于实验室内的生物危害处理。WHO于2004年更新了《实验室生物安全手册》（第三版），全球绝大部分涉及病原微生物操作的实验室均参照该手册制定实验室的安全规章制度。该手册介绍的生物危害的处理方法包括灭菌和消毒两个方面。

（一）灭菌 (sterilization)

灭菌是指杀死和（或）去除所有微生物及孢子的过程，也有专家认为灭菌是采用强烈的理化因素使任何物体内外部的一切微生物永远丧失其生长繁殖能力的措施，总之任何物品经过灭菌处理后不应有活的微生物生存（包括细菌芽孢）。如果以温度进行分类，灭菌可分为热灭菌和低温灭菌。以下将为读者介绍几种在实验室生物危害处理中较为常用的灭菌方法。

1. 热灭菌

热灭菌是最常见的灭菌方法之一，利用高温（60℃以上）使微生物的一切蛋白质变性，酶的活性丧失，最终致使细胞死亡。热灭菌包括干热灭菌和湿热灭菌。

（1）干热灭菌。

干热灭菌是指在干燥环境下用高温杀灭微生物的方式，包括使用隧道烘箱对被灭菌物品实施高温干烤、火焰灼烧、红外加热和微波加热等方式。干热灭菌主要用于气体无法穿透的物品，高温状态下不易变形变质的物品，以及不耐湿热蒸汽的物品。干热灭菌可对包括玻璃器皿、金属类以及高温下不易分解的化合物原材料（如耐热的油剂、干粉类、矿物质盐等）进行处理。

干热灭菌具有许多优点，包括灭菌过程无毒并且不危害环境、干热灭菌柜易于安装、运行成本相对较低、对金属和其他材质的物品无腐蚀性等。干热灭菌的弊端在于热渗透速度慢，所需的温度较高且时间相对较长，一般最常用的温度为170℃灭菌60min、160℃灭菌120min和150℃灭菌150min，此外为保证产品生产过程中玻璃器皿的无热原状态（不产生），通常会采用更为严格的180℃灭菌120min的条件进行干热灭菌。在提高干烤温度后，达到灭菌效果的时间可适当缩短，灭菌的条件需经过全面严格的验证以保证灭菌效果。

（2）湿热灭菌。

湿热灭菌法是指用饱和水蒸气、沸水或流通蒸汽进行灭菌的方法。常见的湿热灭菌方法有煮沸灭菌法、巴氏消毒法、高压蒸汽灭菌法。煮沸灭菌法是直接将需要灭菌的物品放入容器中采用沸水加热进行灭菌，通常加热0.5~1h，必要时可加入一定量的灭菌剂以提高灭菌的效果，但该方法灭菌效果较差，无法完全保证温度的均一性。巴氏灭菌主要适用范围为食品领域，将混合后的原料加热至68～70℃，并保持此温度30min以后急速冷却到4～5℃，可杀灭食品中的致病菌。由于巴氏灭菌未采用非常高的温度进行灭菌处理，因此在生物制品的生产过程中也有所应用。高压蒸汽灭菌的原理是通过升高压力使灭菌容器内产生超过100℃以上的水蒸气使蛋白质变性失活，从而达到灭活微生物的效果。高压蒸汽灭菌不仅可杀死一般的细菌、病毒、真菌等微生物，同时对芽孢和孢子等极难杀灭的物质也有很好的效果，因此被应用为最普遍的物理灭菌法。高压灭菌器是实施灭菌作业的主要仪器，有各种不同的分类以适用于不同用途的灭菌。应用较为广泛的灭菌条件主要有以下四种，分别为：134℃灭菌3min，126℃灭菌10min，121℃灭菌15min，115℃灭菌25min，在使用上述条件灭菌消毒时必须经过充分验证，以保证对微生物的彻底灭活。

2. 低温灭菌

低温灭菌主要采用灭菌剂进行灭菌，温度通常情况下小于60℃。目前常见的低温灭菌形式包括环氧乙烷、过氧化氢、臭氧以及电离辐射。

（1）环氧乙烷（ETO）。

目前环氧乙烷已被广泛用作低温灭菌剂。在ETO被广泛使用之前，还有一种含氯氟烃的化合物作为灭菌剂在低温灭菌时使用，但一些研究认为氯氟烃可能导致大气中的臭氧层被破坏，因此其逐步被淘汰。ETO主要的作用机制是使蛋白质、DNA和RNA烷基化，从而阻止细胞的正常代谢和微生物复制。ETO可杀灭所有目前已知的微生物，包括细菌的芽孢。ETO的作用过程主要有以下四个主要参数：气体浓度（450～1 200mg/L）、温度（37～63℃）、相对湿度（40%～80%）、作用时间（1～6h）。

ETO的主要优点是可以对热敏感或潮湿的医疗设备进行消毒，而不会对医疗设备中使用的材料造成不利影响。当其他任何方法对热和潮湿敏感的医疗器械无法消毒的时候，均会采用ETO进行消毒。ETO的主要缺点是灭菌时间长、成本高以及对患者和操作人员具有潜在危害。

ETO具有一定毒性，暴露于ETO中可能会导致眼痛、喉咙痛、呼吸困难和视力模糊。接触ETO也会引起头晕、恶心、头痛、抽搐、起水泡、呕吐和咳嗽等症状。一些体外实验也表明ETO具有一定的致癌性，因此在使用和操作ETO时应格外小心，避免暴露于ETO中。

（2）过氧化氢。

过氧化氢以液态形式存在，将其汽化后可用于密闭的空间（如实验室）的灭菌。其作用机制主要是过氧化氢气体以及所产生的自由基（羟基和羟丙基自由基）来杀灭微生物。采用气态过氧化氢进行低温灭菌有许多优点，包括时间短（通常为30~45min）、可在室温下进行、不会产生对环境有危害的副产物、可用于多种材料的消毒、易于操作实施等。但其局限性也很明显，在过氧化氢消毒时会造成环境中的纤维和尼龙制品变脆。另外，气态的过氧化氢穿透力不及环氧乙烷，无法保证对一部分医疗器械进行彻底的灭菌，因此美国FDA尚未批准过氧化氢用于医疗设备的灭菌。

（3）臭氧。

臭氧作为灭菌剂通常被用作饮用水的灭菌。臭氧的形成过程为对O_2通电并使其分裂为两个单氧原子（O_1），O_1与O_2碰撞后形成臭氧（O_3）。由于臭氧分子结合方式的缘故，第三个氧原子与O_2结合力低，易于氧化其他的化合物，使臭氧成为一种强大的氧化剂，造成对微生物的破坏。臭氧极不稳定，室温下的半衰期仅为22min。臭氧可对很多常用材料进行灭菌处理，如不锈钢、钛、氧化铝、陶瓷、玻璃、二氧化硅、PVC、聚四氟乙烯、硅酮、聚丙烯、聚乙烯和丙烯酸等，因此FDA于2003年8月批准臭氧作为一种新的灭菌剂，用来对可重复使用的医疗器械进行灭菌。在对实验室或密闭空间灭菌时也会使用臭氧发生器，但臭氧发生器产生臭氧的量尚不能对开放空间进行有效的灭菌，因此不能用于医院病房。

（4）电离辐射。

电离辐射主要是指通过钴60（^{60}Co）产生射线进行灭菌，已用于多种医疗产品的灭菌过程中，但由于其成本高昂，在医疗设备的灭菌中无法替代环氧乙烷。若灭菌规模足够大（如商业化医疗器械的生产），从经济角度考虑也是可行的。

（二）消毒（disinfection）

消毒是指杀死病原微生物的理化手段，消毒与灭菌最大的区别是消毒无法完全杀死细菌芽孢，但灭菌可杀死包括芽孢在内的一切微生物。消毒对于控制生物危害的传播起到至关重要的作用，依据美国CDC《医疗机构消毒与灭菌指南》(Guideline for Disinfection and Sterilization in Healthcare Facilities, 2008)的介绍，最常见的消毒方式为化学消毒剂，另外的消毒方式还包括紫外线和其他类型的辐射。

1. 醇类

本章节所指的醇类物质包括乙醇（酒精）和异丙醇两种化合物，二者具有较为相似的特性，在一些消毒制品中二者还以一定的比例混合使用。醇类对于细菌、真菌以及一部分病毒起作用，对孢子和芽孢不能有效杀灭，对一部分非亲脂性、无包膜的病毒杀灭效果不明显。

醇类对多种细菌和病毒可进行有效的杀灭。在醇类对细菌的杀灭测试中，用30%～100%浓度的乙醇在10s内杀死了铜绿假单胞菌；用40%～100%浓度的乙醇在10s内杀死大肠杆菌以及伤寒沙门氏菌；革兰氏阳性金黄色葡萄球菌和化脓性链球菌的抵抗力稍强，但也在10s内被60%～95%浓度的乙醇杀灭，异丙醇对大肠杆菌和金黄色葡萄球菌的杀伤力要比乙醇略强；95%的乙醇可在15s内杀死痰液或水悬浊液中的结核杆菌。在醇类对病毒的杀灭测试中，当乙醇的浓度为60%～80%时对所有亲脂性病毒（如疱疹、牛痘和流感病毒）和多数亲水性病毒（如腺病毒、肠道病毒、鼻病毒和轮状病毒，但不包括甲型肝炎病毒和脊髓灰质炎病毒）有效；异丙醇对非亲脂性肠病毒没有效果，但对亲脂类病毒有效。其他研究还证明异丙醇可灭活乙型肝炎病毒和疱疹病毒，乙醇可灭活人类免疫缺陷病毒、轮状病毒、埃可病毒和星状病毒。美国CDC表示，70%以上的乙醇溶液可作为新冠病毒的消毒剂使用。

此外，将乙醇与其他试剂混合使用比单独使用更有效，如70%和100g/L的甲醛混合使用，以及使用含有2g/L有效氯的乙醇，可对单独使用乙醇难以杀灭的微生物进行消毒。

乙醇是一种极易燃的危险化学品，因此须严格按照实验室安全要求储存，避免火灾发生。

2. 含氯化合物

含氯化合物是一类广谱的化学消毒剂，其中次氯酸钠（NaClO）与次氯酸钙[$Ca(ClO)_2$]使用最为广泛。在美国家庭使用的漂白剂通常为5.25%～6.15%的次氯酸钠水溶液，在中国普遍使用的"84消毒液"（因1984年研制成功而得名）就是含有效氯为5.5%~6.5%的次氯酸钠水溶液。

氯对微生物的作用机制目前尚不十分明确，其可能的作用包括巯基酶和氨基酸的氧化作用、氨基酸的环氯化反应、细胞内容物的丢失、养分吸收的减少、抑制蛋白质合成、减少微生物对氧气的吸收、呼吸产物的氧化、降低三磷酸腺苷产量、DNA断裂、抑制DNA合成等。

常规实验室消毒通常采用有效氯浓度为1.0g/L的溶液，若使用浓度更高的5.0g/L有效氯的溶液可处理危害性更强的物质。一般来说，商品化的家用含氯消毒液有效氯浓度通常在50g/L，在配制成溶液时需要进行1:50或1:10的稀释；工业含氯消毒液通常则会达到120g/L的有效氯，因此需根据实际标示量对消毒剂进行稀释后方可使用。次氯酸钙的固体片剂有效氯含量一般为70%，配制成1.4g/L或7.0g/L的溶液可保证有效氯的浓度达到1.0g/L或5.0g/L。

由于含氯消毒剂不稳定，可产生剧毒的氯气，因此含氯消毒剂只允许在通风良好的情况下使用，储存时应严格保证容器的密封完整性以防止其泄漏。由于氯对人体及环境会产生危害，因此应尽量避免滥用含氯的消毒剂。

3. 甲醛

液态和气态的甲醛均可起到消毒的作用。甲醛的作用机制尚不明确，作为一种蛋白交联剂，目前认为其可能的作用机制为对氨基酸残基进行化学修饰，与精氨酸、半胱氨酸、组氨酸和赖氨酸残基的侧链发生反应，形成羟甲基、席夫碱（Schiff base 又称西佛碱）和亚甲基桥，这其中被认为最重要的化学修饰是形成稳定的亚甲基桥。

甲醛浓度为37%（w/v）水溶液称为福尔马林溶液，为了保持其稳定有时还可以加入100mL/L甲醇作为稳定剂。不同浓度的甲醛溶液均会对各种微生物起到杀灭作用，浓度为8%的甲醛可在10min内有效灭活脊髓灰质炎病毒，其他类型的病毒可被2%浓度的甲醛灭活。浓度4%的甲醛可在2min之内杀灭结核菌，而浓度2.5%的甲醛在10min内可杀灭鼠伤寒沙门氏菌。液态甲醛还可用于医疗器械的消毒，如透析机或手术器械等。此外，气态甲醛也用于对密闭空间的消毒，通常在有生物安全要求的实验室和车间进行彻底消毒时会采用此方法。

甲醛具有潜在的致癌性，而且具有强烈的刺激性气味，气态甲醛能够刺激眼睛和黏膜，因此必须在通风橱内配制，在通风条件良好的地方储存和使用。

4. 戊二醛

戊二醛与甲醛一样也可以对细菌、孢子、真菌和各类病毒起到杀灭的作用，但不具有腐蚀性，且作用速度比甲醛快。戊二醛与甲醛作用机制类似，为一种蛋白交联剂，目前发现至少13种蛋白质化学修饰形式，随着pH、浓度和温度等因素的改变可呈现出不同的结构。还有另一些研究表明，戊二醛与牛血清白蛋白、卵黄蛋白等发生作用的主要机制是使赖氨酸的C端氨基发生反应形成分子间的交联。

一般情况下戊二醛的工作浓度为20g/L（2%），绝大部分含有戊二醛的消毒剂在使用前需要加入碳酸氢盐形成混合物（使其变为碱性）再进行使用。此外，近些年又研制成功一种戊二醛配方（含有戊二醛、苯酚、苯酚钠），克服了活性丧失的问题，具有良好的杀菌活性。2%左右的戊二醛溶液可在2min内有效杀死营养型细菌（vegetative bacteria）；在10min内可杀灭结核分枝杆菌、真菌和病毒；在3h内可杀死芽孢杆菌和梭状芽孢杆菌的孢子；有些微生物（如某些分枝杆菌）对戊二醛并不敏感。由于戊二醛对金属无腐蚀性且不会损坏仪器中的橡胶或塑料部分，因此常用于医疗器械的消毒，如内窥镜、肺活量测定管、透析装置等。

戊二醛同甲醛一样具有强烈的刺激性气味，其气体能够刺激眼睛和黏膜，因此必须在通风橱配制，在通风条件良好的地方储存和使用。不建议采用戊二醛作为喷雾剂或溶液来清除环境表面的污染。

5. 过氧化氢

过氧化氢（H_2O_2）是一种强氧化剂，相比于同是广谱抗菌剂的含氯消毒剂，过氧化氢对人体和环境更为安全。过氧化氢通过产生破坏性的羟基自由基，可以攻击细胞膜脂质、DNA和细胞的其他成分以起到灭活微生物的效果。

通常情况下使用的过氧化氢水溶液浓度为3%，浓度为0.5%的过氧化氢可在1min内对细菌和病毒起到杀灭作用，在5min内可对分枝杆菌和真菌起到杀灭作用。有些微生物（如金黄色葡萄球菌、奇异变形杆菌等）具有高的过氧化氢酶活性，需要在0.6%浓度以上处理30～60min才能显示出灭活效果。此外，一种含有7.5%过氧化氢和0.85%磷酸的消毒剂对分枝杆菌的杀灭效果更好。

过氧化氢能腐蚀铝、铜、锌等金属，也能使纤维、头发、皮肤及黏膜褪色。因此，经过氧化氢处理后的物品必须用水漂洗后方可直接接触人体。

6. 过氧乙酸

过氧乙酸可对所有微生物起到快速杀灭作用，其优势在于使用后不产生对环境和人体有害的分解产物（如乙酸、水、氧、过氧化氢等），因此其适用范围较其他消毒剂更为广泛。目前关于过氧乙酸的作用机制了解较少，通常认为与其他的氧化剂类似，可导致蛋白质变性，通过破坏细胞壁的通透性氧化蛋白质、酶和其他物质中的巯基和二硫键。但过氧乙酸不稳定，1%浓度的溶液在储存6天之内通过水解会失去一半的活性，而40%浓度的过氧乙酸30天会损失其活性成分的1%~2%。

过氧乙酸在≤100ppm（百万分比浓度）时5min之内可杀灭革兰氏阳性菌、革兰氏阴性菌、真菌和酵母菌，浓度在0.05%~1%处理15s~30min后可杀灭细菌孢子。过氧乙酸通常用于医疗器械（例如内窥镜、关节镜）、外科手术和牙科器械的消毒。

7. 碘和碘伏

碘和碘伏是常用的医用消毒剂。碘伏是单质碘与聚乙烯吡咯烷酮（povidone）的不定型结合物。聚乙烯吡咯烷酮可溶解分散9%~12%的碘，此时呈现为紫黑色液体。但医用碘伏通常浓度较低（1%或以下），呈现浅棕色。碘可以迅速穿透微生物的细胞壁，从而破坏其蛋白质与核酸的合成。

碘伏具有杀灭细菌、分枝杆菌和病毒的作用，若要杀灭某些真菌和细菌孢子则需要更长的时间。碘伏多用作外科手术擦手剂和术前皮肤抗菌剂，同时碘伏还用于对血培养瓶和医疗设备（例如温度计和内窥镜）进行消毒。但碘伏不适合用于硬表面的消毒，因此一般不用于医疗或牙科器械的消毒。

碘和碘伏具有毒性，因此必须在4~10℃进行密封储存。

三、疫苗和生物制品中对微生物的处理

从普遍意义上讲，生物危害的处理主要目的是为了杀灭病原微生物，防止

其对实验人员以及其他人群产生危害。另外一个专业领域也涉及与生物危害处理有关的过程，这个领域就是疫苗与生物制品。

在疫苗和生物制品的生产过程中，通常会面对很多烈性的细菌（如鼠疫杆菌、布氏杆菌、炭疽杆菌等）和活病毒（脊髓灰质炎病毒、狂犬病毒、乙型脑炎病毒等）。在处理这些病原微生物时也会借鉴生物危害处理的方式，对病毒进行灭活、对细菌进行杀菌、对毒素进行脱毒处理。但这些处理的目的是为了生产安全、有效、质量可控的疫苗和生物制品，而并非将相关病原微生物单纯地杀灭。接下来就为读者介绍一下疫苗和生物制品中对微生物的处理方式。

（一）细菌性疫苗的杀菌过程

细菌性疫苗中有一部分需要用全菌体或从细菌体中提取的组分作为疫苗的有效成分，比如伤寒疫苗需要用伤寒杆菌的全菌体，脑膜炎疫苗需要用脑膜炎球菌的多糖成分。在对这些细菌进行大规模培养并收获后，通常需要进行杀菌处理，以保证消除细菌活性，为下一步生产做准备。

杀菌工艺中采用的杀菌剂一般为硫柳汞、甲醛以及脱氧胆酸钠等。甲醛的作用机制在前文中已进行表述。硫柳汞又称硫汞柳酸钠，是一种含汞的有机化合物，是疫苗和其他生物制品常用的防腐剂。当作为杀菌剂使用时，通常在细菌培养结束后加入一定浓度的硫柳汞灭活培养物。硫柳汞具有一定的毒副作用，在后续的疫苗生产过程中应尽量将硫柳汞去除。此外，硫柳汞对环境会造成潜在的危害，因此硫柳汞使用完毕后应进行充分的回收和无害化处理，避免对环境造成污染。脱氧胆酸钠在肺炎链球菌与b型流感嗜血杆菌疫苗的生产中运用，其主要作用机制为抑制酪氨酸磷酸酶活性，从而达到裂解细胞杀灭细菌的作用。

杀菌过程结束后，通常要进行纯化和提取，以获得疫苗所需抗原物质。同时，由于杀菌剂对人体有一定危害，纯化和提取步骤也有进一步去除杀菌剂的作用。

（二）毒素类疫苗的脱毒过程

有一部分细菌性疫苗，如百日咳、白喉、破伤风以及百白破联合疫苗等，其主要抗原物质为百日咳毒素、白喉毒素和破伤风毒素，需要从菌体纯化后进行脱毒处理，使其变为类毒素后才能有效降低毒性并保留免疫原性。对白喉和破伤风毒素脱毒通常采用一定浓度的甲醛，脱毒时间通常为20天以上，可以保证不发生毒性逆转。百日咳毒素由于采用甲醛长时间脱毒会导致免疫原性下降，因此大多情况下会采用戊二醛（或戊二醛与甲醛混合）脱毒，通过数个小时的处理后在保证其免疫原性的情况下最大限度降低毒性。

对于毒素类疫苗，并非类毒素的毒性越低就意味着疫苗免疫原性越好，相反，其毒性和疫苗免疫原性之间存在一定程度的相关性。因此，如何权衡毒性和免疫原性之间的关系，是这一类疫苗研发的关键。

（三）病毒类疫苗的灭活过程

对病毒（野毒株）进行灭活后制备成疫苗是一种常见的制备疫苗的手段，已经有几十年的运用历史，如常见的狂犬疫苗、流感灭活（裂解）疫苗、脊髓灰质炎灭活疫苗、灭活甲肝疫苗等，以及近些年来由我国科研人员开发的手足口病疫苗灭活疫苗。

灭活病毒疫苗在生产中最重要的工艺步骤就是病毒灭活，该步骤不仅要保证病毒完全灭活，并且需开展大量的研究保证最大限度保留病毒的免疫原性。历史上曾发生过病毒灭活不彻底而导致疫苗变为"毒疫苗"的惨案，1955年美国卡特实验室生产的Salk株灭活脊髓灰质炎疫苗就是由于使用甲醛灭活不彻底而导致大量接种的儿童患病、终生瘫痪甚至死亡。这个重大事故促使美国对疫苗采取了更为严格苛刻的管理，为后来疫苗生产和疫苗监管树立了标杆。

甲醛为最常用病毒灭活剂，其作用机制在前文中已进行表述。此外β-丙内酯作为病毒灭活剂目前广泛用于狂犬疫苗的生产当中。β-丙内酯是无色有刺激气味的液体，可直接破坏病毒的核酸使病毒灭活，具有作用时间短的特点。但β-丙内酯被WHO列为致癌物，因此在操作的时候应注意防护，避免直接接触或吸入。

（四）生物制品中的病毒去除

除疫苗外，其他的生物制品（如血液制品、组织提取的生物制品、单克隆抗体、重组蛋白等）不是直接培养或加工活细菌或者活病毒。但由于其原材料可能受到病毒潜在的污染，因此在生产过程中往往有直接针对病毒灭活的步骤。

血液制品的来源为健康人的血浆，虽然献浆人员均经过严格的病毒检测，血浆在储藏期内也要进行检测，但由于病毒检测精度以及检测窗口期等相关问题，仍有极少一部分血浆可能被人体病原微生物（如乙肝病毒、丙肝病毒、梅毒螺旋体、人类免疫缺陷病毒）所污染。因此在生产过程中通常采用巴氏灭菌加温至少10h以上，以达到对病毒最大限度地去除。

单克隆抗体和重组蛋白大多通过重组表达进行生产，所选用的表达细胞系（如CHO细胞、HEK-293等）可能含有病毒外源因子，有些病毒外源因子可能对人体产生潜在的危害。因此在单抗和重组蛋白的生产过程中，会先后采用两种不同的工艺分别对制品进行处理以去除病毒。这些病毒去除的步骤包括有机溶剂/去污剂混合物法（SD法）、膜过滤法、加热法、低pH法等。为了评估病毒去除的效果，应对这些步骤开展病毒去除验证，在生产工艺过程中加入指示病毒，以考察这些步骤去除病毒的具体数量级是多少。一般将病毒感染性滴度减少$\geq 4\log$的处理步骤认可为有效的病毒去除/灭活工艺步骤。

总之，在处理病原微生物以及可能被病原微生物污染的物品时，只要遵守规则按照规定进行操作，生物危害是可以被关进"笼子"里的。

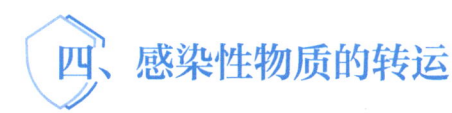

四、感染性物质的转运

感染性物质是已知或有理由认为含有病原体的物质。随着医学与生物科学研究的广泛深入开展，需要研究人员操作的具有感染性的病原微生物也逐渐增多。实验室生物安全除了规定操作人员的防护和避免造成环境污染外，对于感染性物质的运输过程也有一套完整成体系的要求。

由于感染性物质在运输过程中可能会造成丢失与泄漏，使感染性材料暴露在环境和人群当中，因此世界各国的生物安全防控措施中对感染性样本的转运都有着严格规定。2005年4月13日，世界卫生组织向全世界18个国家的数千个实验室发出了立即销毁所收到的H2N2流感病毒样品的警报，原因是美国一家实验室由于操作失误将高致病性的H2N2流感病毒错误分发至其他国家的这些实验室，所幸由于运输过程遵守了有关规定，才避免了进一步的生物危害发生。

（一）感染性物质运输的相关规定

感染性物质运输的规定应遵守各国相关的法律法规。在国际上，应首先遵循联合国《关于危险货物运输的建议-规章范本（第21版）》[*Recommendations on the transport of dangerous goods-model regulations (21th revised edition)*]，该规范是由危险性货物运输的联合国专家委员会（UNCETDG）编写制定的，为安全运输任何危险物品（包括感染性物质）提出了最基本的要求和规定，以便于协调各个国家不同的法规体系框架下对危险物品的运输规范；同时该规范也兼具一定程度的灵活性，以适应一些国家需要克服的运输障碍以及当地法律的特殊要求。

WHO每年也会发布感染性物质运输的指南规范，目前最新版本为 *Guidance on regulations for the transport of infectious substances 2019-2020*。该指南依据联合国和世界各国的法律法规以及在过去一年感染性物质运输的状况发布相关现状及建议。该指南分为运输法规、运输利益相关者、培训、运输材料的定义、感染性物质的分类、包装要求、标签要求、运输单等八个方面。该指南为各个国家的感染性物质运输提供了具体实施规范，加快推进了感染物质运输的标准制定和完善，使相关监管部门有据可依对感染物质运输活动进行管理。该规范中主要涉及的运输方式包括航空运输、铁路运输、公路运输、海运以及邮政运输。

我国对感染性物质的分类主要是依据原卫生部于2006年发布的《人间传染的病原微生物名录》进行的。由于近年来对新发传染病以及病原微生物认识的逐渐增多，该目录已经不能完全反映当下最新的病原微生物分类，因此有关部门应根据最新研究进展以及相关法律对该目录进行修订。

（二）感染性物质运输中涉及的人员

感染性物质的运输从包装到送达目的地为止，会有许多不同的人员参与运输过程。感染性物质的有效转移需要不同参与者之间的良好配合才能保证运输过程的安全与样品的完好。感染性物质运输中涉及的人员包括寄件人、包装服务商、承运人以及收件人。

1. 寄件人

作为寄件人，应确保被运输的感染性物质的分类、包装、标签和文件的正确性，确保选用的包装符合货运的要求，确保被运输的物质符合相关法律规定。寄件人还应根据被运输物质的特性来判断是否需要获得其他特殊的行政许可以保证运输过程的合法性。寄件人应与收件人主动进行联系，以确保收件人能够做好接收货物的准备，在完成运输计划的制定后应尽量提前告知收件人。寄件人应按照包装服务供应商的要求准备运输物品，并提前与承运人沟通好运输中应注意的事项，主要包括：第一，确认是否存在常规运输以外的其他特殊操作；第二，确保采用合适的运输方式；第三，确认货物的运输路线是否合适。寄件人需要准备的文件包括：运输证明性文件、发货和运输文件，并保留每个文件的副本，同时确认与所寄物品相关的配套说明文件同时寄出。

2. 包装服务商

包装服务商应根据有关规定制造包装材料并进行检测，按照要求向包装使用者和国家监管部门提供检测报告。包装服务商还应向用户提供包装材料的说明书，以确保其能满足感染性物质包装材料相关要求。对于一些特殊的或者不常用的包装材料，包装服务商还需要向国家有关监管部门申请注册以获得此类包装材料的批准。

3. 承运人

承运人一般包括物流人员、快递公司、航空货运代理以及其他承运商。承运人的职责包括向寄件人提供必要的包装与运输建议，协助寄件人选择并确认最佳的运输路线，同时在运输开始前要将运输文件的副本交给寄件人进行保管。此外，承运人作为运输活动的主体责任人，应确认寄件包装的完整性后再予以运送，并有义务保证在运输全过程中物品的完整性，避免感染性样本的丢失与泄漏，若发生泄漏应及时按照程序进行清除，以便消除可能造成的生物危害。

4. 收件人

收件人作为感染性物质的接收方，应在样品寄出之前咨询国家监管部门以确认样品可以合法运输接收，并申请获得相关样品接收的必要授权（例如进口许可证）；如果需要，还应将授权提供给寄件人作为运输通关的证明性文件。在接收样本时应确认包装完好，妥善安排，使货物抵达时及时有效地完成提取，并查看相关附带的说明文件是否完备齐整。

（三）培训

参与运输生物感染性物质的所有相关人员（包括寄件人、包装服务商、承运人以及接收人）必须接受严格的培训和考核，以保证参与人员能够履行应尽的职责。培训和考核计划的具体内容应按照国家相关法律法规制定，并严格依照计划完成相关参与人员的培训。

1. 培训范围

（1）一般性培训。

一般性培训包括对感染性物质运输涉及的相关法规和指南的学习，包括运输物品类别、标签和标记、打包、危险品隔离、危险品之间的兼容性、危险品目录、应急处置文件等。

（2）安全培训。

安全培训主要包括避免事故的方法和程序、应急响应及其使用方式、各种危险品的危害、个人防护物品的使用、感染性物质泄漏时应遵循的处置程序等。

（3）特殊培训。

在感染性物品运输中的不同人群还需进行符合其岗位的特定培训。例如，公共卫生机构的寄件人需要接受有关危险货物的分类、包装、标签、标记和文件记录的详细信息的培训；承运人则需要有关搬运、堆叠、存放和物流程序的培训。

2. 培训测试

绝大多数国家对危险品运输的规定都要求对从事危险品运输的任何人员应进行上述的知识和能力测试及考核。例如，联合国有关法规规定，凡涉及高风险类别的感染性物质（称为A类感染性物质）运输的人员都必须接受适当的培训，并根据要求提供参与该培训的记录。

由于新参与感染性物质运输的人员在操作时需要相关文件证明其具有操作资格，因此实施培训的机构应保存所有已开展培训的记录，并在培训人员或国家监管部门要求时提供这些记录。此外，当监管部门认为有必要时，可以对相关人员定期进行再次培训。通常应至少每2年（24个月）重复进行一次培训和能力测试，但是频率会因不同的运输方式而异。有关感染性物质运输的培训计划可能需要得到有关国家监管部门的审查和批准，培训的内容和考察方式也应根据行业发展的情况进行动态调整。

（四）常见的感染性物质

感染性物质是导致人或动物疾病的材料或产品。WHO的指南将感染性物质分为培养物、患者标本、生物制品、医疗废弃物、医疗仪器设备。

1. 培养物

通过一定的方法在实验室或工业条件下采用特定的媒介（培养基）或在动植物体内繁殖微生物，最终收获的产物称为培养物。如果某些培养物可引起人或动物的疾病，那么这些培养物就被认为是感染性物质。这些样本通常来自医院和疾控中心的检测科室。

2. 患者标本

患者标本是直接从人或动物中收集用于研究或诊断的产品或材料，也可以称为"患者样本"或"诊断样本"。此类标本包括体液、排泄物、分泌物、血液或血液制品。患者标本与培养物一样，如果含有能够导致人或动物疾病的微生物，则将其定义为感染性物质。患者标本主要来自医院。

3. 生物制品

生物制品是源自活生物体（例如细菌、真菌、病毒、动物和人类）的物质或材料，经过提取或纯化后用作预防、治疗或诊断工具。生物制品包括抗毒素、疫苗、抗体等。此类产品应该被关注是由于它们用于疾病的治疗和预防，因此某些生物制品可能受国家监管部门制定的特殊要求或许可协议的约束而对运输产生影响，还可能需要符合其他的法律法规。生物制品样本不仅来自医院，生物制品生产企业、科研院所、独立的检测机构等也是生物制品样本的主要来源。

4. 医疗废弃物

医疗废弃物主要是指在治疗患者（人类或动物）并进行实验室检测时使用了消耗品，并由此产生的试剂、液体、组织、培养物的污染物。如果这种废弃物中含有能够引起人类或动物疾病的有害物质，那么这种医疗或临床废弃物就是一种感染性物质。医疗废弃物主要来自医院。

5. 医疗仪器设备

医疗仪器设备与医疗废弃物类似，如果其中所含的有害物质能够引起人类或动物的疾病，那么在患者治疗或实验室检测过程中被生物制剂污染的医疗器械仪器设备可以定义为感染性物质。医疗仪器设备主要来自医院。

（五）包装要求

当已包装完毕的感染性物质在始发地、承运人、仓库及其目的地之间运输时可能会遇到各种问题，这些问题包括移动、振动、温度、湿度和压力给样本运输增加的风险。因此，运输期间用于装盛感染性物质的包装具有良好的质量是至关重要的，其坚硬程度应足以承受可能面临的各种挑战。因此，感染性物质必须在具有三层包装的包装系统中保存。在该系统中，多层包装系统和足够量的吸收性材料可有效避免样品泄漏或在泄漏时能吸收样品，避免进一步的生物危害发生。

1. 三层包装系统基本介绍

运输感染性物质的系统应具有以下三个部分：主容器、用于封闭和保护主容器的防水和防漏的包装、用于保护内层包装在运输过程中不受物理损坏的包装外层。

（1）主容器。

包装的第一层为主容器，装有感染性物质的主要容器必须严格密封，并且应保证在正常情况下感染物样本在主容器中不发生泄漏。例如，运输液体样本时，主容器必须是防止渗漏的；运输固液混合样本时，主容器必须是防止泄漏的，并且应采用足够的吸收性材料包裹，以便在主容器破裂的时候吸收液体。主容器的材质不能因与感染性物质接触而穿透、折断或受到其他影响。在感染性物质装入主容器并密封完毕后，应在主容器上标明其内容物的具体信息。

（2）防水和防漏包装。

包装的第二层为防水和防漏包装，主要用于保护和封闭主容器及其吸收性材料。多个含有相同样本的主容器可以放入同一个防水和防漏包装中，但必须采用辅助包装将各个主容器分开。如果主容器在运输中容易破碎，则必须采用保护和缓冲能力更强的防水和防漏包装进行单独包裹。

（3）包装外层。

包装的第三层为包装外层，用于保护内层包装在运输过程中免受物理损坏。因此，该层的包装材料应根据内包装的重量、尺寸和组成而进行选择，包装材料具有适当的强度以确保内包装完好无损。一般情况下，外包装的最小厚度应不低于100mm。感染性物质的数据表、证明性文件、其他补充文件以及标识信息应放置在第二层和第三层包装之间；如有必要，可以将这些文件粘贴在内层包装上。

2. 对A类感染性物质的包装要求

对A类感染性物质（UN 2814和UN 2900）包装除了一般要求外还应符合P620标准，除基本的三重包装外，A类感染性物质的三层包装还有其他方面的特殊考虑。

（1）主容器。

无论被运输物质的理想温度如何，主容器或内层包装必须能够承受不低于95kPa的压差以及-40~55℃的温度范围。主容器必须是玻璃、金属或塑料材质的。应该采用一些方法确保主容器不泄漏（例如采用热密封、螺旋盖或金属褶密封）。当运输样本为冻干物质时也可以装在主容器中进行运输，这些容器是火焰密封的安瓿或装有密封圈的橡胶塞玻璃瓶。

（2）内层包装。

内层包装与主容器要求相同，必须能够承受不低于95kPa的压差以及-40~55℃的温度范围。

（3）外包装。

外包装必须采用刚性材料。内层包装和外包装之间应附有详细的物品清单，清单中应至少包括所运输物质的名称及其具体分类（若暂时无法确定分类，可标记"A类感染性物质"）。

3. 包装中采用的制冷剂

冷却剂（也称为制冷剂）用于在危险物品周围保持适宜温度以保证样品到达最终目的地的完整性。常见的冷却剂包括冰块、干冰、液氮等。冰块可维持的环境温度在0℃左右，干冰可维持的环境温度在-70℃左右，液氮可维持环境温度在-196℃左右。制冷剂本身属于其他类别的危险品。因此除了遵循有关感染性物质相关包装说明的要求（即P620、P621和P650），还需遵守指南中对这些制冷剂运输的要求。

（六）标签和标记

当样品包装完成后应当正确地进行标记并粘贴标签，用来提供包装物品、危害的性质和所采用的包装标准的信息。所有标记和标签必须清晰可见，不能被任何其他标签或标记所覆盖。

1. 标记

所有的感染性物质运输外包装必须有符合规定的标记，这些标记一般会包括四个方面的内容，即寄件人或委托人的名称和地址；接收人或受委托人的名称和地址；感染性物质的UN编号，以及该物质的正确装运名称；当使用冷却剂时，应明确冷却剂的UN编号和正确的运输名称，标明冷却剂净含量，并添加"冷却剂"字样。

2. 标签

感染性物质的运输标签可分为两类，分别为：生物危害标签和处理标签。生物危害标签为倾斜角度为45°的菱形标志，最小尺寸为100mm×100mm。如果包小，则可以按比例缩小尺寸。处理标签可以为各种形状，根据危险物品的性质和数量单独粘贴或附加在危险标签上。

（七）运输单

一般情况下，感染性物质装运的人员（即托运人或寄件人）与将包裹运输到最终目的地的并不是同一批人员。因此，准备装运物质的人员应提供包括适用法规要求在内的所有文件并告知将要携带包裹的人员（即承运人、快递或后勤人员），以了解包装中危险物品的相关情况。运输单中提供的任何信息均应便于阅读，如果文档超过一页，则页面应连续编号；寄件人必须在运输后至少保留3个月的运输单据副本。目前电子数据处理（EDP）或电子数据交换（EDI）逐渐成为可以替代纸质文档的方法，但这只能在承运人的预先批准下完成。常用的感染性物质运输单包括危险物品运输单据、泄漏的处理程序、航空运输单。

1. 危险物品运输单据

依据联合国规章范本规定，寄件人应以"危险品运输单据"（DGTD）的形式记录感染性物质的相关信息。所有装运的A类感染性物质（UN 2814、UN 2900）以及医疗或临床废物（UN 3291）都需要提供DGTD，但联合国示范法规不再强制要求UN 3373的B类感染性物质提供DGTD。DGTD包括以下内容：寄件人和收件人、日期、危险物品的描述、每个包装危险物品的类型和净重量、处理要求、紧急响应信息、托运人的证明。

2. 泄漏的处理程序

泄漏的处理程序是运输单内容非常重要的一部分，应包括以下方面的内容：处理泄漏时必须戴手套和穿防护服，包括面部和眼睛防护（如果有的话）；用布或纸巾盖住溢出物，以防溢出；将适合的消毒剂倒在清洁布或纸巾上以及受污染附近的区域；从泄漏区域的外部边缘开始，朝中心方向涂抹消毒剂；大约30min后清除受污染材料，如果玻璃发生破碎或有其他尖锐物，使用簸箕或硬纸板将这些污染物铲起来；清洁并消毒泄漏区域（如有必要，应重复上述步骤）；将受污染的材料放入防漏且防刺穿的废弃物处理容器中；消毒完毕，应将事件报告给相关监管部门并告知该地点已完成消杀。

3. 航空货运单

航空货运单的格式将因承运人和国家/地区而异。与DGTD一样，航空货运单的内容一般为运送感染性物质的相关信息，例如寄件人和收件人的姓名和地址，承运人信息以及包裹的数量和类型。与感染性物质的危害性质相关的两个内容分别为"处理信息"和"物品的性质和数量"。

（1）处理信息。

对于A类感染性物质，应提供"根据所附托运人声明的危险货物"声明，如果适用的话（即物质的体积>50mL）还应提供"仅限货机运输"的明确表述。对于B类感染性物质应提供负责人的联系信息。

（2）物品的性质和数量。

对于A类感染性物质，可以提供该物质的一般描述，例如"实验室样品""病理学样品"或"感染性物质"。对于B类感染性物质，应提供联合国编号，正确的运输名称和包裹数量。如果该物质与干冰一起运输，则还应提供干冰的联合国编号，正确的运输名称和干冰净含量。

（八）常用的生物样本运输形式——冷链运输

1. 冷链运输介绍

冷链运输是指在运输的全过程中，无论是装卸搬运、变更运输方式、更换包装设备等环节，都使所运输货物始终保持一定温度的运输。冷链运输方式可以是公路运输、水路运输、铁路运输、航空运输，也可以是多种运输方式组成的综合运输方式。冷链运输根据运输物品的不同来选择运输温度，一般有三种运输温度。冷冻运输：运输温度通常温度在-18～-22℃，保证运输物品在运输过程中始终处于冷冻状态。采用的运输工具为符合标准的冷冻运输工具，所运送的物品包括肉类、速冻食品、冷饮等。冷藏运输：运输温度通常在0～7℃（也有在2～8℃），保证运输物品在运输过程中始终处于冷藏状态。采用的运输工具为符合标准的冷藏运输工具，所运送的物品包括蔬菜、水果、鲜奶制品、花草苗木、饮料、各类糕点、熟食制品以及各种食品原料等货物。恒温运输：运输温度通常在18～22℃。运输过程中始终处于室温状态，运输的物品为普通的药品、化工产品、食品等。

2．生物样本的冷链运输

大多生物样本在转运过程要严格执行冷链运输，只有这样才可保证样本不会因为运输原因变性失活而导致检测失败。以下我们列举了一部分生物样本的冷链运输条件，见表8-3。

表8-3　各类生物样本在冷链运输各阶段的温度建议

样本描述	运输温度	操作温度	标准储存温度	最佳储存温度
血清	4℃	4℃	-80℃	液氮环境
血浆	4℃	4℃	-80℃	液氮环境
红细胞积压	4℃	4℃	-80℃	液氮环境
血凝块	4℃	4℃	-80℃	液氮环境
血卡	室温	室温	-20℃	-20℃
淋巴细胞	干冰	室温	-80℃	液氮环境
冷冻瓶中的全血	干冰	4℃	-80℃	液氮环境
真空采血管中的全血	室温或者4℃	4℃	-20℃	-20℃
尿液	4℃	4℃	-80℃	-80℃
尘土	室温	室温	-20℃	-20℃
粪便排泄物	4℃	4℃	-20℃	-20℃
人体组织块	室温	室温	室温	室温
病理切片	室温	室温	室温	室温
乳汁	4℃	4℃	-80℃	-80℃

续表

样本描述	运输温度	操作温度	标准储存温度	最佳储存温度
样品制剂	4℃	4℃	−80℃	−80℃
唾液（直接经口腔取出）	室温	室温	室温	−20℃
冷冻管中的唾液	4℃	4℃	−80℃	−80℃

运输过程中会有一定概率出现温度偏差使环境温度偏离设定范围，短时间的温度偏差对样本的作用有限，但如果偏差时间较长，样本可能会由于脱离冷链而失活。因此必须有冷链运输的偏差处理的应急方案，如采用备用电源、温度实时监控和偏差记录、采用独立的保温设备等。

3. 我国生物样本冷链运输的发展

近些年，由于医改政策稳步推进，促进了第三方医学检验的快速发展，检验机构由几十家快速发展至上千家，不断增大的样本运输需求直接推动了生物样本的跨区域运输由零散走向集中。但目前，我国在医学检验生物样本的冷链物流的管理配套尚未跟上，急需建立相应规范或标准。

2019年8月15日，国家发展和改革委员会办公厅印发了《2019年推荐性物流行业标准项目计划的通知》，批准18项推荐性物流行业标准项目计划，其中由中国物流与采购联合会医药物流分会等单位起草的《医学检验生物样本冷链物流运作规范》也纳入其中。该标准的建立有助于提升我国生物样本物流水平，预计于2020年完成。

参考文献

[1] 生物性危害 [EB/OL].（2010-6-2）.https://zh.wikipedia.org/wiki/%E7%94%9F%E7%89%A9%E6%80%A7%E5%8D%B1%E5%AE%B3.

[2] 1854年宽街霍乱爆发事件 [EB/OL].（2020-12-4）.https://zh.wikipedia.org/wiki/1854%E5%B9%B4%E5%AE%BD%E8%A1%97%E9%9C%8D%E4%B9%B1%E7%88%86%E5%8F%91%E4%BA%8B%E4%BB%B6.

[3] 联合国欧洲经济委员会. 关于危险货物运输的建议书–规章范本（第十六修订版）[R]. 日内瓦：联合国，2008.

[4] 世界卫生组织. 实验室生物安全手册（第三版）[R]. 日内瓦：世界卫生组织，2004.

[5] 周德庆. 微生物学教程（第二版）[M]. 北京：高等教育出版社，2010.

[6] 陈雄. 隧道烘箱干热灭菌验证[J]. 科技创新导报，2018（36）：74-75.

[7] Rutala W A, Weber D J, Healthcare Infection Control Practices Advisory Committee (HICPAC). Guideline for Disinfection and Sterilization in Healthcare Facilities[R].亚特兰大：美国疾病预防和控制中心，2008.

[8] Metz B, Kersten G F, Hoogerhout P, et al. Identification of formaldehyde-induced modifications in proteins: reactions with model peptides[J]. J Biol Chem, 2004（8）：6235-6243.

[9] Migneault I, Dartiguenave C, Bertrand M J, et al. Glutaraldehyde: behavior in aqueous solution, reaction with proteins, and application to enzyme crosslinking [J]. Biotechniques, 2004（5）：790-796, 798-802.

[10] Habeeb A J, Hiramoto R. Reaction of proteins with glutaraldehyde [J]. Arch Biochem Biophys, 1968（1）：16-26.

[11] 国家药品监督管理局药品审评中心. 生物组织提取制品和真核细胞表达制品的病毒安全性评价技术审评一般原则[R]. 北京：国家药品监督管理局，2005.

[12] 世界卫生组织. Guidance on regulations for the transport of infectious substances 2019—2020[R]. 日内瓦：世界卫生组织，2019.

[13] 美国国立卫生研究院，Specimen Cold Chain SOP- Processing, Transportation & Storage Temperatures[R]. 贝塞斯达：美国国立卫生研究院，2020.

第九章

生物风险评估与生物安全设施

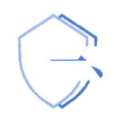

一、生物风险评估的基本考虑

（一）生物风险评估的意义

生物技术作为两用技术，既能造福于人类，同时也存在因为误用和滥用，给人类健康、生态环境、国家安全造成威胁的可能。因此保障生物安全是造福子孙万代的事业，并且已经在一部分国家得到了足够的重视。生物安全的主要工作内容应该围绕可能产生风险的大小来开展，因此需要对生物风险进行科学的评估。生命和健康是开展各项工作的基本保障，从某种意义上应将生物安全放在各种需求的首位。明确了解风险在哪里、有多大，什么情况导致风险发生，就是风险评估的意义所在。在某些时候，与先进的信息技术、军事技术和发达的金融系统的风险相比，生物风险似乎是无声无息的，但事实证明其他一切都可能被突如其来的生物风险所摧毁。当形势紧迫才开始行动就会像临时抱佛脚，不符合现代风险管理的要求，必定会造成不可估量的损失。而不论应对什么层级的生物风险，评估往往是保障安全的第一道防线。预知灾难的发生、避免和控制灾难的发生，才是实施生物风险评估真正价值的体现。

提升生物安全意识不仅是政府的职责，也需要全社会共同付出行动。如何把现代技术和社会意识有机结合，形成一套完善的追踪病原微生物变化而不断更新提高的体系，及时做出科学的生物危害风险评估，采取适当的措施，控制生物风险的进一步扩散，需要社会各界的努力。

虽然《中华人民共和国生物安全法》已经颁布，但与法律配套的细则和监管体系尚不健全。追踪先进的生物技术、监管经验和预判风险势必成为我国生物安全领域的主题。在实验室生物安全系统建设和管理领域，我国与美国等发达国家相比起步时间将近晚40年，发展完善仍有很长的路要走。

（二）几个国家相应的法律法规

1. 国外的法律法规

发达国家高度重视生物技术的两用性问题，他们利用生物安全的理念和手段保障生物技术的健康发展，并且建立了相应的法律法规体系和管理制度，形成了相应的管理体系。同时，还通过立法明确了各职能部门的职责，针对生物技术的应用与管理发布了专门的规章制度，并建立了专门的咨询机构以全面客观科学地评估生物风险。以下是一些国家和机构对生物风险评估所制定的法规制度的概述。

（1）俄罗斯。

2020年1月，俄罗斯国家杜马一审通过了《俄罗斯生物安全法（草案）》，直接指出生物安全的核心就是对风险的核定，主要包括：①致病性生物因子和病原微生物的特性和变化，以及其与环境协同进化的风险；②传染病和寄生虫病发生和传播的风险；③实验室中的生物安全风险；④从事生物技术人员与相关医护人员的职业暴露风险；⑤微生物耐药性增加的风险；⑥生物恐怖袭击与生物武器威胁的风险。

（2）日本。

日本对广义生物安全领域的关注由来已久，是较早与世界卫生组织和美国为等发达国家交流互动的国家之一。日本在十九世纪九十年代制定了《传染病预防法》；在高等级生物安全实验室管理方面，日本曾经建设了200多家生物安全3级（Biological Safety Levels 3，BSL-3）实验室，目前全国共有17个支持危险病原微生物研究的生物安全3级实验室。正在运转的生物安全4级实验室（BSL-4）有2处，具有较好地处理应对生物安全风险的基础。

（3）英国。

英国对于生物风险评估的理解较其他国家更为深刻。英国于2015年发布的《国家安全风险评估》（*2015 National Security Risk Assessment*，*NSRA*）基于对生物风险可能性和影响力的判断，将人类健康危机（例如流行病和新发传染病）列为一级风险，抗生素耐药性也包括在该风险分类中；将使用生物、化学、放射性和核武器的攻击列为二级风险。2018年7月，《英国生物安全战略》（*UK Biological Security Strategy*）出台，该战略围绕信息收集、防止潜在生物风险、尽早且可靠地发现生物风险和提高灾难应对及恢复的能力等四个方面来考虑可能威胁到英国利益的生物风险。

（4）美国。

在生物安全的管理和监管方面，美国是WHO最早且最主要的合作者之一。在生物安全基础设施方面，美国有12家科研机构拥有生物安全4级实验室，近1 500家生物安全3级实验室分布全国。2019年1月，美国卫生与公众服务部更新了卫生安全领域的国家战略，发布《国家卫生安全战略2019—2022》（*National Health Security Strategy 2019-2022*，NHSS 2019-2022）及与之相关的实施计划。该战略提出了有关加强国家预防、检测、评估、准备、减轻和应对21世纪卫生安全威胁的愿景。该计划与《国家安全战略》《国家防御战略》《国家生物防御战略》等国家战略保持一致，并相互提供支持。NHSS提出三大战略目标：①组织协调政府各部门力量，应对突发公共卫生事件和灾害；②保护国家免受新发、流行性传染病和化学、生物、辐射及核武器（Chemical，Biological，Radiological，Nuclear，CBRN）威胁的影响。③借助私营公司的力量帮助建立和完善国家生物安全体系。

2．中国的法律法规

我国在生物安全领域的发展较之前有了长足进步，但以国际视野看待生物安全的思想认识还要加强。国内已经有部分政府和学术机构意识到这一点，对国外生物安全领域的组织架构、审批程序、安全装备、人员培训、废弃物处理、应急事故处理等领先的方面进行考察。生物风险的评估判断要具有全局观，但目前国内比较有意识的单位仍是侧重个别业务领域的发展，比如把动物防疫工作作为重要环节，而对其他重要环节重视程度不够。有些单位则对生物安全的全链条建立了相对完善的制度，比如清华大学根据医学与生命科学实验室特点及实验动物中心的具体情况，采取6项有效措施，探索了实验动物生物安全管理模式，建立了安全、健康的实验环境，加强了实验动物安全管理体系，提升了实验动物专业技术服务水平和科研支撑能力，有效地保障了实验教学及科学研究的顺利开展。

二、生物风险评估过程

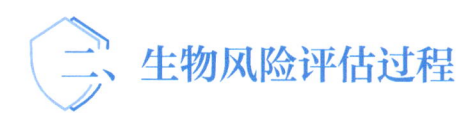

（一）生物风险评估的基本方法

1. 国内外对于生物风险认识的异同

各国生物安全监管部门以已知病原微生物为基础制定规范，不仅是对已知的病原微生物实施监管控制，更是对未知病原微生物和新发疾病采取防控策略的重要依据。生物风险的分类是首要考虑的问题，1974年美国疾病预防控制中心（CDC）颁布了《基于危险的病原体分类》指南。同年，美国国立卫生研究院（NIH）发布了美国国家癌症研究所研究致癌病毒的安全标准。1976年NIH首次发布了《NIH涉及重组DNA分子的研究指南》。我国在2003年"非典"发生之后颁布了《病原微生物实验室生物安全管理条例》，首次对实验室病原微生物的管理提出要求并制定规范。WHO、中国和美国对待生物安全的分类原则在政策法规层面虽然没有本质的不同，但是评估级别标准是反向的，具体见表9-1。

表9-1 美国、WHO和中国生物安全等级的定义

风险分类	NIH涉及重组DNA分子的研究指南2002年	世界卫生组织实验室生物安全手册2004年第三版	中国《病原微生物实验室生物安全管理条例》（国务院令第424号）2004
一类风险	不造成健康成年人疾病的微生物	（对个人和社区没有或较低的风险）未必会引起人类或动物疾病的微生物	第四类病原微生物，是指在通常情况下不会引起人类或者动物疾病的微生物
二类风险	可造成人类产生疾病，但是发生严重后果较为罕见，并且通常可以进行预防或治疗干预的微生物	（对个体有中等风险，对社区有低风险）一种可能引起人或动物疾病但不太可能对实验室工作人员、社区、牲畜或环境造成严重危害的病原体。实验室暴露可能引起严重感染，但是可以采取有效的预防措施和治疗措施，而且感染传播的风险有限	第三类病原微生物，是指能够引起人类或者动物疾病，但一般情况下对人、动物或者环境不构成严重危害，传播风险有限，实验室感染后很少引起严重疾病，并且具备有效治疗和预防措施的微生物

续表

三类风险	造成严重或致死性人类疾病，可预防、可获得有关的治疗干预（对个人风险高，对社区风险低）	（高个人风险；低社区风险）一种病原体，通常导致严重的人或动物疾病，但通常不会从一个感染者传播到另一个感染者。具有有效的预防和治疗措施	第二类病原微生物，是指能够引起人类或者动物严重疾病，比较容易直接或者间接在人与人、动物与人、动物与动物间传播的微生物
四类风险	通常无法获得预防或治疗干预措施的可能导致严重或致命人类疾病的微生物（高个人风险和高社区风险）	（对个人和社区的高风险）一种病原体，通常导致严重的人或动物疾病，并且很容易从一个人直接或间接地传播给另一个人。通常没有有效的预防和治疗措施	第一类病原微生物，是指能够引起人类或者动物非常严重疾病的微生物，以及我国尚未发现或者已经宣布消灭的微生物

2. 生物安全实验室的分类

生物安全实验室等级是根据生物危害程度的不同而确定的，生物实验室的等级要求应与生物安全等级保持一致，以下部分是对生物安全实验室的介绍。

（1）生物安全等级1（BSL-1）。

生物安全等级1（BSL-1）是指在生物安全分类的最低级别，第一级基本上是危害性最小的。实验室人员处理的标本不会感染健康的人。在BSL-1等级实验室中操作的微生物的典型实例是大肠杆菌的非致病性菌株。在处理BSL-1标本时，实验室无须配备先进的防护设备，也不需要将BSL-1实验室与其附近的任何设施隔离。人员采取的安全预防措施是基本的防护措施，操作人员必须洗手，必须佩戴基本的个人防护设备（PPE），需要对工作平台的表面去污，并禁止在工作时饮食。

（2）生物安全等级2（BSL-2）。

生物安全等级2（BSL-2）是指对健康构成中等危害的病原微生物或传染性生物开展工作的实验室。BSL-2中操作的病原微生物包括人类免疫缺陷病毒（HIV）、金黄色葡萄球菌等。分级为BSL-2的实验室应采取与分级为BSL-1的实验室相似的预防措施。但是，会有一些更为严格的规定以减少生物样本带来的风险。在BSL-2设施内进行操作的人员必须更加谨慎，必须严格防止皮肤割伤或擦伤。在BSL-2实验室中，必须配备个人防护设备，包括实验室外套和手套，必要时还需戴上口罩和护目镜。任何可能导致有害物质飞溅的实验操作都必须在生物安全柜（BSC）内进行。生物安全柜是实验室内的封闭通风空间，在生物安全柜内，任何处理危险病原微生物的技术人员应严格遵守操作规程。当处理BSL-2及以上等级的生物样本时，BSC的作用更为关键。高压灭菌器是用于对设备和仪器进行灭菌的压力腔体设备，是该级别实验室必备的装备之一；水槽和洗眼站是实验室必备的。人员管理方面，进入BSL-2实验室的权限比BSL-1更为严格，禁止未经授权的人员在工作时进入实验室。

（3）生物安全等级3（BSL-3）。

BSL-3级别的实验室通常会处理对人类健康产生极大危害的微生物。在BSL-3级别的实验室处理的微生物包括黄热病毒、西尼罗河病毒和结核杆菌等。这些生物体对人类健康威胁很大，以至于任何处理它们的机构都必须向有关政府机构注册其工作内容。任何该级别实验室的工作人员都必须接受医学监督，还必须接种与所处理的微生物相对应的疫苗。必须使用先进的气流和通风系统将干净的空气引入实验室，并在此实验室环境中使用通风橱将有害气体引导出去，通风橱需要定期测试和认证，以确保其安全、有效地运行。另外，在BSL-3级别的实验室工作的要求还包括实验人员须穿戴防护设备、呼吸器、工作服和围裙。所有工作必须在生物安全柜中进行操作。所有BSL-3实验室和生物安全柜均需用高效空气过滤器（High Efficiency Particle Air，HEPA）进行过滤，同时技术人员应定期测试过滤系统滤器的完整性。

（4）生物安全等级4（BSL-4）。

生物安全等级4（BSL-4）实验室并不常见。它们可以处理最罕见和最致命的微生物。在BSL-4级别实验室的设施中处理的微生物通常是极度致命的，并且可能具有极高的传染性；对于在此级别实验室操作的人员，往往没有针对这一级别微生物的疫苗或治疗方法。BSL-4实验室操作的病原微生物最为人熟知的就是埃博拉病毒和马尔堡病毒。在BSL-4实验室内工作的任何人员进入时均应换衣服，离开时应立即淋浴。员工离开实验室之前，必须对所有材料进行无害化处理。员工必须穿戴在BSL-1～BSL-3安全等级中所描述的所有个人防护设备，以及全身式供气服。所有实验操作必须在Ⅲ级生物安全柜中进行。BSL-4实验室必须与附近的设施完全分开。BSL-4实验室还应具有复杂和高效的排气和通风系统，确保清洁空气的流通。

（二）美国CDC归纳风险评估的方法简介

美国疾病预防控制中心（Centers for Disease Control and Prevention，CDC）对生物风险的评估方法在世界范围内被广泛认可与接受，其主要评估方法是依靠对不同类别的风险进行打分以评估生物风险发生的可能性，将风险列表中的可能性和严重性参数组合在一起的定性方法作为一种风险评估方法。此外定量（例如简单的数学评分方案对复杂的数学模型）和混合（半定量）方法也可以用于风险评估。以下部分内容是介绍美国CDC生物风险评估的主要内容，不仅仅用于生物安全风险评估，当生物安全和一般安全风险相互关联时，也可用于实验室活动的一般安全风险评估。在某些情况下，样品收集和运输也可以参照此方案。

（1）步骤1：收集信息（危害识别）。

A. 需描述生物因素和其他潜在危害（例如：传播力、感染剂量、治疗/预防措施、致病性等）。

B. 需描述将要使用的实验室操作程序（例如：培养、离心、所使用的尖锐器物、废弃物处理、实验操作频率等）。

C. 需描述要使用的设备的类型（例如：个人防护设备、离心机、高压灭菌器、生物安全柜等）。

D. 需描述操作所采用设施的类型和条件。

E. 需描述相关的人为因素（例如：操作人员能力、培训程度、操作人员的经验和态度等）。

F. 需描述可能影响实验室正常运行的任何其他因素（例如：法律、文化、社会经济等）。

（2）步骤2：评估风险。

A. 应客观描述暴露和/或泄漏是如何发生的。

B. 需评估什么情况可能发生暴露或泄漏。

C. 需评估暴露/泄漏的可能性（分为三类：a. 不太可能，即在不久的将来不太可能发生；b. 有可能，即在不久的将来可能；c. 可能，即在不久的将来很有可能发生）。

D. 需评估暴露/泄漏后果的严重性（分为三类：可忽略、中等、严重）。

（3）步骤3：制定风险控制策略。

A. 应列出有关生物安全的国际和国家法规、指南、政策的要求，并严格执行这些规定。

  B. 如果有，则应符合本国法律或法规要求的措施。

  C. 描述指南，政策和策略（如果有）建议的措施。

  D. 描述可用于风险控制的资源，并考虑其在本地环境中的适用性、可用性和可持续性，包括管理支持。

  E. 资源是否足以确保和维持潜在的风险控制措施？

  F. 存在哪些因素可能会限制或制约任何风险控制措施？

  G. 在没有任何风险控制措施的情况下能否进行工作，有其他选择吗？

（4）步骤4：选择并实施风险控制措施。

  A. 应说明何时何地需要风险控制措施，评估采取这些风险控制措施后仍然还可能存在的风险，同时评估风险防控措施的可操作性、有效性和可持续性。

  B. 应制定实验室活动/程序，选定的风险控制措施，评估残留风险（极低，低，中，高，非常高）是否超出容忍水平。风险控制措施是否合适，是否有效且可持续。

（5）步骤5：审查风险和风险控制措施。

  A. 应当建立定期审查周期，以监测实验室活动、生物制剂、人员、设备或设施、生物制剂等的变化；以及从审计/检查、人员反馈、事件和（或）未成功实施的操作中吸取的经验教训。

  B. 制定审查频率。

  C. 明确进行审查的人。

  D. 描述制定风险防控前后的更新/变更。

  E. 描述实施变更的人员/程序。

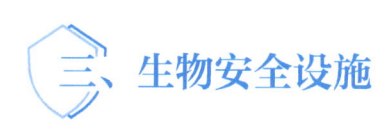

三、生物安全设施

（一）个人防护装备的作用

1. 个人防护装备的作用

个人防护装备和实验服可以降低气溶胶、飞溅和意外感染情况的发生。

服装和设备的选择取决于所执行工作的性质。操作人员在实验室工作时应穿好工作服，在离开实验室之前应脱掉防护服并洗手。实验室中使用的一些个人防护设备以及提供保护的外套、工作服、围裙应完全扣好。长袖后开防护服比实验室外套（白大褂）能够提供更好的保护。操作人员也可以在实验外套或工作服上穿围裙以进一步防止化学物质或生物材料（例如血液或培养液）的溢出。实验室附近应提供洗衣设施，实验室内的外套、工作服或围裙不应穿到实验室以外的区域。

2013年一项有关医学实验室员工生物风险的研究对9个医学实验室、123名员工进行了问卷调查，结果显示32.5%的受访者（40人）至少发生过一次意外。针刺或碎玻璃损伤为18.7%的受访者（23人），而由于液体飞溅导致皮肤、黏膜或结膜受到损伤的则占22.8%（28人）。在发生事故的员工中，只有45%的受访者（18人）向上级报告了有关情况。只有57位受访者（46.3%）知道实验室的微生物特性，只有不到一半的人可以正确地举例说明与微生物材料相关的疾病（57人，46.3%）。一半以上的受访者承认，他们在实验室工作时并不了解所有可能的感染途径（68人，占55.3%）。由此看出，工作人员对防护知识的掌握、防控意识和效果不容乐观。如果个人防护做到应用尽用，将会很大程度减少实验室损伤。

以下是有关个人防护装备的列表，见表9-2。

表9-2　个人防护的装备列表

装备	英文	针对的危害	安全装备特点
实验服	laboratory coats	服装污染	背开式，连体服
			罩衣
塑料围裙	plastic aprons	防水	防水
鞋类	footwear	撞击和泼洒	不漏脚趾
护目镜	goggles	撞击和泼洒	抗撞击镜片（光学正确，或佩戴矫正眼镜）侧面保护
安全眼镜	safety spectacles	撞击	抗撞击镜片（光学正确）
			侧面保护

续表

装备	英文	针对的危害	安全装备特点
面罩	face shields	撞击和泼洒	保护整个脸部
			危机情况可以容易挪开
呼吸器	respirators	吸入气溶胶	采用全脸或半脸式设计，并配有动力净化空气装置
手套	gloves	直接接触微生物	采用乙烯基或丁基橡胶制作而成
		剪切	护手
			带筛网

2．护目镜、安全眼镜、面罩

选择何种保护眼睛和脸部免受飞溅和撞击的装备将取决于所开展的活动。安全眼镜可以采用特殊镜架制造，使用弯曲或配有侧罩的防撞碎材料，但安全眼镜无法提供足够的飞溅防护。防溅和防冲击的护目镜应戴在普通眼镜和隐形眼镜之外（无法用于防止生物或化学危害）。护目镜和安全眼镜的区别在于护目镜重点可以防止泼溅功能，安全眼镜的侧重在于防撞击强度上。

面罩采用防撞碎塑料制成，可贴在脸上，并通过头带或帽子固定在适当位置。在生物实验室中护目镜、安全眼镜或面罩均可被使用。

3．呼吸器

最常见的一次性口罩等都属于呼吸器范畴。人类对呼吸系统的保护具有悠久的历史，从古代开始人们便开动自己的智慧来设计并制造呼吸器。哲学家兼博物学家普林尼（公元23—79年）使用动物膀胱皮过滤灰尘朱砂。莱昂纳多·达·芬奇（Leonardo da Vinci）（1452—1519）建议用湿布盖在口鼻上以达到过滤的效果。1877年，英国人发明了防烟口罩，并申请了专利。1920年，MSA安全公司生产了Gibbs防毒面具，这是美国矿业局（USBM）批准的首款防毒面具用于工业用途。1930年代初期的鹰巢隧道灾难（Hawks nest tunnel disaster）加快了过滤式粉尘/烟雾/烟雾呼吸器标准。1969年由尼克松总统签署《黑肺病补助法》（Black Lung Benefits Act），同时制定了有关采矿业对合格的呼吸器进行认证和使用的法规，煤矿工人的健康权益才得到一定的保障。美国于1970年颁布了职业安全与健康法案，并建立了美国国家职业安全健康研究所（The National Institute for Occupational Safety and Health，NIOSH）和职业安全与健康管理局（Occupational Safety and Health Administration，OSHA）以保护美国工人的健康和安全。1995年7月，呼吸器认证法规30 CFR 11被42 CFR 84取代。随着20世纪90年代结核病的暴发凸显戴呼吸器的重要性。2001年，美国国会批准由NIOSH创建国家个人防护技术实验室。在2001年"9·11"恐怖袭击以及2009年的H1N1流感大流行后，呼吸器在保护急救人员的重要性更加被人们重视。

一般来讲，操作人员在进行高危险性操作时（例如清理溢出的传染性物质）需要佩戴呼吸器，而呼吸器的选择将取决于可能产生危害的类型。呼吸器也可配有可替换的过滤器以保护使用者免受气体、微粒及微生物的侵害。过滤器应安装在呼吸器的正确位置，实验用的呼吸器不应在实验室以外的区域佩戴。

完全独立带内置供气的呼吸器可对使用者提供全面的保护。外科口罩也是一种呼吸器，在医院中为医护人员和患者提供保护。一些一次性使用防毒面具的作用主要是为了防止佩戴者受到较危险的生物样本的威胁。不同种类呼吸器的特点见表9-3。

表9-3 不同种类的呼吸器

项目	外科口罩	N95呼吸器	弹性体半脸面罩
测试和批准	经美国食品和药品管理局批准	由NIOSH批准	由NIOSH批准
预期用途和目的	为佩戴者提供保护，使其免受来自身体或其他危险液体的飞沫、飞溅或喷溅。保护病人免受佩戴者的呼出气体影响	减少佩戴者暴露于微粒，包括小颗粒气溶胶和大的飞沫（仅针对非油性的气溶胶）	合成或橡胶材料制成的可重复使用的设备，用于一般的防护
脸部密封贴合性	宽松	紧贴	紧贴
贴合性要求	无	有	有
重复使用性	否	否	是
使用者密封性检测	无	每次佩戴都需要	每次佩戴都需要

续表

项目	外科口罩	N95呼吸器	弹性体半脸面罩
过滤	防止吸入空气中较小的颗粒物，提供一般性保护	过滤掉至少95%的空气中的颗粒，包括大颗粒和小颗粒	可能配备过滤器，可阻挡95%、99%或100%的非常小的微粒。也可以配置防止蒸汽/气体
泄漏	当使用者吸入口罩时，口罩边缘会出现漏气现象	当正确安装和佩戴后使用者吸入时，呼吸器边缘会出现较小的泄漏	当正确安装和穿戴后使用者吸入时，呼吸器边缘会出现最小的泄漏
使用限制	一次性使用	理想情况下，在每次遇到病人和接触气溶胶后都应该丢弃。损坏、变形的、不再对面部形成有效的密封、变得潮湿或明显变脏、呼吸变得困难、被血液或呼吸道或鼻腔分泌物及其他体液污染后应该丢弃	可重复使用，在每次与患者的接触后必须清洗/消毒

在上述介绍的呼吸器中，由于本次新冠肺炎疫情而被人们广泛熟知的呼吸器类型当属N95呼吸器。NIOSH根据呼吸器对油性物质的抵抗力和颗粒过滤效率将呼吸器的过滤介质进行分为"N""R"或"P"，粒子过滤效率指定为"95""99"或"99.97"。表9-4是对N95系列呼吸器的简要介绍。

表9-4 N95在NIOSH分类

系列	N系列	R系列	P系列
耐油性	不耐油	部分耐油	对油具有很强的抵抗力
过滤性能	N95、N99、N100至少过滤空气传播颗粒的95%、99%或99.97%	R95、R99、R100至少过滤空气传播颗粒的95%、99%或99.97%	P95、P99、P100至少过滤空气传播颗粒的95%，99%或99.97%

下面是对几种生活中不常见的呼吸器进行介绍。

（1）供气呼吸器。

供气呼吸器可为佩戴者提供新鲜空气并使佩戴者与受污染环境隔离，这些呼吸器可保护佩戴者免受多种类型的污染（例如颗粒、气体的侵害）。在某些情况下，供气式呼吸器还可以在没有足够氧气的情况下提供可呼吸的空气。在佩戴使用时，具有贴合面罩的供气呼吸器需要进行贴合紧密性测试。

（2）送风呼吸器。

送风呼吸器（Supplied-Air Respirators，SAR）的面罩连接到单独的气源，该气源通过软管供应干净的压缩空气，但压缩空气需要满足压力需求和连续流量供应。送风呼吸器重量较轻，便于携带，可在短时间内对生命与健康造成危险的环境中长时间工作。

（3）自给式呼吸器。

自给式呼吸器（Self-Contained Breathing Apparatus，SCBA）主要用于进入短时间内对生命和健康造成危害的环境。自给式呼吸器有两种类型：开放式和封闭式。开放式自给式呼吸器的使用者背负加压气瓶以供应呼吸空气，提供呼吸空气30~90min，排出呼出的空气而不是将其再循环，需要一定的压力配置保证提供连续流空气。闭路SCBA的使用者可以允许进入和离开危险区域，额定使用时间长达4h，回收呼出的空气，去掉二氧化碳并替换氧气。

（4）SAR/SCBA组合式呼吸器。

SAR/SCBA组合式呼吸器（Combination SAR/SCBA Respirators）。压力需求组合，适用于短时间对生命和健康造成危害的环境，可用于进入密闭空间。该呼吸器拥有独立的气源，如果飞机上出现异常状况，则可以使用这种呼吸器。

4．手套

手套是最为常见的防护装备之一，无论是专业还是生活中进行操作时手最可能受到污染，同时手也容易受到锐器伤害，进行病原微生物操作时佩戴手套便是非常必要的。一次性胶乳乙烯基或丁腈外科手术手套广泛用于一般实验室微生物操作，并且用于操作感染性物质（如血液和体液等）。有些手套可以重复使用，但必须正确清洗和消毒。若手部不慎感染后，应立刻摘掉手套并彻底洗手，并在生物安全柜中或在离开实验室之前进行操作。用过的一次性手套应与受感染的实验室废弃物一起丢弃，并进行无害化处理。

（二）实验室防护设施

下面以BSL-3等级实验室（以下简称3级生物安全水平实验室）为例对相应的防护规范与主要设施进行介绍。

1. 3级生物安全水平的防护规范

3级生物安全水平实验室是为处理危险度为3（Ⅲ）级的微生物，以及大容量、高浓度、具有高度气溶胶扩散能力的危险度为2（Ⅱ）级微生物的工作而设计的。3级生物安全水平需要比1级和2级生物安全水平的基础实验室有更严格的操作和安全程序。3级生物安全水平实验室应在国家或其他有关的卫生主管部门登记并制定实验室操作规范。实验室的操作规范包括以下几方面内容：①在实验室入口门应张贴国际生物危害警告标志，应注明生物安全级别以及管理实验室出入的负责人姓名，并说明进入该区域的所有特殊条件，如实验人员的免疫接种状况。生物安全级别标识见图9-1。②实验室防护服必须是正面不开口的或反背式的隔离衣、清洁服、连体服、带帽的隔离衣，必要时应穿着鞋套或专用鞋。前系扣式的标准实验服不适用于该级别的实验室，因为不能完全罩住前臂。实验室防护服不能在实验室外穿着，并且必须在清除污染后再清洗。当操作某些微生物时（如农业或动物感染性微生物），可以允许脱下日常服装换上专用的实验服。③各种有关潜在感染性物质的操作均必须在生物安全柜或其他基本防护设施中进行。④有些实验室操作，例如在对感染了某些病原体的动物进行操作时，必须配备呼吸防护装备。

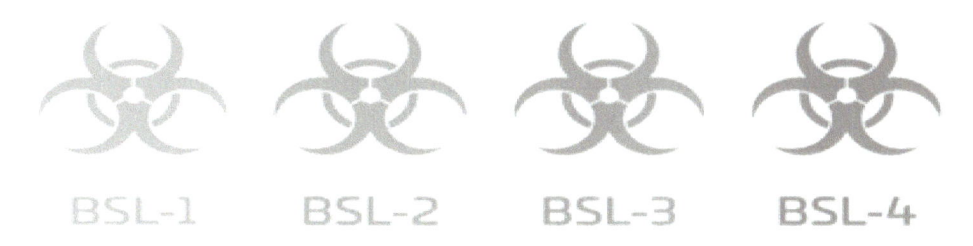

图9-1　生物安全级别标识

2. 实验室设备

在3级生物安全水平实验室中选择设备（包括生物安全柜）的原则，与2级生物安全水平的基础实验室一样。但在BSL-3级生物安全水平，所有和感染性物质有关的操作均需在生物安全柜或其他基本防护设施中进行，离心机等需要另外配置防护用附件（如安全离心桶或防护转子）的仪器需有特殊要求。有些离心机或其他设备（如用于感染性细胞的分选仪器）可能需要在局部另外安装带有HEPA过滤器的排风系统以达到有效的防护效果。

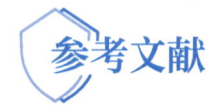

参考文献

[1] 佚名. 医院抗菌史：19世纪医生呼吁被逐出医界 [EB/OL].（2019-10-01）. https://www.bbc.com/ukchina/simp/amp/49892799?.

[2] 李小琴，朱俊，毛一扬，等. 某高科技塑业企业三苯接触工人职业健康风险评估 [J]. 中国工业医学杂志，2020（33）4：362-364.

[3] 王凯. 清末东北鼠疫起因及影响[N]. 团结报，2020，19（5）.

[4] Harold N. Glassman.Microbial Aerosols in Airborne Infection [J]. Am J Public Health Nations Health,1961,51（8）.

[5] Asadi S, Wexler A S, Cappa C D ,et al.Effect of voicing and articulation manner on aerosol particle emission during human speech [J]. PLoS One,2020, 15（1）.

[6] Wu B, Qi C, Wang L, et al.Detection of microbial aerosols in hospital wards and molecular identification and dissemination of drug resistance of Escherichia coli [J]. Environ Int, 2020, 137:105479.

[7] Patterson B, Wood R. Is cough really necessary for TB transmission [J]. Tuberculosis（Edinb）, 2019（117）: 31-35.

[8] Katale B Z, Mbugi E V, Kendal S, et al. Bovine tuberculosis at the human-livestock-wildlife interface: is it a public health problem in Tanzania? A review [J]. Onderstepoort J Vet Res, 2012,79（2）: 463.

[9] Couch R B, Knight V, Douglas R G Jr, et al. The minimal infectious dose of adenovirus type 4; the case for natural transmission by viral aerosol [J]. Trans Am Clin Climatol Assoc, 1969（80）: 205-211.

[10] 张君辉，吴兵，严新平. 大型邮轮人员感染新冠肺炎风险评估方法 [J]. 交通信息与安全，2020（38）：112-119.

[11] 郑颖，陈方. 巴西生物安全法和监管体系建设及对我国的启示 [J]. 世界科技研究与发展，2020（42）：298-307.

[12] 王盼盼，田德桥. DARPA昆虫盟友项目生物安全问题争议 [J]. 军事医学，2019（43）：488-493.

[13] 胡冬梅，叶红，邱艳霞，等. 卧龙亚高山公路沿线外来植物入侵风险评估 [J]. 四川大学学报（自然科学版），2020（57）：1002-1008.

[14] 陆维智，高静，陈阳阳，等. 真核表达ZIKA病毒全基因组感染性克隆的建立 [J]. 中国病原生物学杂志，2020（15）：755-760.

[15] 宋琪，丁陈君，陈方. 俄罗斯生物安全法律法规体系建设简析 [J]. 世界科技研究与发展，2020（42）3，288-297.

[16] 陈方，张志强. 日本生物安全战略规划与法律法规体系简析 [J]. 世界科技研究与发展，2020（42）3，276-287.

[17] 吴晓燕，陈方. 英国国家生物安全体系建设分析与思考 [J]. 世界科技研究与发展，2020（42）：265-275.

[18] 丁陈君，陈方，张志强. 美国生物安全战略与计划体系及其启示与建议 [J]. 世界科技研究与发展，2020（42）：253-264.

[19] 梁慧刚，黄翠，张吉，等. 主要国家生物技术安全管理体制简析 [J]. 世界科技研究与发展，2020（42）：308-315.

[20] 刘迎辉，黄开胜，江轶，等. 国外一流高校BSL-2病毒实验室的生物安全管理——以普林斯顿大学为例 [J]. 实验技术与管理，2020（37）：1-8.

[21] 谢忠忱，江轶，黄开胜，等. 高校实验动物生物安全管理模式研究 [J]. 实验技术与管理，2020（37）：1-5.

[22] 胡凯，马宏，贾松树，等. 实验室生物安全风险评估的现状与思考 [J]. 医学动物防制，2020（36）：817-820.

第十章

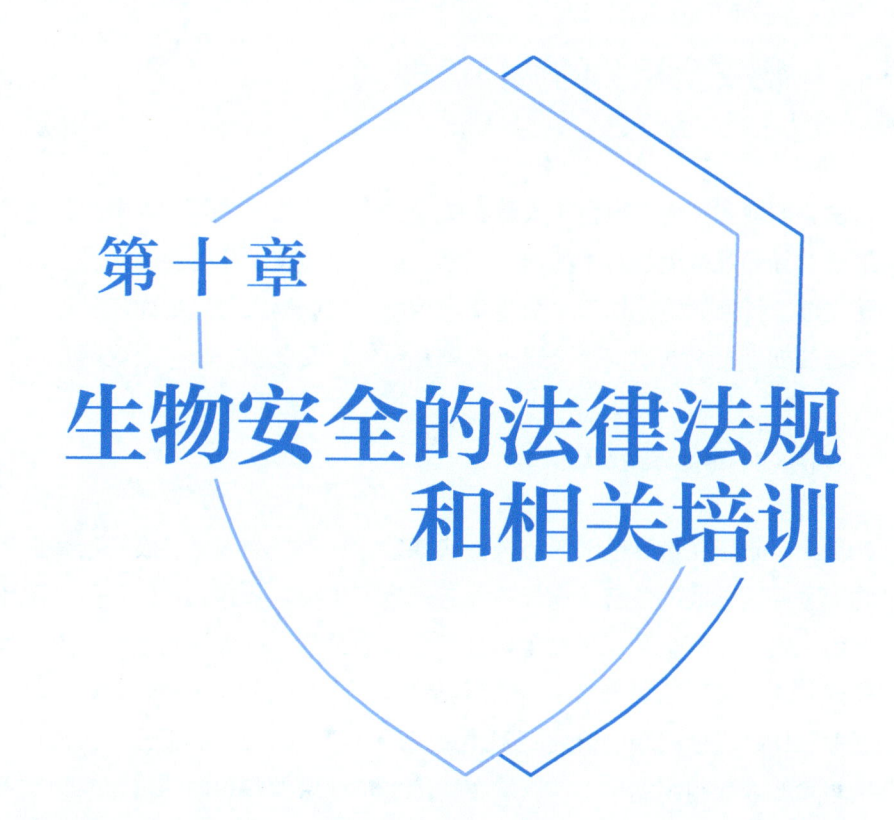

生物安全的法律法规和相关培训

二、生物安全相关的法律法规

目前，国际和国内均出台了大量有关生物安全的法律法规，各个国家通过立法形式引导和规范生物技术的研发应用，推动生物技术与社会公共安全的融合，建立健全传染病防控体系，为传染病控制、农业病虫害、生物危害等生物安全问题的处理提供法律依据。以下内容是对生物安全相关法律法规的介绍。

（一）国际性的法律法规

20世纪以来，在世界范围内因传染病暴发、外来生物入侵、农作物病虫害等生物安全问题造成的危害，已经引起各国高度重视。从1980年代开始，国际社会开始制定生物安全法。1982年10月联合国通过的《世界自然宪章》中，生物安全问题成为关注的焦点之一。国际经济与合作组织分别于1985年和1986年发表了关于DNA安全问题的蓝皮书和《重组DNA安全因素》的报告。1991年，联合国粮食及农业组织制定了《影响植物遗传资源保护和利用的植物生物技术行为守则》，其中也涉及转基因生物处理和释放的安全标准和法规问题。1992年，联合国环境与发展大会通过的《21世纪议程》和《生物多样性公约》更是首次从联合国层面全面地规定了生物安全问题的法律框架。可以说，生物安全已经成为世界各国维护国家安全的重要制度构成，通过法律保障和管理生物安全已成全球共识。

下面向读者详细介绍《生物多样性公约》。

1.《生物多样性公约》概述

国际上涉及生物安全的法律法规有很多。而《生物多样性公约》首次在联合国层面比较全面地规定了生物安全问题框架，具有深远的历史意义。《生物多样性公约》作为一项具有法律约束力的条约，旨在保护濒临灭绝的动植物，最大限度地保护多样的生物资源，维护全球生态安全。根据《生物多样性公约》的规定，发达国家应为发展中国家提供补充资金，以补偿保护生物资源的费用，并以更为经济的方式将技术转让给发展中国家，便于保护世界上的生物资源。各缔约国需制定保护濒临灭绝动植物的计划；建立金融机构以帮助发展中国家开展动植物检查和保护计划；使用他国自然资源的国家应与该国共享研究成果、利益和技术。我国于1992年6月11日签署了该条约，并于1992年11月7日获得批准，1993年1月5日交存加入书。

2. 保护生物多样性的必要性

当一个种群或生态圈表现出巨大的多样性时，它拥有更多可用的基因库。具有更多的基因可以使该种群或该生态圈中的生物更好地适应变化。以猎豹为例，大约一万年前，除非洲猎豹外其他的猎豹均灭绝，非洲猎豹的种群相对较小，种群中近亲的个体不得不相互交配。多年来，近亲繁殖消除了野生猎豹的遗传多样性，它们容易遭受环境突然变化的影响，例如对新型病毒的抵抗力更差。

人类从生物多样性中受益，同样依赖着与我们共享地球的多种生物。植物、动物、细菌和真菌为人类的生产活动提供了原材料。我们的饮食以粮食作物和食用它们的动物为基础。我们使用源自植物和动物纤维的材料制造纺织品；我们利用从细菌到酵母的单细胞生物体来推动重要的工业和制造过程。植物依靠传粉媒介（鸟类、哺乳动物和昆虫）来帮助转移花粉，并最终创造出种子和果实。蜜蜂是重要的授粉媒介，特别是对于特种粮食作物。同时人类也从蜜蜂的劳作中收获蜂蜜。

体现生物多样性必要性的另一个领域是药物。全球售出的所有处方药中几乎有40%来源于不同的植物、动物和真菌物种中发现的天然化合物。

3. 我国履行《生物多样性公约》情况

2010年为"联合国生物多样性年"，为此中国成立了"联合国生物多样性年国家委员会"，由时任国家副总理李克强任主席。2011年，联合国大会再次确定2011—2020年为"联合国生物多样性十年"，国务院于2011年6月同意在原有"生物多样性年国家委员会"基础上，建立由26个部门组成的"中国生物多样性保护国家委员会"，由李克强任主席。2012年6月4日，李克强主持召开了第一次会议并发表重要讲话，会议还审议了《联合国生物多样性十年中国行动方案》和《实施中国生物多样性保护战略行动计划任务分工》。我国建立了部门间协调机制，其重要性体现在制定保护战略和行动计划上。

《生物多样性公约》中要求各缔约方"为保护和可持续利用生物多样性制定国家战略、计划或方案"，并"尽可能酌情将生物多样性保护与可持续利用纳入有关的部门或跨部门计划、方案和政策内"。我国在《生物多样性公约》尚未完成谈判时就已着手开展相关准备工作，原环境保护部协调10余个部委，组织100多名专家，历经两年，终于在1993年底完成了《中国生物多样性保护行动计划》（以下简称《行动计划》）的编制工作。1994年6月，原环境保护委员会对外发布了该《行动计划》，至此，该《行动计划》成为20世纪90年代以及21世纪初指导我国生物多样性保护与可持续利用的纲领性文件。在过去20多年中，《生物多样性公约》的谈判出现了许多新的议题和热点问题，国内的经济社会发展和环境资源状况也发生了诸多变化，现行《行动计划》的目标和任务已无法满足当前生物多样性保护的需求。故自2007—2010年，原环境保护部再次协调20余个部门，组织各方专家，对原《行动计划》进行了更新，编制了《中国生物多样性保护战略与行动计划》（2011—2030年），并提出了我国未来20年生物多样性保护总体目标、战略任务和优先行动内容。新的行动计划发布后，我国政府又先后发布了《中国自然保护区发展规划纲要（1996—2010年）》《全国生态环境建设规划》《全国生态环境保护纲要》和《全国生物物种资源保护与利用规划纲要》。

4. 我国近年来生物多样性保护的研究进展

（1）法律体系已初步建立，工作机制逐步完善。

我国政府颁布了一系列与生物多样性保护相关的法律，包括野生动物保护法、草原法、森林法、种子法、畜牧法和动植物出入境检疫法；颁布了一系列行政法规，包括自然保护区条例、农业转基因生物安全管理条例、野生植物保护条例等。相关行业主管部门和部分省级政府也制定了相应的法规和规范。我国成立了《生物多样性公约》工作协调组和生物物种资源保护部际联席会议，建立了生物多样性和生物安全信息交流机制，初步形成了生物多样性保护和实施的国家级协调机制。

（2）基础调查、科学研究和监测能力得到提高。

相关部门组织了多次国家或地区范围的物种调查，并建立相关数据库，公布了《中国植物志》《中国孢子植物志》《中国动物志》和《中国濒危动物红皮书》。我国较早地研究了自然保护区管理级别的划分标准；提出了划分不同类型保护区的基本原则及其管理评价指标；研究制定了一套系统、完整而又操作简便的生态评价体系、评价标准和评价方法，并在实践中制定了生物多样性重点保护区的评价标准。除此之外，我国还开展了自然保护区生物多样性经济价值评估。各有关部门相继开展了各自领域的物种资源科学研究和监测，并建立了相应的监测网络和系统。

（3）生物安全管理得到加强。

国家设立自然生态保护司（生物多样性保护办公室、国家生物安全管理办公室，隶属于生态环境部），其主要职责包括指导协调和监督生态保护修复工作；拟订和组织实施生态保护修复监管政策、法律法规、部门规章和标准；组织起草生态保护规划，开展全国生态状况评估等。为进一步规范外来入侵物种的预防和控制管理，还建立了外来入侵物种防治协作组，并成立了跨部门的动植物检疫风险分析委员会。

（4）国际合作与交流取得进展。

中国积极实施《生物多样性公约》的同时，参与国际谈判和相关规则的制定，加强与国际组织和非政府机构的合作与交流，通过开展一系列合作项目，加强生物多样性保护政策及相关技术的沟通交流，提高相关人员的技术水平。

（5）生物资源可持续利用的研究进展。

生物资源既是生命科学研究的对象，也是生命科学发展的基础。医学、生物学的研究在很大程度上依赖于对模式生物的研究。例如对线虫、小鼠、果蝇、大肠杆菌、拟南芥等模式生物的研究揭示动物、植物和微生物的重要基因功能和系统代谢网络体系。同时，战略生物资源是国际布局与竞争热点。发达国家长期重视对战略生物资源的收集。英美等国对生物资源的收集起步较早，已经形成了完备的生物资源保藏体系。美国于1946年建立了国家植物种质系统（National Plant Germplasm System，NPGS），重点收集粮食及其他农作物的种质资源，约有60%来自国外。早在1759年，英国开始筹建其皇家植物园——邱园（Kew Gardens），并建设了全球最大的野生植物种子库——"千年种子库"（Millennium Seed Bank Project），储存有全球约10%的野生植物种子。日本、韩国也建设了覆盖微生物、植物、动物、人类遗传资源样本和非生物材料的国家资源中心。

我国是世界上物种最丰富的国家之一，为了评估与保护战略生物资源，我国先后出台了多项政策，主要有2007年由原环境保护部发布的《全国生物物种资源保护与利用规划纲要》，并印发了《加强生物遗传资源管理国家工作方案（2014—2020年）》，确定了生物资源保护的一系列国家方案；2008年，原国家林业局、原国家环境保护总局、中国科学院联合对外发布《中国植物保护战略》。2016年，国家发展和改革委员会发布《"十三五"生物产业发展规划》，提议建设生物资源样本库、生物信息数据库和生物资源信息一体化体系；2017年，科学技术部印发了《"十三五"生物技术创新专项规划》，明确我国战略性生物资源发展目标和发展举措。

另外，我国已开始实施了一系列生物资源保护和持续利用的措施，如渔业捕捞许可管理制度、野生动物特许猎捕证制度、禁渔期和禁渔区制度、野生动物驯养繁殖许可证制度、野生植物采集证制度、环境影响评价制度以及出售、收购、利用、出口、引进野生动植物须经批准的制度、海洋捕捞产量"零增长"和"负增长"措施等。

5. 我国生物多样性方面存在的不足和未来的研究方向

生物资源储备不足，种类不丰。我国的生物资源虽物种数量多，但资源总量少，"天然"储备量不足的问题突出；生物资源管理制度不健全。目前，我国各类生物资源库分属不同部门、地方，覆盖众多资源类型，资源库缺乏统一的建设规范与数据标准，资源质量差异大，资源收集保藏能力和利用、分享水平参差不齐，专业人才匮乏，传统分类及新生物技术支撑不足，基因挖掘技术不强，信息化水平较低。

（二）我国生物安全方面的法律法规

由中国生物技术发展中心汇编、科学技术文献出版社2019年出版的《中华人民共和国生物安全相关法律法规规章汇编》系统整理了我国当前生物安全领域相关的法律法规、规章制度，按照病原微生物、实验室生物安全、传染病防控、基因工程和转基因、食品安全、生物制品、人类遗传资源与生物资源保护、伦理管理、两用物项和技术管控、动植物检疫、出入境检验检疫、突发安全事件等十二个领域进行分类。表10-1中列示了在汇编中整理的十二个领域相关的法律、法规和规章。

表10-1 《中华人民共和国生物安全相关法律法规规章汇编》
中生物安全相关法律法规和规章

领域	相关法律法规、规章
病原微生物	《中国微生物菌种保藏管理条例》《中国医学微生物菌种保藏管理办法》《人间传染的病原微生物菌（毒）种保藏机构管理办法》《人间传染的病原微生物名录》《可感染人类的高致病性病原微生物菌（毒）种或样本运输管理规定》《动物病原微生物菌（毒）种保藏管理办法》《动物病原微生物分类名录》《进出口环保用微生物菌剂环境安全管理办法》
实验室生物安全	《病原微生物实验室生物安全管理条例》《高等级病原微生物实验室建设审查办法》《高致病性动物病原微生物实验室生物安全管理审批办法》《人间传染的高致病性病原微生物实验室和实验活动生物安全审批管理办法》《病原微生物实验室生物安全环境管理办法》
传染病防控	《中华人民共和国传染病防治法》《中华人民共和国传染病防治法实施办法》《艾滋病防治条例》《传染性非典型肺炎病毒研究实验室暂行管理办法》《传染性非典型肺炎防治管理办法》《医疗机构传染病预检分诊管理办法》《传染病病人或疑似传染病病人尸体局部查验规定》《国内交通卫生检疫条例》《国内交通卫生检疫条例实施方案》
基因工程和转基因	《基因工程安全管理办法》《农业转基因生物安全管理条例》《农业转基因生物进口安全管理办法》《农业转基因生物安全评价管理办法》《农业转基因生物标识管理办法》《农业转基因生物加工审批管理办法》《转基因棉花种子生产经营许可规定》《开展林木转基因工程活动审批管理办法》
食品安全	《中华人民共和国食品安全法》《中华人民共和国食品安全法实施条例》《食品添加剂新品种管理办法》《食品添加剂新品种申报与受理规定》《食品安全国家标准管理办法》《新食品原料安全性审查管理办法》《新资源食品管理办法》
生物制品	《血液制品管理条例》《疫苗流通和预防接种管理条例》《生物制品批签发管理办法》
人类遗传资源与生物资源保护	《中华人民共和国人类遗传资源管理条例》《中华人民共和国环境保护法》《中华人民共和国海洋环境保护法》《中华人民共和国野生植物保护条例》《中华人民共和国自然保护区条例》《中华人民共和国野生动物保护法》《中华人民共和国畜禽遗传资源进出境和对外合作研究利用审批办法》《实验动物管理条例》
伦理管理	《涉及人的生物医学研究伦理审查办法》《人胚胎干细胞研究伦理指导原则》《关于善待实验动物的指导性意见》
两用物项和技术管控	《中华人民共和国海关法》《中华人民共和国生物两用品及相关设备和技术出口管制条例》《两用物项和技术出口通用许可管理办法》《两用物项和技术进出口许可证管理办法》

续表

领域	相关法律法规、规章
动植物检疫	《中华人民共和国动物防疫法》《国家动物疫情测报体系管理规范（试行）》《无规定动物疫病区评估管理办法》《动物检疫管理办法》《动物防疫条件审查办法》《中华人民共和国植物检疫条例》《植物检疫条例实施细则（农业部分）》《农业植物疫情报告与发布管理办法》
出入境检验检疫	《中华人民共和国国境卫生检疫法》《中华人民共和国国境卫生检疫法实施细则》《中华人民共和国国境口岸卫生监督办法》《出入境特殊物品卫生检疫管理规定》《中华人民共和国进出境动植物检疫法》《中华人民共和国进出境动植物检疫法实施条例》《中华人民共和国进出境动植物检疫封识、标志管理办法》《进出境转基因产品检验检疫管理办法》《出入境人员携带物检疫管理办法》《进出境粮食检验检疫监督管理办法》《引进陆生野生动物外来物种种类及数量审批管理办法》《进境动植物检疫审批管理办法》《进境动物和动物产品风险分析管理规定》《进境动物遗传物质检疫管理办法》《进出境非食用动物产品检验检疫监督管理办法》
突发安全事件	《突发公共卫生事件应急条例》《国家突发公共卫生事件应急预案》《国家突发公共事件医疗卫生救援应急预案》《突发公共卫生事件与传染病疫情监测信息报告管理办法》《突发公共卫生事件交通应急规定》《重大动物疫情应急条例》《国家突发重大动物疫情应急预案》《突发林业有害生物事件处置办法》

（三）专门保障生物安全的法律：《中华人民共和国生物安全法》

此次新冠肺炎疫情的暴发，凸显了生物安全的重要性，社会各界对生物安全法的呼声也越来越高。加之我国法律对之前发生的生物技术谬用等行为缺乏相应的处罚规定，生物安全领域亟待有法可依。

2020年2月14日，习近平总书记在中央全面深化改革委员会第十二次会议上发表重要讲话，指出要从保护人民健康、保障国家安全、维护国家长治久安的高度，把生物安全纳入国家安全体系，系统规划国家生物安全风险防控和治理体系建设，全面提高国家生物安全治理能力。要尽快推动出台生物安全法，加快构建国家生物安全法律法规体系、制度保障体系。

2020年10月17日第十三届全国人民代表大会常务委员会第二十二次会议通过了《中华人民共和国生物安全法》。该法案包括十章，分别为总则、生物安全风险防控体制、防控重大新发突发传染病、动植物疫情、生物技术研究、开发与应用安全、病原微生物实验室生物安全、人类遗传资源与生物资源安全、防范生物恐怖与生物武器威胁、生物安全能力建设、法律责任、附则。《中华人民共和国生物安全法》标志着我国在生物安全领域的发展进入了崭新阶段。

（四）新冠肺炎等疫情防控中的法律法规

1. 疫情防控中涉及的法律法规

此次新冠肺炎疫情的防控，以及未来可能遇到突发疫情的防控，正确使用法律法规是必不可少的。

（1）疫情防控涉及的主要法律法规。

疫情防控涉及的主要法律法规主要有：《中华人民共和国传染病防治法》（以下简称《传染病防治法》）《中华人民共和国突发事件应对法》《中华人民共和国国境卫生检疫法》《中华人民共和国动物防疫法》《中华人民共和国食品安全法》《中华人民共和国治安管理处罚法》《中华人民共和国刑法》等。以下对重点条款进行简要归纳。

《中华人民共和国传染病防治法》第三条规定：本法规定的传染病分为甲类、乙类和丙类。

《中华人民共和国突发事件应对法》第二条规定，事件的预防与应急准备、监测与预警、应急处置与救援、事后恢复与重建等应对活动，适用本法。

《中华人民共和国突发事件应对法》第三条规定，所称突发事件，是指突然发生，造成或者可能造成严重社会危害，需要采取应急处置措施予以应对的自然灾害、事故灾难、公共卫生事件和社会安全事件。按照社会危害程度、影响范围等因素，自然灾害、事故灾难、公共卫生事件分为特别重大、重大、较大和一般四级。法律、行政法规或者国务院另有规定的，从其规定。突发事件的分级标准由国务院或者国务院确定的部门制定。

《中华人民共和国国境卫生检疫法》第三条规定，本法规定的传染病是指检疫传染病和监测传染病。检疫传染病，是指鼠疫、霍乱、黄热病以及国务院确定和公布的其他传染病。监测传染病，由国务院卫生行政部门确定和公布。

《中华人民共和国治安管理处罚法》第二十五条规定，下列行为之一的，处五日以上十日以下拘留，可以并处五百元以下罚款；情节较轻的，处五日以下拘留或者五百元以下罚款：（一）散布谣言，谎报险情、疫情、警情或者以其他方法故意扰乱公共秩序的；（二）投放虚假的爆炸性、毒害性、放射性、腐蚀性物质或者传染病病原体等危险物质扰乱公共秩序的；（三）扬言实施放火、爆炸、投放危险物质扰乱公共秩序的。

《中华人民共和国动物防疫法》第十二条规定，国务院兽医主管部门对动物疫病状况进行风险评估，根据评估结果制定相应的动物疫病预防、控制措施。国务院兽医主管部门根据国内外动物疫情和保护养殖业生产及人体健康的需要，及时制定并公布动物疫病预防、控制技术规范。

《中华人民共和国动物防疫法》第十三条规定，对严重危害养殖业生产和人体健康的动物疫病实施强制免疫。

（2）疫情防控中涉及的主要法规。

《中华人民共和国传染病防治法实施办法》第二条规定，对传染病实行预防为主的方针，各级政府在制定社会经济发展规划时，必须包括传染病防治目标，并组织有关部门共同实施。

《中华人民共和国传染病防治法实施办法》第三条规定，政府卫生行政部门对传染病防治工作实施统一监督管理。受国务院卫生行政部门委托的其他有关部门卫生主管机构，在本系统内行使《传染病防治法》第三十二条第一款所列职权。军队的传染病防治工作，依照《传染病防治法》和本办法中的有关规定以及国家其他有关规定，由中国人民解放军卫生主管部门实施监督管理。

《突发公共卫生事件应急条例》第二条规定，本条例所称突发公共卫生事件（以下简称突发事件），是指突然发生，造成或者可能造成社会公众健康严重损害的重大传染病疫情、群体性不明原因疾病、重大食物和职业中毒以及其他严重影响公众健康的事件。

2. 疫情防控中的热点法律问题

（1）什么是传染病的"乙类疾病、甲类管理"？

《中华人民共和国传染病防治法》第四条规定，对乙类传染病中传染性非典型肺炎、炭疽中的肺炭疽和人感染高致病性禽流感，采取本法所称甲类传染病的预防、控制措施。其他乙类传染病和突发原因不明的传染病需要采取本法所称甲类传染病的预防、控制措施的，由国务院卫生行政部门及时报经国务院批准后予以公布、实施。需要解除依照前款规定采取的甲类传染病预防、控制措施的，由国务院卫生行政部门报经国务院批准后予以公布。

2020年1月20日，卫健委发布公告，经国务院批准，将新型冠状病毒感染的肺炎纳入《中华人民共和国传染病防治法》规定的乙类传染病，并采取甲类传染病的预防、控制措施。

《中华人民共和国传染病防治法》对甲类传染病的防治有专门的规定，例如第三十九条规定，医疗机构发现甲类传染病时，应当及时采取下列措施：

（一）对病人、病原携带者，予以隔离治疗，隔离期限根据医学检查结果确定；

（二）对疑似病人，确诊前在指定场所单独隔离治疗；

（三）对医疗机构内的病人、病原携带者、疑似病人的密切接触者，在指定场所进行医学观察和采取其他必要的预防措施。

（2）对于故意传播或者过失传播新型冠状病毒的，将会面临哪些法律责任？

如果明知自身已感染新型冠状病毒而故意传播、危害公共安全的，依照《中华人民共和国刑法》规定，按照以危险方法危害公共安全罪定罪处罚，未造成严重后果的，处三年以上十年以下有期徒刑；造成严重后果的，处十年以上有期徒刑、无期徒刑或者死刑。

如果实际上感染新型冠状病毒，处于潜伏期，误以为自己没有感染该病毒，而拒绝接受检验、强制隔离或者治疗，过失造成新型冠状病毒传播的，情节严重、危害公共安全的，依照《中华人民共和国刑法》规定，按照过失以危险方法危害公共安全罪定罪处罚，最高可处七年有期徒刑。

（3）制售假冒伪劣口罩和防护服的，将会面临哪些法律责任？

依照《中华人民共和国刑法》的规定，制售假冒伪劣口罩和防护服的，以生产、销售不符合标准的卫生器材罪定罪，并依法从重处罚，最高可处无期徒刑。

（4）高价销售口罩的行为触犯刑法吗？

违反国家相关规定，哄抬物价，牟取暴利，严重扰乱市场秩序，违法所得数额较大或者有其他严重情节的，依照《中华人民共和国刑法》的规定，以非法经营罪定罪，依法从重处罚，可处五年以上有期徒刑。

（5）在疫情防控过程中编造或传播谣言行为如何处理？

编造疫情虚假信息，或者明知是编造的虚假信息，仍对外散布，造成公共秩序严重混乱的，依照《中华人民共和国刑法》的规定，以寻衅滋事罪定罪处罚，最高可处十年有期徒刑。

编造与突发传染病疫情有关的恐怖信息，或者明知是编造的恐怖信息且故意传播，严重扰乱社会秩序的，依据《中华人民共和国刑法》的规定，以编造、故意传播虚假恐怖信息罪定罪处罚，造成严重后果的可处五年以上有期徒刑。

（6）患有新型冠状病毒肺炎或者疑似症状被隔离的劳动者，工资如何发放？工作报酬是最低工资吗？是病假工资吗？

根据《中华人民共和国传染病防治法》第四十一条第二款规定，在隔离期间，实施隔离措施的人民政府应当对被隔离人员提供生活保障；被隔离人员有工作单位的，所在单位不得停止支付其隔离期间的工作报酬。隔离期间发放的工资肯定指的不是最低工资标准，而是指劳动合同约定的职工正常出勤状态下即可获得的全部工资性收入，包括各类工资、奖金、津贴、补贴等。总之，在隔离留院观察期间用人单位仍应按正常出勤对待，劳动者的工资福利待遇由用人单位照发，不得以缺勤或旷工扣发和减发。对新型冠状病毒感染的肺炎患者、疑似病人、密切接触者在其隔离治疗期间或医学观察期间以及因政府实施隔离措施或采取其他紧急措施导致不能提供正常劳动的企业职工，企业应当支付职工在此期间的工作报酬。

（五）生物安全的标准有哪些？

标准是衡量事物的准则，同时也可作为参考物，供同类事物比较核对。简单来讲，对于某个事物，比如产品是否合格，可以参考其标准。符合标准即认为合格，不符合标准认为不合格。为了保证生物安全，也需要制定和实施科学且适用的标准。

根据各类标准适用范围，可将标准分为国家标准、行业标准、地方标准和企业标准四个级别。国家标准指由国务院标准化行政主管部门制定并发布，在全国范围内适用的标准，其他各级标准不得与国家标准相抵触；行业标准指由国务院有关行政主管部门制定，在全国某个行业范围内适用的标准；地方标准是由省、自治区、直辖市标准化行政主管部门制定，仅在地方辖区范围内适用；对于暂无国家标准、行业标准和地方标准的产品，企业应当制定相应的企业标准，并报当地标准化行政主管部门备案。

生物安全相关的标准也可分为该四个级别。按照生物安全中传染病防控需求，以下列举三个方面的标准规范，即传染病防治相关标准、规范（见表10-2）、消毒卫生相关标准、规范（见表10-3）和饮用水相关标准、规范（见表10-4）。这些标准和规范都与保障人民的身体健康，保证生物安全相关。

表10-2 我国的传染病防治相关标准、规范（部分）

序号	标准号	标准名	发布日期	实施日期
1	WS 214-2008	流行性乙型脑炎诊断标准	2008-12-11	2009-6-15
2	WS 299-2008	乙型病毒性肝炎诊断标准	2008-12-11	2009-6-15
3	WS 298-2008	甲型病毒性肝炎诊断标准	2008-12-11	2009-6-15
4	WS 279-2008	鼠疫诊断标准	2008-2-28	2008-9-1
5	WS 282-2008	猩红热诊断标准	2008-2-28	2008-9-1
6	WS 281-2008	狂犬病诊断标准	2008-2-28	2008-9-1
7	WS 280-2008	伤寒和副伤寒诊断标准	2008-2-28	2008-9-1
8	WS 285-2008	流行性感冒诊断标准	2008-2-28	2008-9-1
9	WS 286-2008	传染性非典型肺炎诊断标准	2008-2-28	2008-9-1
10	WS 287-2008	细菌性和阿米巴性痢疾诊断标准	2008-2-28	2008-9-1
11	WS 284-2008	人感染高致病性禽流感诊断标准	2008-2-28	2008-9-1
12	WS 278-2008	流行性出血热诊断标准	2008-2-28	2008-9-1
13	WS 290-2008	钩端螺旋体病诊断标准	2008-1-16	2008-8-1
14	WS 289-2008	霍乱诊断标准	2008-1-16	2008-8-1
15	WS 268-2007	淋病诊断标准	2007-4-17	2007-10-15
16	WS 272-2007	新生儿破伤风诊断标准	2007-4-17	2007-10-15
17	WS 270-2007	流行性腮腺炎诊断标准	2007-4-17	2007-10-15
18	WS 275-2007	白喉诊断标准	2007-4-17	2007-10-15
19	WS 269-2007	布鲁氏菌病诊断标准	2007-4-17	2007-10-15
20	WS 271-2007	感染性腹泻诊断标准	2007-4-17	2007-10-15
21	WS 293-2008	艾滋病和艾滋病病毒感染诊断标准	2008-2-28	2008-9-1
22	WS 195-2001	军团病诊断标准及处理原则	2001-7-20	2002-1-1
23	GB 16882-1997	动物鼠疫监测标准	1997-6-16	1998-1-1
24	GB 16883-1997	鼠疫自然疫源地及动物鼠疫流行判定标准	1997-6-16	1998-1-1
25	GB 16885-1997	布鲁氏菌病监测标准	1997-6-16	1998-1-1
26	GB 16853-1997	结核病监测标准	1997-6-10	1998-1-1

续表

序号	标准号	标准名	发布日期	实施日期
27	GB 15992-1995	鼠疫控制及其考核原则与方法	1995-12-15	1996-7-1
28	GB 15999-1995	丁型病毒性肝炎诊断标准及处理原则	1995-12-15	1996-7-1
29	WS/T 698-2020	新冠肺炎疫情期间重点场所和单位卫生防护指南	2020-7-20	2020-7-20
30	WS/T 697-2020	新冠肺炎疫情期间特定人群个人防护指南	2020-7-20	2020-7-20
31	WS 696-2020	新冠肺炎疫情期间办公场所和公共场所空调通风系统运行管理卫生规范	2020-7-20	2020-7-20
32	WS 695-2020	新冠肺炎疫情期间公共交通工具消毒与个人防护技术要求	2020-7-20	2020-7-20
33	WS 694-2020	新冠肺炎疫情期间医学观察和救治临时特殊场所卫生防护技术要求	2020-7-20	2020-7-20

表10-3 我国的消毒卫生相关标准、规范（部分）

序号	标准号	标准名	发布日期	实施日期
1	WS/T 685-2020	消毒剂与抗抑菌剂中抗真菌药物检测方法与评价要求	2020-7-20	2021-2-1
2	WS/T 684-2020	消毒剂与抗抑菌剂中抗菌药物检测方法与评价要求	2020-7-20	2021-2-1
3	WS/T 683-2020	消毒试验用微生物要求	2020-7-20	2021-2-1
4	WS/T 700-2020	洪涝灾区预防性消毒技术规范	2020-7-23	2020-7-23
5	WS/T 651-2019	医用低温蒸汽甲醛灭菌指示物评价要求	2019-1-30	2019-7-1
6	WS/T 650-2019	抗菌和抑菌效果评价方法	2019-1-30	2019-7-1
7	WS/T 649-2019	医用低温蒸汽甲醛灭菌器卫生要求	2019-1-30	2019-7-1
8	WS/T 648-2019	空气消毒机通用卫生要求	2019-1-30	2019-7-1
9	WS/T 647-2019	溶葡萄球菌酶和溶菌酶消毒剂卫生要求	2019-1-30	2019-7-1
10	WS/T 646-2019	过碳酸钠消毒剂卫生要求	2019-1-30	2019-7-1

续表

序号	标准号	标准名	发布日期	实施日期
11	WS 628-2018	消毒产品卫生安全评价技术要求	2018-9-21	2019-3-1
12	GBT 33420-2016	压力蒸汽灭菌生物指示物检验方法	2016-12-30	2017-7-1
13	GBT 33419-2016	环氧乙烷灭菌生物指示物检验方法	2016-12-30	2017-7-1
14	GBT 33418-2016	环氧乙烷灭菌化学指示物检验方法	2016-12-30	2017-7-1
15	GBT 33417-2016	过氧化氢气体灭菌生物指示物检验方法	2016-12-30	2017-7-1

表10-4 我国的饮用水相关标准、规范

序号	标准号	标准名	发布日期	实施日期
1	GB/T 14358-2015	船用饮用水净化装置	2015-10-9	2016-3-1
2	GB/T 30306-2013	家用和类似用途饮用水处理内芯	2013-12-31	2014-8-1
3	GB/T 30307-2013	家用和类似用途饮用水处理装置	2013-12-31	2014-8-1
4	GB 5749-2006	生活饮用水卫生标准	2006-12-29	2007-7-1
5	GB/T 11730-1989	农村生活饮用水量卫生标准	1989-2-10	1990-7-1
6	GB/T 38458-2020	包装饮用水（桶装）全自动冲洗灌装封盖机 通用技术规范	2020-3-6	2020-10-1
7	GB/T 5750.5-2006	生活饮用水标准检验方法 无机非金属指标	2006-12-29	2007-7-1
8	GB/T 5750.2-2006	生活饮用水标准检验方法 水样的采集和保存	2006-12-29	2007-7-1
9	GB/T 5750.10-2006	生活饮用水标准检验方法 消毒副产物指标	2006-12-29	2007-7-1
10	GB/T 5750.7-2006	生活饮用水标准检验方法 有机物综合指标	2006-12-29	2007-7-1
11	GB/T 5750.3-2006	生活饮用水标准检验方法 水质分析质量控制	2006-12-29	2007-7-1
12	GB/T 5750.11-2006	生活饮用水标准检验方法 消毒剂指标	2006-12-29	2007-7-1

续表

序号	标准号	标准名	发布日期	实施日期
13	GB/T 5750.9-2006	生活饮用水标准检验方法 农药指标	2006-12-29	2007-7-1
14	GB/T 5750.12-2006	生活饮用水标准检验方法 微生物指标	2006-12-29	2007-7-1
15	GB/T 5750.13-2006	生活饮用水标准检验方法 放射性指标	2006-12-29	2007-7-1
16	GB/T 5750.6-2006	生活饮用水标准检验方法 金属指标	2006-12-29	2007-7-1
17	GB/T 5750.1-2006	生活饮用水标准检验方法 总则	2006-12-29	2007-7-1
18	GB/T 5750.8-2006	生活饮用水标准检验方法 有机物指标	2006-12-29	2007-7-1
19	GB/T 5750.4-2006	生活饮用水标准检验方法 感官性状和物理指标	2006-12-29	2007-7-1
20	GB/T 17218-1998	饮用水化学处理剂卫生安全性评价	1998-1-21	1998-10-1
21	GB/T 17219-1998	生活饮用水输配水设备及防护材料的安全性评价标准	1998-1-21	1998-10-1

（六）特别关注：野生动物真香？划重点，吃了有可能违法！

1. 为什么有人要吃野生动物？

捕猎和使用野生动物的现象不仅是现代在国内发生，在古代和国外也常见。

"大鹿三十只，獐子五十只，狍子五十只……熊掌二十对，鹿筋二十斤，海参五十斤……"这是《红楼梦》第三十五回中的一份野味清单。自古至今，国内国外，都有捕食野味的行为或习俗。

人民网研究院和百度公司于2020年2月1日联合发布《新型冠状病毒肺炎搜索大数据报告》中，统计了过去10年间各类野味搜索的热词占比，排名分别为：穿山甲、豪猪、竹鼠、蝙蝠、果子狸、狍子和蛇。那么为什么有人要捕杀、食用野生动物呢？这种文化习俗的形成原因没有确定的标准答案，一般推测有几点来源：首先，我国传统文化中有"以形补形"的思维，民间有更通俗的说法叫"吃啥补啥"，朴素地认为吃形状相近的东西可以"补"身体中形状相近的器官，以及吃动物的内脏可以"补"人类自身的器官。古典中医论著

《黄帝内经·五常政大论篇》曾说到："虚则补之，药以祛之，食以随之。"美好浪漫的愿望与冰冷的科学现实往往间隔着巨大的鸿沟。人们观察到穿山甲有厚实的鳞片，善于挖土，"穿山"而行，随即推测其鳞片有治疗"血瘀经闭、症瘕、风湿痹痛、乳汁不下、痈肿、瘰疬"的功效，将穿山甲的鳞片通过各种方式炮制成"甲珠"等药材使用。

其次，一部分人的动机并不是迷信于野生动物的"滋补"，他们追求的是吃"野味"能够带来的"吸睛"效果，或用于彰显自己的地位。不少"网络红人"录制吃野味的视频，达到引流的目的。东南亚某些以旅游为主要产业的国家为了迎合旅客需求，发展"地方特色"旅游产品，捕食蝙蝠等野生动物供旅客食用。

2. 捕食售卖野生动物，后果很严重

首先，可能违法。

《中华人民共和国刑法》第六章第三百四十一条规定，非法猎捕、杀害国家重点保护的珍贵、濒危野生动物的，或者非法收购、运输、出售国家重点保护的珍贵、濒危野生动物及其制品的，处五年以下有期徒刑或者拘役，并处罚金；情节严重的，处五年以上十年以下有期徒刑，并处罚金；情节特别严重的，处十年以上有期徒刑，并处罚金或者没收财产。违反狩猎法规，在禁猎区、禁猎期或者使用禁用的工具、方法进行狩猎，破坏野生动物资源，情节严重的，处三年以下有期徒刑、拘役、管制或者罚金。

《中华人民共和国野生动物保护法》（2018修正）第二十一条规定，禁止猎捕、杀害国家重点保护野生动物。第二十七条规定，禁止出售、购买、利用国家重点保护野生动物及其制品。

其次，生物安全问题。

暂不论其捕杀和食用野生动物的行为是否触犯法律，实际上很多野生动物的捕杀和食用本身对人类有害而无利。比如全世界走私最多的哺乳动物——穿山甲。深圳海关曾查处一起骇人听闻的穿山甲鳞片走私案，查获哺乳纲鳞甲目穿山甲科穿山甲属树穿山甲和长尾穿山甲的鳞片11.9吨，意味着约有两三万只穿山甲遭到残忍杀戮。为何走私如此猖狂？因为许多人相信，穿山甲的鳞片有药用价值，这才有了买卖和杀害。然而经研究，穿山甲鳞片由角蛋白构成，与人类指甲的化学成分极其相似，并无任何药效。相反，穿山甲共可携带34个属

的寄生虫和致病菌。捕捉、宰杀和食用均可能导致病原体或寄生虫感染人体，引发疾病。最近的几项研究则表明，马来穿山甲可能是新型冠状病毒的中间宿主。

在"野味"搜索排行榜第四位的是被高度怀疑为SARS病毒源头的蝙蝠。蝙蝠为哺乳纲翼手目动物的统称，种类繁多（超过1 200种），遍布全球。蝙蝠擅长飞行，活动范围大，因此体表可携带多种寄生虫，传播到各处。加之其特殊的代谢方式也可携带大量病毒，其中相当一部分为致死率很高的烈性传染病毒，如冠状病毒、狂犬病毒、丽莎病毒、拉萨热病毒、汉塔病毒、尼帕病毒、亨尼巴病毒、马尔堡病毒和埃博拉病毒。蝙蝠的唾液、血液、粪便和尿液均可传播病毒。捕捉食用蝙蝠或与蝙蝠有过密切接触的野生动物均容易感染这些病毒。

最后，生物多样性的问题。

生物多样性对人类生存和发展意义重大，就以上提及的两种动物来说，穿山甲以蚁类和白蚁为食且食量巨大，对控制森林中蚂蚁和白蚁种群数量、防治白蚁危害有着巨大的作用。许多种类的蝙蝠以昆虫为食且食量巨大，对控制农业害虫和卫生害虫有着重要的价值（美国利用保护野生蝙蝠控制农业害虫，每年可节省37亿～530亿美元）。另一些蝙蝠是热带植物（包括榴梿和菠萝蜜等热带水果）重要的授粉动物。

2020年2月24日第十三届全国人民代表大会常务委员会第十六次会议通过了《全国人民代表大会常务委员会关于全面禁止非法野生动物交易、革除滥食野生动物陋习、切实保障人民群众生命健康安全的决定》（以下简称《决定》），其目的是为了全面禁止和惩治非法野生动物交易行为，革除滥食野生动物的陋习，维护生物安全和生态安全，有效防范重大公共卫生风险，切实保障人民群众生命健康安全，加强生态文明建设，促进人与自然和谐共生。

《决定》明确规定，凡野生动物保护法和其他有关法律禁止猎捕、交易、运输、食用野生动物的，必须严格禁止。全面禁止食用国家保护的"具有重要生态、科学、社会价值的陆生野生动物"以及其他陆生野生动物，包括人工繁育、人工饲养的陆生野生动物。全面禁止以食用为目的猎捕、交易、运输在野外环境自然生长繁殖的陆生野生动物。

《决定》规定了严厉惩治非法食用、交易野生动物的行为。对违反野生动物保护法和其他有关法律规定，猎捕、交易、运输、食用野生动物的，在现行法律规定基础上加重处罚。对本《决定》增加的非法食用和以食用为目的猎捕、交易、运输野生动物的行为，参照适用野生动物保护法等法律关于同类违法行为的处罚规定进行处罚。对于鸽、兔等人工养殖、利用时间长、技术成熟，人民群众已广泛接受的人工饲养的动物，《决定》规定，列入畜禽遗传资源目录的动物，属于家畜家禽，适用畜牧法的规定。

《决定》还规定，因科研、药用、展示等特殊情况，需要对野生动物进行非食用性利用的，应当按照国家有关规定实行严格审批和检疫检验。国务院及其有关主管部门应当及时制定、完善野生动物非食用性利用的审批和检疫检验等规定，并严格执行。

2021年即将施行的《中华人民共和国生物安全法》第三十二条规定，国家保护野生动物，加强动物防疫，防止动物源性传染病传播。该法的颁布进一步表明国家在野生动物保护上的决心。

生物多样性是人类社会赖以生存和发展的基础，而人类社会所有的活动均与生物多样性密切相关。由于生物多样性的存在，大自然为我们提供了食物、燃料、药材等与人类生活息息相关的物质资源，同时生物多样性还能起到维持土壤肥力、保持生态平衡、保护濒危动物等作用。生物安全是保持生物多样性最为重要的方面，每个人都有义务去维护生物安全。

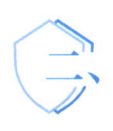

三、保障生物安全的检测技术和人员培训

（一）为保障生物安全，常使用哪些检测方法检测病原微生物？

病原微生物，指能够引起疾病的细菌、霉菌、病毒、病原虫等。为保障生物安全，应对病原微生物进行科学检测和严格控制，判断是否存在病原微生物、有哪些病原微生物是关键。取得样本之后，检测实验室通常需要初步判断可能是哪种特定的微生物。看似相同的感染可能由不同类型的微生物引起。如肺炎可能由病毒、细菌或真菌引起，且每种微生物的检测处理方法不同。感染微生物检测时，检测样本包括人血液、尿液、痰、咽拭子、肛拭子或其他液体和组织的样本。随后按照不同微生物类别进行检测。检测方法主要包括染色并镜检、培养、抗原检测、抗体检测、遗传物质（DNA/RNA）检测等。

需要注意的是，任何一种检测手段均存在其自身限制性。迄今为止，没有一种检测方法是能够同时识别出所有微生物的。部分微生物需联合使用两种，甚至多种检测方法以确定其类型。

病原微生物的确认是传染病预防控制的基础。下面简要介绍常用病原微生物检测方法。

1. 涂片染色镜检

对样本进行涂片后根据疑似传染性病原微生物的临床诊断对其进行染色。常见的染色方法有革兰氏染色、吉姆萨染色和抗酸染色等。在光学显微镜下观察染色后微生物的形态，并得出初步结论。对疑似病毒感染，需要使用电子显微镜检查。因病毒极其微小，在17~300nm，用光学显微镜无法观察到，只能借助高分辨率的电子显微镜观察。

2. 分离培养

病原微生物分离是检测病原微生物的一种广泛使用的方法。将处理后的钩端螺旋体、梅毒螺旋体和支原体的样品接种到特定的培养基中进行培养，随后涂布于固体培养基上进行分离培养，并通过其生长形态和生化特性进行鉴定。立克次体、衣原体和病毒则需接种到鸡胚或特定细胞中，通过病理变化鉴定病原体。分离培养的缺点是耗时较长，且分离得到的病原微生物可能不是主要致病因素，但它是病原微生物的基本鉴定方法和检测的基础。除了接种到培养基、细胞和鸡胚等介质，样品也可直接或处理后再接种于敏感的实验动物，通过观察病原体是否患病和疾病症状来判断病原微生物，甚至可以在患病的实验动物体内分离培养病原微生物。

3. 病原微生物遗传物质检测

（1）聚合酶链反应。

聚合酶链反应是目前最常用的病原微生物检测技术。它具有高灵敏度的特点，即使少量病原微生物也能被检测到，同时也是许多其他检测方法的基础。其原理是提出样品的遗传物质，在一定条件下通过引物引导DNA合成，达到可能存在的目标遗传物质大量扩增的目的，再通过电泳等手段检测判断。遗传物质为核糖核酸的病毒需要先提取核糖核酸，再反转录生成脱氧核糖核酸，然后进行聚合酶链反应，即逆转录聚合酶链反应检测。目前，聚合酶链反应技术的发展日益完善，实时荧光聚合酶链反应、套式聚合酶链反应、多重聚合酶链反应和滴式聚合酶链反应等已逐渐成为常规的实验室检测方法。

（2）核酸杂交。

核酸杂交技术是应用于病原微生物的早期检测技术。首先，从样品中提取核酸（脱氧核糖核酸或核糖核酸），然后将核酸变性并固定在固相载体上。加入带有特殊标记的探针，利用碱基互补的原理将探针结合固定。借助于探针上标记的物质，可以获知是否有探针以及大约有多少探针被固定，随后可推断样品中是否包含或者包含多少病原微生物。根据杂交核酸的不同，核算杂交技术可分为Southerm印迹法（检测DNA）和Northern印迹法（检测RNA）。另外，斑点杂交和原位杂交也是常用的病原体检测技术。

（3）基因芯片技术。

基因芯片技术因其具有小型化、集约化、标准化和高通量等特点，已在分子病原体检测领域显示出强大的生命力。基因芯片技术的基本原理是将能检测到病原微生物的基因保守片段中大量寡核苷酸分子固定于支持物上，与标记样品或其聚合酶链反应产物进行杂交，通过检测杂交信号强度判断样品中靶分子的数量，适用于大量样品的鉴别诊断。

（4）测序。

测序虽耗时长，但比其他方法更可靠，是诊断的另一项基础方法。测序可分为全序列测定和保守区测定。全序列测定主要应用于核酸序列较短的病毒。然而，有时为了对病原体、某些细菌、支原体、衣原体等进行序列分析，也执行全序列测序，但是成本相对较高。

4. 抗原抗体检测

当机体接触到病原微生物或受病原微生物感染后，免疫系统因受到刺激而发生免疫反应，并产生特异性抗体。抗体与其相应抗原的结合具有高度特异性，故检测特异性抗体及其滴度的动态变化，可作为某些传染病的辅助诊断。

（1）酶联免疫吸附试验。

酶联免疫吸附试验是最常见的抗原抗体检测方法。结合在固体载体表面的抗原或抗体仍然保持其免疫活性。测定时，被测样品与载体表面的抗原或抗体发生反应，通过显色的强弱判断目标抗原/抗体是否存在及存在的量是多少。

病原微生物检测的酶联免疫吸附法主要包括双抗体夹心法、抗体检测的双抗原夹心法、抗体检测的间接法、抗体检测的竞争法、抗原检测的竞争法、抗体检测的捕获包被法和抗体-酶联免疫吸附法。

（2）补体结合反应。

补体结合试验是以绵羊红细胞和溶血素为指标体系，在补体参与下的抗原抗体反应。补体可以结合任何一组抗原抗体复合物引起反应。补体一旦与绵羊红细胞和溶血素复合物结合，即发生溶血。而如果补体与病原微生物和相应的抗体复合物结合，将发生溶菌作用。如果发生裂解，这是补体和待测系统结合的结果，表明抗原和抗体是对应的。如果发生溶血，则表明抗原和抗体不一致。该方法操作复杂，但具有较高的灵敏度和特异性，因此具有广泛的应用范围。

（3）间接免疫荧光。

间接免疫荧光方法的原理与简单酶联免疫吸附试验相似，主要差异在于以荧光素代替酶标记抗体，用于检测组织中的病原体。首先将组织制成切片，加入能与待测病原体反应的特异性抗体，再加入荧光二级抗体，通过荧光显微镜观察病原体感染情况。以前因荧光显微镜的数量太少而限制了免疫荧光方法的使用，现在荧光显微镜已经成为实验室不可或缺的仪器。

（4）免疫胶体金。

免疫胶体金技术与其他检测技术相比较，具有简单、快速、准确、无污染等优势，具有广阔的临床应用前景。胶体金是氯金酸在还原剂作用下聚合而成的特定尺寸的金颗粒。弱碱性环境中，负电荷可以与蛋白质分子的正电荷基团形成牢固的结合。因这种结合属于静电结合，故不会影响蛋白质的生物学特性。最常用的免疫胶体金主要有免疫胶体金镜染色、斑点免疫金过滤和胶体金免疫层析。

（5）基质辅助激光解吸电离飞行时间质谱技术。

基质辅助激光解吸电离飞行时间质谱技术是快捷、可靠、鉴定多种致病性细菌的方法，具有较好的稳定性和可重复性，适用于一些致病菌的快速、高通量的检测和鉴定。基质辅助激光解吸电离飞行时间质谱技术利用了软解吸附作用电离法和核磁共振技术，能够快速鉴定常见的人和动物病原菌，如单增李斯特菌、沙门氏菌、肺炎链球菌、脆弱拟杆菌、人脑膜炎奈瑟球菌及阪崎肠杆菌等。

(二) 实验室生物安全培训管理

操作病原微生物的生物实验室有多种功能，不仅是科研场所，也可能是医学院校教学、疾病检测和诊断的重要场所。对从事生命科学的人士来说，理论知识的掌握和实践离不开实验室。然而实验室里大部分生物实验材料含有致病性病原微生物，甚至是来自医院病人的样本，其中不乏一些病原微生物的变体和新发现的致病性微生物。由于实验室管理存在缺陷或操作员意识不到位、操作不规范，在病原生物学的发展过程中，出现过许多实验室病原微生物泄漏的事故。在19世纪末发表的一份报告中，就描述了与实验室泄漏有关的伤寒、霍乱、类鼻疽病、布鲁氏杆菌病和破伤风传染的案例。2003年，新加坡实验室人员中出现了非典型冠状病毒感染。从那以后，同样的病毒感染事件也出现在中国台湾和北京地区，引起医学界的广泛关注。

近年来，社会各界对实验室生物安全的重视程度越来越高。国家出台了多种标准和相关规定。根据行业标准《临床实验室生物安全指南》(WS/T 442-2014)，人员培训计划应包括(但不限于)：上岗培训，包含对长期离岗或下岗人员的再上岗培训、实验室管理体系培训、安全知识及技能培训、实验室设施设备，如个体防护装备的正确使用、应急措施与现场救治、定期培训与继续教育、人员能力的考核与评估、内部及外部不可抗拒的自然灾害应急预案的现场演练。

在世界卫生组织发布的实验室生物安全手册中，对培训规划有更详细和灵活的要求。在培训之前需要先评估需求，确认培训的目的。此过程将确定培训相关的任务和重要性等级，以及完成任务的必要步骤细节。培训的目的要了解开展实验的客观条件以及所需达到的业务水平。在这两点确认的前提下，才能确定培训的内容和形式。培训的内容一般是受训者为了实现实验操作目标必须掌握的知识和技术。培训形式可采用专题讲座、广播介绍、计算机辅助教学、交互式影像方式等，保证培训效果达到最优。

美国有支持高等级生物安全实验室的建设、发展和运行的历史，积累了一些人员标准化培训的经验，并初步形成了比较完善的培训体系，他们的经验和做法对中国建立高水平生物安全实验室培训体系具有一定的参考意义。例如美国得州大学医学分部的国际生物安全培训中心的培训，流程包括培训前评估、理论培训、实践培训、在职培训、培训后评估与资格认证和继续教育培训。以上流程与世界卫生组织发布的实验室安全手册的培训理念是一致的，且更加细致,不仅包括培训前评估,也包括专门的理论培训和实践培训,还有专门为有一定操作经验的实验室工作人员提供的在职培训,以及对于发生违反生物安全操作规范的行为的已有实验室准入资格的工作人员的继续教育培训。众所周知,当今的生物理论和技术发展日新月异,没有系统和持续的学习,很难跟上发展的脚步。这就可能导致相关人员的生物安全知识和意识落后,进而引起生物安全事故。

美国的生物安全培训不仅包括个人防护、实验室常规操作和涉及动物实验的生物安全,还对生物安全和生物防护的基本原则、生物安全法律法规进行培训。能够理解透彻生物安全和生物防护的基本原则是解决新发问题的思维基础。相关的法律法规培训从法律的角度保证了人和生物的安全。总之,其培训从理论到实践,从原则讲解到常规操作,以及生物安全意识的培养上,形成了较为完善的体系。美国高等级生物安全实验室人员培训内容见表10-5。

表10-5 美国高等级生物安全实验室人员培训内容

序号	培训内容	培训目标
1	生物安全和生物防护的基本原则	掌握包括生物安全级别的分类、生物安全实验室的建筑设计和设施设备
2	个人防护设备	掌握个人防护设备的选择和正确使用,如呼吸适应性测试、设备的完整性检查、正确穿脱防护服、手套、防护镜或呼吸罩等
3	实验室仪器设备的使用	掌握实验室常用仪器设备如生物安全柜、离心机、培养箱、显微镜等的正确使用和操作,避免仪器使用过程中气溶胶的产生
4	实验室应急程序	了解实验室使用的病原及其危害和风险,掌握意外暴露或其他伤害事故的报告和处置程序
5	实验室常规操作	掌握实验室进出、废弃物处理、消毒和灭菌、锐器的使用、运输和转移病原微生物、安全和警报设施等常规操作程序
6	生物安全法律法规	掌握国家或地方性的生物安全法律法规以及实验室及其所属单位的制度和规程
7	生物安保	了解生物安保、控制和管理措施,防止实验室有重要价值的生物材料非授权获取、遗失、被盗、滥用、转移或蓄意散播
8	实验动物生物安全	针对需要进行动物活体操作的人员,目标为了解操作感染动物的潜在危险,掌握锐器的使用和处置、动物的饲养、笼具更换、解剖、粪便消毒、尸体处置和动物福利

续表

序号	培训内容	培训目标
9	生物安全四级实验室设施和特殊规定	了解生物安全四级实验室的建筑设计,掌握实验室的进出程序、正压防护服的使用和维护、化学消毒淋浴系统使用、实验室内的通信、识别实验室正常和异常的参数和紧急情况的处理等

与得州大学医学分部相似,美国的许多大学生物实验室提供生物安全教育和培训课程。学生在进入生物实验室之前必须获得证书和进入资格。对于不同安全等级的生物实验室,其培训内容和考核方法是不同的。以科罗拉多博尔德大学为例。首先,科罗拉多博尔德大学要求所有进入生物实验室的人员都要参加培训,不考虑他们是否有过实验室研究经验或在其他研究机构接受过类似的培训。除实验室人员通过常规的培训考试外,还需参加他们所从事的特殊实验项目领域的安全培训。每个训练项目都附有专门的试题,供学生测试自己的训练效果。

我国生物安全实验室,尤其是高级别生物安全实验室起步和建设晚,运行时间短,在实验室生物安全人员培训方面经验较欠缺,存在一些问题,如培训目的不明确、重形式走流程;照本宣科,缺乏生物安全意识的培养;培训形式仍以集中宣讲为主,形式死板不灵活,培训效果较差;培训教师多为兼职的培训人员,缺乏专业的有资质培训教师;考试考核力度不大,不能有效地敦促工作人员学习培训知识,更不要说将培训所学到的内容应用到工作中去。

为达到良好的培训效果,应着眼于以下几方面:

(1)加强生物安全意识的培养。

生物安全意识对确保实验室安全运行具有重要意义。数据显示,90%以上的安全事故都与人们的预防意识不足有关。思想上的重视是生物安全的根本保证之一,培训理念中应突出"以人为本、预防为主、安全第一"的实验室生物安全思想,不断增强安全意识,使其深入人心,成为人们自觉行动的一部分,避免事故的发生。

(2)建立健全监督评估制度。

定期或不定期地对实验室人员进行检查和评估,以评估工作人员的培训长期效果。对评估不合格的工作人员应重新安排培训再上岗。

（3）培训课程设置理念更迭。

应根据培训人员和培训目的不同，设置不同的培训课程。确定培训需求后，可按需求调整课程。例如将待培训人员分为有资质人员、无资质人员、无资质但有实验室经历人员、培训后定期考核不合格人员等，根据不同层次人员的特点、问题和需求，分别设计课程，系统地进行安全培训和教育，满足本单位各群体的关键需求和特点。

（4）加强对培训效果的评价，多元化评价培训效果。

不推荐使用单纯的笔试进行考试考核，应采取多元化多指标考核方式。如教师的主观评价和日常工作中的绩效分析。同时，评估和评价不仅要评价培训对受训者的效果，还应通过教师与受训者的教学互动，对课程设置的合理性进行综合评价。

（5）根据培训效果，持续改进培训方式。

有了培训效果并不代表培训的结束。培训应该长时间多次进行。后进行的培训，应根据之前培训的效果进行调整，形成一个可持续改进的生物安全培训课程体系。

（6）增加培训课程的形式。

根据本单位系统化培训的要求，完善生物安全培训的形式，尽量避免大规模、全过程的培训，将大讲座细化为专题培训，以减少文字培训的参与人数；使全实验室培训变成单个部门的培训。部门培训根据人员的不同特点，课程应分层次进行，增加练习和搭配，以实际动手练习替代照本宣科的培训课程。

（7）提高培训的师资力量。

培训教师的专业水平将直接影响培训效果。应对教师的教学资质进行定期的检查和评估。同时根据培训效果反馈，多因素确定培训教师是否有称职和教学资格。

参考文献

[1] 童文莹. 中国突发公共卫生事件管理模式研究[M]. 北京：社会科学文献出版社，2012.

[2] 佚名. 加强动物源性疾病的研究与预防[EB/OL].（2006-10-26）[2020-03-15]. http://www.cas.cn/xw/kjsm/gndt/200906/t20090608_649935.shtml.

[3] 新冠肺炎全球疫情实施[EB/OL].（2020-12-13）[2020-12-13]. http://www.chinanews.com/m/34/2020/0318/1388/globalfeiyan.html.

[4] 于文轩. 生物安全国际法的沿革[EB/OL].（2007-05-31）[2020-03-20]. http://yuwenxuan.blog.sohu.com/48275400.html.

[5] 张世君. 筑牢生物安全的法律屏障[N]. 人民日报，2020-02-20（5）.

[6] Stuart L. Pimm. Biodiversity[EB/OL].（2020-10-05）[2020-10-30]. http://www.britannica.com/EBchecked/topic/558672/biodiversity.

[7] 坎贝尔，尼尔·A，简·B·里斯. 生物学（第七版）[M]. 旧金山：本杰明·卡明斯，2005.

[8] 佚名. 生物多样性美国生态学会[EB/OL].（2010-8-29）[2020-10-30]. http://www.esa.org/education_diversity/pdfDocs/biodiversity.pdf.

[9] 佚名. 地球生命力报告2008[J]. 资源与人居环境，2009（3）：45-50.

[10] Kaplan J K. Colony collapse disorder: a complex buzz [J]. Agricultural Research, 2008, 56（5）: 8.

[11]《生物多样性公约》秘书处. 维持地球上的生命：《生物多样性公约》如何促进自然和人类福祉[EB/OL].（2010-8-29）[2020-10-25].http://www.cbd.int/convention/guide/.

[12] 新时代学习工作室. 习近平谈总体国家安全：把生物安全纳入国家安全体系[EB/OL].（2020-4-14）[2020-10-15]. http://cpc.people.com.cn/n1/2020/0414/c164113-31673157-2.html.

[13] 陈家宽.《生物安全法》应关注哪些生物安全问题？[J]. 北京航空航天大学学报（社会科学版），2019，32（5）.

[14] 刘银良，薛达元.《生物安全法》应把握立法重心和相关法律规范的衔接[J]. 北京航空航天大学学报（社会科学版），2019（5）：34.

[15] 周颖. 保护动物就是保护我们自己[J]. 世界环境，2018（3）：70-77.

[16] 曲红焱. 浅谈我国濒危野生动物保护现状与前景展望[J]. 农家参谋，2018（8）.

[17] William Harris .Why is biodiversity important?[EB/OL].（2010-9-15）[2020-10-15]. https://science.howstuffworks.com/environmental/conservation/issues/biodiversity-important.htm.

[18] 佚名. 我国全面禁止非法野生动物交易、革除滥食野生动物陋习[EB/OL].（2020-02-24）[2020-10-15]. http://www.xinhuanet.com/2020-02-24/c_1125619946.htm.

[19] 中华人民共和国国家卫生和计划生育委员会.临床实验室生物安全指南[R]. 北京：28. 中华人民共和国国家卫生和计划生育委员会，2014.

[20] 夏菌，黄弋，马海霞，等. 美国高等级生物安全实验室人员培训体系及其启示 [J]. Research & Exploration in Laboratory，2019，38（12）：252-255.

[21] 郑玉红，侯雪新，李振军. 生物安全培训问题分析及系统方法建立的研究 [J]. 实用预防医学，22（6）：760-762.

[22] Centers for Disease Control and Prevention. Making the Vaccine Decision: Addressing Common Concerns [EB/OL].（2019-08-05）[2020-10-12]. http://www.cdc.gov/vaccines/parents/vaccine-decision/prevent-diseases.html.

[23] Centers for Disease Control and Prevention. CDC fact sheet: Information for teens and young adults: Staying healthy and preventing STDs[EB/OL].（2014-05-22）[2020-09-13]. http://www.cdc.gov/std/life-stages-populations/std fact-teens.htm.